Die Sforza
Herzöge von Mailand

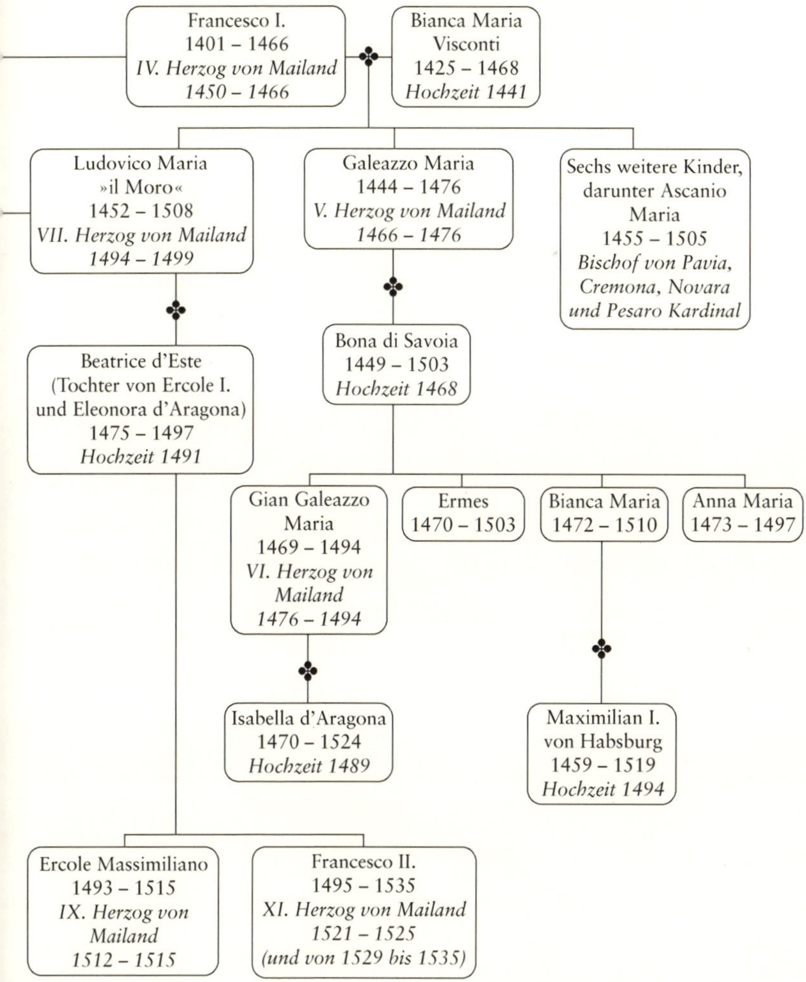

Marco Malvaldi

DER GEHEIME AUFTRAG

MARCO MALVALDI

DER GEHEIME AUFTRAG

Roman

Aus dem Italienischen
von Verena von Koskull

C. Bertelsmann

Die Originalausgabe erschien 2018
unter dem Titel *La misura dell'uomo*
bei Giunti Editore, Mailand.

Die Übersetzung dieses Buches wurde vom italienischen Ministerium
für auswärtige Angelegenheiten und internationale Zusammenarbeit gefördert.

Questo libro è stato tradotto grazie ad un contributo alla traduzione assegnato
dal Ministero degli Affari Esteri e della Cooperazione Internazionale italiano.

1. Auflage

Lektorat: Claudia Franz
Abbildung auf S. 312/313: Rekonstruktion des Castell der Sforza in Mailand
© 2021 De Agostini Picture Library/Scala, Firenze
Umschlaggestaltung: bürosüd
Umschlagabbildungen: akg-images/viennaslide/Harald A. Jahn;
Trevillion Images/Evelina Kremsdorf;
www.buerosued.de
Satz: Leingärtner, Nabburg
Druck und Bindung: GGP Media GmbH, Pößneck
Printed in Germany
ISBN 978-3-570-10393-7

www.cbertelsmann.de
Dieses Buch ist auch als E-Book erhältlich.

Für Giovanna Baldini,
Luisa Sacerdote,
Marcella Binchi,
Lia Marianelli

Für alle Lehrer staatlicher Schulen

DRAMATIS PERSONAE

DIE WERKSTATT

LEONARDO DI SER PIERO DA VINCI: Maler, Bildhauer, Architekt, Konstrukteur bei Hofe und der Fantasterei durchaus zugetan. Kurz gesagt, ein Genie.

GIAN GIACOMO CAPROTTI GENANNT SALAÌ: Werkstattjunge bei Leonardo, Lieblingsschüler, Dieb, Lügner, Sturkopf, Gierschlund. Aber er hat auch Schwächen.

MARCO D'OGGIONO ZANINO DA FERRARA, GIULIO IL TEDESCO: weitere Schüler des Genies da Vinci.

RAMBALDO CHITI: Leonardos Ex-Schüler und für ihn leider auch in vielerlei anderer Hinsicht ex.

CATERINA: liebevolle Mutter Leonardos. Eine Frau, die von vielen, allzu vielen Sorgen um unseren Protagonisten geplagt wird und sich gleichwohl ihre Offenherzigkeit bewahrt.

DER HOF

LUDOVICO IL MORO: Herzog von Bari und Herr von Mailand, ein Meter neunzig und von machiavellistischer Statur, unehelicher Sohn des Francesco Sforza. Er ist sich nicht sicher, was besser ist: befehlen oder bescheißen, aber beides bereitet ihm reichlich Freude.

FRANCESCO SFORZA: Seit über siebenundzwanzig Jahren mausetoter, aber allgegenwärtiger Vater Ludovico il Moros. Ihm zu Ehren gilt es ein gargantueskes bronzenes Reiterstandbild anzufertigen.

GIACOMO TROTTI: Botschafter, Auge und Ohr Ercoles I. d'Este, des Herzogs von Ferrara. Nunmehr in die Jahre gekommener, versierter Deuter des Hoflebens. Vielleicht auch ein bisschen Spion, aber dafür wird er schließlich bezahlt.

BEATRICE D'ESTE: Tochter des Herzogs von Ferrara und Frau Ludovico il Moros, von fetter Gestalt und ebensolcher Mitgift, naiv, aber nicht naiv genug, um das vielfache Röckerascheln auf den Fluren des Kastells nicht zu bemerken.

ERCOLE MASSIMILIANO: frischer Spross des Moro und Beatrices. Erst zwei Jahre alt, aber bereits adelig.

TEODORA: Amme des kleinen Ercole Massimiliano.

MAXIMILIAN VON HABSBURG: Wiener, Kaiser des Heiligen Römischen Reiches. Er tritt zwar nicht persönlich auf, scheint aber trotzdem allgegenwärtig.

BIANCA MARIA SFORZA: Ludovico il Moros Nichte, Maximilian zum bevorstehenden Weihnachtsfest als Braut versprochen.

LUCREZIA CRIVELLI: Ludovico il Moros aktuelle Geliebte. Leonardo wird sie in dem Gemälde *La Belle Ferronnière* verewigen, aber sagt es nicht weiter.

GALEAZZO SANSEVERINO: Herzog von Caiazzo und Voghera, Ludovicos hochvertrauter Schwiegersohn, Mann der Tat und der eisernen Hand. Von den drei Galeazzi im Roman ist er der wichtigste.

BIANCA GIOVANNA SFORZA: seine Frau, uneheliche Tochter Ludovico il Moros.

AMBROGIO VARESE DA ROSATE: Hofastrologe, in Purpur gewandet. Fachmann der Sternenbewegungen und emsiger Verfasser von Zukunftsprognosen. Bei Vorhersagen gehe es darum, ein Ereignis oder ein Datum vorherzusagen, heißt es, doch niemals beides gleichzeitig.

PIETROBONO DA FERRARA: direkter Widersacher von Varese da Rosate.

BERGONZIO BOTTA: Steuereintreiber des Herzogs von Mailand.

MARCHESINO STANGA: Verwalter der höfischen Finanzen, Zahlmeister und Nervensäge.

Bernardino da Corte: Kastellan.

Remigio Trevanotti: Diener.

Ascanio Maria Sforza Visconti: Kardinal, Ludovico il Moros Bruder. Damals gab es für Interessenkonflikte noch kein Gesetz.

Gian Galeazzo Maria Sforza: als Sohn von Ludovicos älterem Bruder Galeazzo Maria, der einige Jahre zuvor ermordet worden war, rechtmäßiger Herzog von Mailand. Nachdem Onkel Ludovico im Guten versucht hat, an seiner statt zu regieren und ihm zur Hochzeit das »Paradiesfest« mit der von Leonardo höchstselbst inszenierten spektakulären Kosmologie spendierte, hat er ihn schließlich gnädig im Castello Vigevano weggesperrt.

Isabella von Aragòn: seine Braut. Man sieht sie nie, und das ist auch besser so.

Bona di Savoia: Galeazzo Marias Frau, Mutter von Gian Galeazzo Maria Sforza sowie Regentin des Herzogtums Mailand, bis Ludovico sie in den Turm des Kastells sperrt, der ihren Namen trägt.

Cicco Simonetta: ihr höchst vertrauter Berater und tüchtiger Staatsmann, den seine Treue (in nicht übertragenem Sinn) den Kopf kostet.

Catrozzo: Hofzwerg von gewissem Format, mehrsprachig. Zotig, wie es sich für einen waschechten Possenreißer gehört.

PALAZZO CARMAGNOLA

Cecilia Gallerani: hochgebildet und feinsinnig, von Ludovico, der sie zu seiner blutjungen Favoritin machte, vor dem klösterlichen Schicksal gerettet. Kaum erfuhr er, dass er sie geschwängert hatte, beeilte er sich, sie dem Grafen Carminati e Brambilla, genannt Bergamini, zur Frau zu geben. Sie ist die *Dame mit dem Hermelin*, die wir noch heute in Krakau bewundern dürfen.

Cesare Sforza Visconti: unrechtmäßiger Sohn Ludovicos und Cecilias. Obwohl er kaum zwei Jahre zählt, ist er bereits mit so manchen Gütern gesegnet: Zur Geburt hat der Vater ihm den Palazzo Carmagnola geschenkt – in dem heute das Mailänder Piccolo Teatro seinen Sitz hat.

Tersilla: Cecilia Galleranis fröhliche und redselige Gesellschafterin.

Corso: Cecilia Galleranis Kammerdiener.

DIE FRANZOSEN

Seine Allerchristlichste Majestät Karl VIII.: König von Frankreich von schwachem Körper und Verstand. Ohne je an einer Schlacht teilgenommen zu haben, schwafelt er gern davon, in den Krieg zu ziehen, Italien zu überrennen und Neapel zu erobern. Wie heißt es so schön: Hannemann, geh du voran!

Louis de Valois: Herzog von Orléans, sein Cousin, zukünftiger Feldherr im Eroberungsfeldzug gegen das Königreich Neapel mit heimlichen Ansprüchen auf das Herzogtum Mailand (mit der Begründung, dass Valentina Visconti seine Großmutter ist).

Philippe, Herzog von Commynes: französischer Gesandter in Italien, der mit dem Herzog von Orléans unter einer Decke steckt.

Robinot und Mattenet: der Hässliche und der Schöne. Linkische Handlanger des Herzogs von Commynes, auf geheimer Mission in Mailand.

Perron de Basche: ursprünglich aus Orvieto, später Botschafter im Dienst seiner Allerchristlichsten Majestät Karl VIII. und des Herzogs von Orléans.

Carlo Barbiano di Belgioioso: Ludovico il Moros Botschafter am französischen Hof.

Josquin Desprez: Herzoglicher Sänger im Dienste des Moro, ein Musikgenie vom Scheitel bis zum Kontrapunkt.

DIE KAUFLEUTE

Accerrito Portinari: fettleibiger Vertreter der Bank der Medici, gierig nach Filet und Zaster.

BENCIO SERRISTORI: Messer Accerritos Teilhaber, emsiger Arbeiter, außer an den gebotenen Feiertagen.

ANTONIO MISSAGLIA: namhafter Waffenschmied, Eisendesigner und Freund Leonardos.

GIOVANNI BARRACCIO: Wollhändler.

CLEMENTE VULZIO, CANDIDO BERTONE, RICCETTO NANNIPIERI UND ADEMARO COSTANTE: Händler von Wolle, Seide, Nadeln und Alaun mit Kreditforderungen an die Banco Medici.

DIE GEISTLICHEN

FRANCESCO SANSONE DA BRESCIA: General des Franziskanerordens.

GIULIANO DA MUGGIA: Franziskanerprediger

DIODATO DA SIENA: Prior der Jesuaten (der heute verschwundenen Kongregation der Armen Brüder Jesu von San Girolamo), eiserner Hirte seiner Herde.

GIOACCHINO DA BRENNO: Jesuatenbruder und unnachgiebiger Prediger, Volksredner und Unruhestifter.

ELIGIO DA VARRAMISTA: Jesuat und sachverständiger Grafologe, da Fachmann für Wechsel und Kreditbriefe, auf dem Weg nach Mailand zum Glauben übergetretener Ex-Bankier.

Giuliano della Rovere: Kardinal, der die Wahl seines Rivalen Borgia zum Papst Alexander VI. noch nicht verdaut hat.

Das Talent gleicht dem Schützen, der ein Ziel trifft,
welches die übrigen nicht erreichen können;
das Genie dem, der eins trifft,
bis zu welchem sie nicht einmal zu sehen vermögen.

Arthur Schopenhauer

Prolog

Der Mann hielt kurz inne, ehe er eintrat.

Überflüssig, sich umzublicken, ob ihm jemand gefolgt war. Der Eingang des Kastells lag an einer feuchten, dunklen Straße in einem uralten Teil Mailands, der nur durch weitere feuchte, dunkle Straßen zu erreichen war, und selbst wenn ihm jemand nachgeschlichen wäre, hätte dieser ihn trotz seines leuchtend rosa Gewandtuches schon längst aus den Augen verloren.

Ehrlich gesagt, fürchtete er selbst manchmal, sich zu verlaufen. Es war bereits vorgekommen, dass er im Gewirr der alten Gassen rings um das Kastell die Orientierung verloren hatte. Teils war das freilich ihm selbst zuzuschreiben, denn mit seinem Orientierungssinn war es nie weit her gewesen. Doch lag es auch an dieser Stadt, die völlig planlos und willkürlich ins Kraut geschossen war. Sie gehörte von Grund auf neu durchdacht. Völlig anders organisiert. Komplett anders. Gänzlich neu. Eine Stadt auf mehreren Ebenen beispielsweise. Von unten nach oben, vom Wasser zum Himmel. Eine Stadt, die das Gegenteil eines Hauses ist und in der die Armen in der Luft und die Herren am Boden leben wie auf den in Vitruvs Buch beschriebenen römischen Inseln. Francesco di Giorgio hatte recht daran getan, es aus dem Lateinischen zu übersetzen, das war der Mühe allemal wert gewesen. Eine famose Anschaffung, dieses Buch. Zwar hatte es ihn ein Vermögen gekostet, ihn aber auch auf eine Menge Ideen …

Der rosa gekleidete Mann zuckte hoch und wurde gewahr, dass er sich verirrt hatte – jedoch nur in seinen Gedanken. Das widerfuhr ihm häufig und bescherte ihm die weitaus beste Zeit des Tages. Jetzt war allerdings nicht der rechte Moment, sich in Tagträumen zu verlieren. Es gab zu tun.

Ruhig, doch keineswegs gelassen, klopfte der Mann an das Tor. Ein Quietschen verriet, dass ihm geöffnet wurde, und gleich darauf hob sich das trübe Eingangskabuff fast strahlend gegen die tintige Finsternis der Straße ab.

Zwei knappe Worte.

»Tretet ein.«

Der Mann trat ein und ließ das Dunkel hinter sich.

Anfang

Das Erste, was beim Betreten des Ratssaales auffiel, war das schummerige Licht.

Obwohl kaum Mitte Oktober, war es in Mailand bereits kalt, und ehe das Kastell sich mit den aus Vigevano heimkehrenden Herrschaften füllte, hatte die Dienerschaft die Fensteröffnungen mit Vorsetzrahmen abgedichtet: bespannt mit weißem Leintuch, das man mit Terpentin getränkt hatte, um das Tageslicht hindurchsickern zu lassen, spärlich zwar, aber so immerhin verbürgend, dass das, was im Inneren des Saales vor sich ging, unsichtbar blieb. Für die Bewohner des Kastells war dies die *Sala degli Scarlioni*, benannt nach der zickzackförmigen rotweißen Wandbemalung gleichen Namens, doch für alle anderen und somit für den Großteil der Mailänder Bürger war es der Ratssaal: der Saal, in dem der Geheime Rat zusammenzutreten pflegte. Sechs Personen, die mächtigsten Köpfe Mailands, und ihr Herr, der Mächtigste von allen.

»Lasst den Nächsten ein, Kastellan.«

Bernardino da Corte, Burgherr von Porta Giovia, deutete ein Nicken an, zog die schwere Holztür zu sich heran und verkündete:

»Seine Exzellenz der General des Franziskanerordens Francesco Sansone da Brescia.«

Die Dienstage und Freitage waren den Audienzen vorbehalten. An diesen Tagen schenkte Ludovico il Moro, Herzog von Bari und nichtsdestominder Herr von Mailand, jedem Gehör und Aufmerksamkeit, der ihm ein Anliegen vorzutragen bat. Jedwedes Anliegen jedweden Bürgers von Mailand – jeden Bürgers jedenfalls, der die vom Moro auferlegten Steuern zahlte, ausgenommen jene, die sie kraft des gnädigen Erlasses des Moro nicht zu zahlen hatten. Und der Mailänder Steuerzahler hatte jedes Recht, angehört zu werden, da er einen Haufen Steuern zahlte.

Doch der Vorstand des Franziskanerordens war kein Mailänder Bürger und auch kein Jedermann. Strenggenommen hätte ihm nicht einmal das Recht zugestanden, auch nur eine Minute der wertvollen Zeit in Anspruch zu nehmen, die der Moro seinen armen Untergebenen gewährte, statt widersässigen Botschaftern, feurigen Rössern oder gefügigen Mägden seinen Willen aufzuzwingen. Vernünftig betrachtet wäre es allerdings dumm gewesen, dem als einfacher Bürger vorstellig werdenden Ordensgeneral die Audienz zu verweigern.

Und Ludovico il Moro, Herzog von Bari und Herr von Mailand, war alles andere als dumm.

»Welch eine Ehre«, sagte der auf seinem Armstuhl thronende Moro. »Der General des Franziskanerordens bittet wie ein Bürger um Audienz. Welchem Umstand verdanken wir dieses bescheidene Auftreten?«

»Ich bin ein ergebener Franziskaner, Eure Herrlichkeit«, entgegnete Francesco Sansone. »Ehre und Prunk sind mir fremd. Überdies nimmt die Angelegenheit, die ich Eurem

Weitblick zu unterbreiten gedenke, so wenig Zeit in Anspruch, dass es anmaßend wäre, Eure Herrlichkeit um eine Privataudienz zu ersuchen.«

Willkommen in der Renaissance, in der jeder Satz wie ein Juwel auf Maß geschliffen und eingepasst wird und man jedes Wort auf die Goldwaage legt, um dann sein Schmuckstück zu präsentieren, nicht, um seine Schönheit zu zeigen, sondern die Macht des Trägers. Und in der sich die Bedeutung einer Rede danach bemisst, wer sie hält, wer sie anhört, wer zugegen ist und wer nicht, welche Namen fallen und vor allem welche ungenannt bleiben.

Und so hatte Ludovico il Moro den Mönch nicht mit dessen Namen, sondern mit seinem Titel begrüßt und dann gewürdigt, dass er ihn als bescheidener Bürger aufsucht; womit er hatte durchblicken lassen, dass der Mönch als Oberhaupt der Franziskaner weder ihn noch den Rest des Rates einen Scheißdreck interessierte. Woraufhin der Mönch erwidert hatte, er hätte durchaus andere, offiziellere, förmlichere und entschiedenere Mittel wählen können, um die Aufmerksamkeit des Moro zu erzwingen, und ihn Eure Herrlichkeit und nicht Herzog genannt hatte, um daran zu erinnern, dass Ludovico in weiten Teilen Italiens als schnöder Usurpator galt.

»Das freut mich, Pater«, entgegnete der Moro. »Dann lasst hören. Der Rat und ich sind ganz Ohr.«

»Eure Herrlichkeit … verzeiht, ich kann Seine Eminenz den Bischof von Como nicht entdecken. Ich hoffe, er ist nicht indisponiert.«

»Keinerlei Indisposition, Pater. Jüngsthin haben wir die Zahl der Räte verkleinert. Zweiundvierzig Personen waren für dieses Amt wirklich zu viel, was auch dem Umstand geschuldet ist, dass die Gründe und Anlässe für eine Audienz im Laufe des vergangenen Jahres erheblich zurückgegangen sind.«

Nun denn, hätte der Ordensmann anmerken können, wenn zweiundvierzig zu viel waren, sind sechs vielleicht zu wenig – ganz abgesehen davon, dass sich unter diesen sechs kein einziger Geistlicher befand, was nur schwerlich Zufall sein konnte. Pater Sansone räusperte sich abermals.

»Eure Herrlichkeit, ich bin auf Ersuchen meines Ordens hier, auf dass Ihr den Fall des Bruders Giuliano da Muggia abermals überdenken mögt, welcher noch immer predigt und die Regeln seines Ordens sowie den Inhalt der Heiligen Schriften mit Verachtung straft.«

»Ich wüsste nicht, wie, Pater«, antwortete der Moro, nachdem er jedes Ratsmitglied mit einem Blick bedacht hatte.

»Der Herr von Mailand wüsste also nicht, wie er einen armen Franziskaner zum Schweigen bringen kann?«

Es braucht gewiss keinen scharfsinnigen Exegeten, um die überdeutliche Anspielung aus der Frage des Franziskaners herauszuhören, zumal aus dem Konditional. Und wenn sie dem Leser aufgefallen ist, ist sie den Ratsmitgliedern erst recht nicht entgangen. Oder Ludovico il Moro.

»Bruder Giuliano ist auf Euer Betreiben bereits vor sechzehn Monaten verhaftet und verurteilt worden. Da ich nicht Prior eines religiösen Ordens bin, habe ich angeordnet, dass der Prozess noch einmal aufgerollt wird, und den Vorsitz an Seine Exzellenz den Erzbischof Arcimboldi übertragen. Der Ausgang des Prozesses ist Euch bestens bekannt.«

Pater Sansone holte tief Luft.

Die Prozess-Posse um Giuliano da Muggia ist ein echtes Meisterstück des Moro gewesen. Sämtliche Zeugen, die zufällig allesamt weltlich waren und zufällig allesamt Ludovicos Hof angehörten, hatten die Predigten des Mönchs begeistert gepriesen und seine Angriffe gegen die römische Kirche entweder kleingeredet oder so getan, als würden sie sich nicht daran erinnern. Was gar nicht mal das Schlimmste gewesen wäre.

Bruder Giuliano beließ es nicht dabei zu behaupten, die römische Kurie sei korrupt, säkular, dekadent und verderbt; das taten schon andere, einschließlich dieses zänkischen Dominikaners Girolamo Savonarola, der sich bereits einen ordentlichen Namen als Unglücksbringer gemacht hatte, weil er treffsicher Lorenzo de' Medicis Tod und weitere Debakel vorausgesagt hatte.

Nein, Bruder Giuliano behauptete, die Kirche der lombardischen Hauptstadt könne unabhängig von der römischen existieren. Wie Savonarola, der auf die Unabhängigkeit der Klöster pochte, nur dass dieser Giuliano Mailand dazu überreden wollte, sich ganz von Rom zu lösen. Mailand, die Stadt, die zur fraglos reichsten Provinz der italienischen Halbinsel aufstieg, die bedeutendsten Künstler anzog, der nahegelegenen Universität Pavia die besten Mediziner und herausragendsten Mathematiker zuschanzte und diese saftig entlohnte.

Laut Pater Sansone und seinem einflussreichen Kollegen auf dem Heiligen Stuhl durfte das nicht passieren. Deshalb hatte er versucht, Giuliano einen Maulkorb zu verpassen. Je weniger gewisse Dinge zur Sprache kamen, desto besser, und ein Franziskaner, der mit polternder Stimme die Trennung der ambrosianischen Kirche von der römischen forderte, und das mit allen Mitteln – Bagger ausgeschlossen, die gab es damals noch nicht –, war nicht gerade hochwillkommen.

Doch der von Sansone angestrengte Prozess war vom Moro mit durch und durch renaissancehaftem Geschick abgebogen worden. Die Hofdichter hatten Verse verfasst, die in der ganzen Stadt deklamiert wurden; überall, in den Straßen rund um den Broletto und entlang der Navigli, konnte man das Sonett des Bellincioni *O Milan cristianissimo* oder die Sestine eines gewissen Giacomo Alfieri hören, damals hochberühmt und heute zu Recht vergessen, die dem Himmel dafür dankten, Bruder Giuliano nach Mailand geschickt zu haben. Beide waren gleichermaßen grauenhaft, aber effizient. Mit wohlweislicher Absicht und dem schafsköpfigen Volkswillen hatte der Moro die Kurie in die Zange genommen und sich eher noch als der Gunst seiner Höflinge der seiner Bürger versichert.

»Ich weiß sehr wohl, dass Bruder Giuliano christlich freigesprochen wurde«, sagte Pater Sansone nach einem weiteren tiefen Atemzug. »Bruder Giuliano ist ein ehrenwerter Mann, und seine Predigten sind voller Inbrunst. Voller Inbrunst und Liebe für seine Herde. Bruder Giuliano ist ein Mann, der zu den Menschen zu sprechen versteht, weil er weiß, was sie hören wollen.«

Womit der Ordensbruder katzenfreundlich daran erinnerte, wie wankelmütig die Gunst des Volkes war. Denn im fraglichen Moment stand das Volk nicht mehr vollends auf des Moros Seite.

Die Salzsteuer und weitere jüngst eingeführte Abgaben waren von den Menschen nicht gut aufgenommen worden, und Ludovicos Beliebtheit war nicht mehr so himmelhoch wie einst. Hätte es damals Umfragen gegeben, hätten die dienstagmorgendlichen Ratsversammlungen womöglich mit einem präventiven Beratungstreffen begonnen, um das Stimmungsbarometer auszuwerten und die Fürsprachen des Moro in die richtigen Bahnen zu lenken. Doch damals war man von Statistiken noch weit entfernt, Otto Normalverbraucher war noch nicht entdeckt, und das Volk konnte seinen Willen einzig durch Jubel bekunden. Oder durch Krawall.

»Und Bruder Giuliano, der ein Mann von wachem Verstand ist«, fuhr Pater Sansone fort, »lässt sich nur schwer zum Schweigen bringen. Wenn er in San Francesco Grande predigt, ist die Kirche voll. Die Menschen kommen von weither, um ihn zu hören, und sind nachher ganz beseelt. Vielleicht wäre es angebracht …«

Doch Pater Sansone kam nicht mehr zu dem, was er für angebracht hielt, da sich Ludovico in diesem Augenblick von seinem Stuhl erhob.

Wären wir in der Gegend von Lodi gewesen, wäre Ludovico il Moro rund vier Holzellen und eine Handbreit groß gewesen; hätten wir ihn nach städtischem Brauch gemessen, hätte er es auf knapp drei Mailänder Tuchellen gebracht. Nach dem metrischen Dezimalsystem maß der Herr von Mailand einen Meter neunzig, weshalb einem, nicht zuletzt auch wegen des eisigen Blicks und des langen, streng geschnittenen Gewands aus schwarzem Brokat, durchaus bang werden konnte, wenn er sich erhob.

Langsam trat Ludovico neben den Franziskaner und nahm ihn sacht am Ellenbogen.

»Kommt, Hochwürden«, sagte er mit der sanften Stimme eines Menschen, der um seine Ehrfurcht gebietende Wirkung weiß. »Ich möchte Euch etwas zeigen.«

Er führte den äußerlich gefassten, jedoch zutiefst verschreckten Geistlichen am Ellenbogen quer durch den Saal zu einer herrlichen Karte der Stadt, die an die Wand gemalt war.

»Seht, Hochwürden, Mailand ist ein Rad.« Mit der Hand beschrieb der Moro einen weiten Kreis entlang der schützenden Stadtmauern und stieß den Zeigefinger in die Mitte der Karte, wo der Dom eingemalt war.

»Mailand ist ein Rad, und seine Kirche ist die Nabe. Eine kräftige Nabe, verlässlich und kreisrund. Doch wisst Ihr, was passiert, wenn diese Kirche sich nicht mehr vom Fleck bewegt?«

Der Finger des Moro fing an, in immer kleineren Spiralen um den Dom zu kreisen, um schließlich darauf haltzumachen.

»Das Rad kann sich so viel drehen, wie es will, doch wer in ihm lebt …«, der Moro breitete die Arme aus, »… kommt nicht von der Stelle.« Die Rechte des Moro legte sich gütlich, aber gewichtig auf die Schulter des Franziskaners. »Versteht Ihr, Hochwürden?«

»Ich verstehe, ich verstehe, Botschafter. Ich bitte Euch, macht Euch deshalb keine Sorgen. Wir haben Schlimmeres gesehen, das versichere ich Euch.«

»Ich kann mich für den beklagenswerten Zustand, in dem ich hier in Erscheinung trete, nur entschuldigen, aber …«

Für gewöhnlich war Giacomo Trotti, Botschafter von Ercole I. d'Este, Herzog von Ferrara am Hof der Sforza, einer der vornehmsten und seriösesten Menschen von ganz Mailand. Meist wird der Eindruck von Seriosität und Vornehmheit jedoch von einem entsprechenden äußeren Erscheinungsbild begünstigt, weshalb selbige Qualitäten arg in Mitleidenschaft gezogen sind, wurde man von dem Inhalt eines Nachttopfes getroffen. Auf seinem Weg zum alldienstäglichen Musizieren im Salon der Cecilia Gallerani im Palazzo Carmagnola war der betagte Botschafter von einem Rüpel erwischt worden, der seinen Nachttopf ohne viel Federlesens und ohne das übliche »Aaachtung!«, das selbst die flegelhaftesten Bewohner aus dem Fenster brüllten, um niemanden mit einer Ladung Scheiße zu übergießen, aus dem Fenster geleert hatte.

»Nicht doch, ich bitte Euch, Botschafter, macht Euch keine Gedanken.« Auf ein Zeichen Cecilia Galleranis hin näherte sich eine der im hinteren Saal wartenden Zofen mit bemüht anmutigen Schritten. »Geleitet den Herrn Botschafter Trotti in das Westzimmer und geht ihm zur Hand. Ohne Euch fangen wir gewiss nicht an, Botschafter.«

»Ich weiß nicht, wie ich Euch danken soll, Contessa …«

»Indem Ihr Euch rasch umkleidet und zu uns stoßt, um uns den Genuss Eurer Gesellschaft zu gewähren«, antwortete die Gallerani lächelnd. »Tersilla, ich verlasse mich auf dich.«

Noch immer lächelnd verschwand die junge Frau hinter einer Tür, um die Musiker abermals um ein wenig Geduld zu bitten. Der Botschafter von Ferrara starrte einen Moment lang auf die Tür, hinter der Cecilia Gallerani verschwunden war. Wie immer ertappte er sich dabei, sie mit der anderen zu vergleichen, die theoretisch sein Schützling und obendrein seine Landsmännin war. Und wie immer fiel dieser Vergleich gnadenlos aus.

Auf der einen Seite die zierliche, ätherische Cecilia Gallerani, die noch immer so schön war wie auf dem Porträt, das Messer Leonardo Jahre zuvor von ihr angefertigt hatte, heiter und streng zugleich, im Dreiviertelprofil, als harrte sie der ersehnten Ankunft ihres Geliebten, jenes

Ludovico il Moro, von dem zuvor die Rede war, und vertriebe sich die Wartezeit damit, den Hermelin in ihrem Schoß zu streicheln. Auf der anderen Seite dieser nervtötende Moppel, der bedauerlicherweise auf den Namen Beatrice d'Este hörte und die vergötterte Zweitgeborene seines Herrn Ercole war. Eine rechte Göre, von anmutigem Gebaren vielleicht, aber ungeschliffenen Herzens, die der Botschafter in seinen stummen Monologen Beaflitsche getauft hatte – ein Spitzname, den er kaum zu denken, geschweige denn auszusprechen wagte. Doch der Rest der Welt vergötterte sie: der Vater, die Schwester, die Mutter und noch etliche andere, zu denen der Botschafter Trotti ganz gewiss nicht zählte.

»Kommt, Exzellenz«, sagte die junge Tersilla und wies Trotti mit der Hand den Weg, verständlicherweise Abstand wahrend. »Gewiss werden wir Eurer Statur angemessene Gewänder finden, seid ohne Sorge.«

Beatrice wurde von vielen und bis vor Kurzem auch vom Moro vergöttert, der in wahrhaft leidenschaftlicher Liebe entbrannt war, weil sie ihn mit der todsicheren Methode geködert hatte, derer sich Frauen jeden Staates und Standes seit jeher bedienen, nämlich ihn nicht ranzulassen, obwohl sie seit Monaten verheiratet waren.

»Da sind wir«, sagte das Mädchen, trat in ein Zimmer und steuerte entschlossen auf eine Truhe zu, aus deren Seite ein seltsames, deichselähnliches Ding hervorstak. »Hier drin sind die Kleider des Herzogs. Madonna Cecilias Gemahl ist nicht so groß wie Ihr, doch bestimmt werden wir bald etwas Passendes finden.«

Dennoch wusste der Moro seine Triebe zu stillen. Trotti hatte bemerkt, dass dieser während der Mittagsmahle des

Öfteren – also beinahe täglich – das Festessen verließ und ein Stündchen später mit einem zufriedenen Lächeln wieder auftauchte. Es hatte nur weniger Tage bedurft um herauszufinden, dass sich Minuten, ehe sich Ludovico vom Tisch erhob, die Gallerani – sieh einer an! – am Turm der Rocchetta einfand, stets zur selben Stunde. Und während sich das widerborstige Weibchen am gebratenen Fleisch gütlich tat, stillte Ludovico il Moro seine Lust auf Frischfleisch.

»Nehmt doch den hier«, sagte das Mädchen und zog einen brokatenen Rock aus der Truhe, der selbst einem nur halb so großen Manne wie dem alles andere als stattlichen Trotti zu eng gewesen wäre. »Ich glaube, der wird Euch wunderbar kleiden.«

Dann war die Gallerani schwanger geworden. Und Ludovico, dem, wie er Trotti einst gestanden hatte, »schwangere Frauen zuwider waren«, hatte das Techtelmechtel abrupt beendet. Stattdessen suchte er immer häufiger seine junge Frau in ihren Gemächern auf und schlich des Nachts die steile Treppe hinab, die ihre beiden Stockwerke voneinander trennte, nur mit einem leichten Seidenhemd bekleidet, dessen er sich sogleich entledigte. Auch dies hatte Trotti direkt aus dem Munde des Moro erfahren, der ihm seine Umarmungen bis in die kleinste Einzelheit beschrieb.

Das mangelnde Schamgefühl bei Privatangelegenheiten darf nicht überraschen; in der Renaissance war Sex zwischen Mann und Frau alles andere als Privatsache, sofern einer der beiden ein regierender Fürst oder Thronanwärter war. Könntet ihr Trotti danach fragen, würde er euch von Alfonso d'Estes Hochzeitsnacht mit Anna Sforza in Ferrara erzählen. Sie vollzog sich im Beisein Francesco Gonzagas, des aragonischen Botschafters Simonotto da Belpietro und vier, fünf weiterer Höflinge, die Alfonso zuerst auskleideten und dann zu seiner jungen Braut ins Bett schoben; doch Alfonso dachte gar nicht daran, die Ehe zu vollziehen, und ergriff immer wieder die Flucht, womöglich eingeschüchtert von den vielen Menschen in seinem Gemach, oder auch, weil er sich mit den Geheimnissen der Welt nicht auskannte und Angst hatte, die Maus könnte beißen. So war es an Gonzaga, die Sache in die Hand zu nehmen und den adeligen Spross wortwörtlich unter die Laken zu prügeln, auf dass er es ja nicht wagte, wieder darunter hervorzukommen, ehe er etwas zustande gebracht hatte.

»Und hier noch etwas für die Beine«, sagte Tersilla und zog eine lange, neunfarbige Strumpfhose nach französischer Art aus der Truhe.

Grausliches Zeug. Selbst Trotti, der sich um Mode nicht sonderlich scherte, wäre im Traum nicht auf die Idee gekommen, sich in Gesellschaft eines derart gekleideten Menschen zu zeigen. Und nun war er gezwungen, selbst so herumzulaufen.

Was den Ekel nicht minderte.

Als auch Beatrice infolge der nächtlichen Besuche des Moro schwanger wurde, hatte das bei Trotti sogleich Bedenken ausgelöst. Während seine Frau sich rundete, würde der Herr von Mailand sie nicht mit dem behandschuhten kleinen Finger anfassen, sondern seine Triebe anderswo stillen. Wieso nicht wieder bei der Gallerani, die noch immer die schönste Frau von Mailand war und der sich der Moro, wie viele behaupteten, stets in aufrichtiger und beständiger Zuneigung verbunden fühlte? Der Gallerani, die sich im Vergleich mit Beatrice wie ein Diamant neben einer Scheibe Salami ausnahm?

Betrübt betrachtete Trotti die Garderobe, mit der er gestraft war. In Ferrara hätte er sich eher zu Hause eingeschlossen, als sich einen solchen Aufzug zuzumuten, doch Mailand war nicht Ferrara.

In Mailand bewegten sich die Männer auf Maultierrücken fort, derweil die Frauen, sofern vermögend, in Karren unterwegs waren, die, geschmacklos vergoldet und von zwei bis vier Stuten gezogen, wie eine Mischung aus Altarbild und sizilianischem Carretto daherkamen und der Schrecken aller Fußgänger waren. Es mag seltsam klingen, doch in Mailand war der Verkehr bereits im ausgehenden fünfzehnten Jahrhundert ein Problem.

Giacomo Trotti wusste, dass auf ausdrücklichen Befehl des Moro nur wenige Karren die Erlaubnis hatten, zu jeder Tages- und Nachtzeit in das Castello Giovio einzufahren. Und zu diesen zählte auch das Gefährt der Cecilia Gallerani, die sich allerdings seit geraumer Zeit nicht mehr im Kastell hatte blicken lassen. Das musste nichts heißen: Der Moro hätte das Kastell unter dem Vorwand geschäftlicher Gründe verlassen und sich seelenruhig zu seiner Geliebten begeben können, residierte doch deren Gatte zu jener Zeit in San Giovanni in Croce unweit von Cremona.

Aus diesem Grund war Giacomo Trotti, Botschafter des Herzogs von Ferrara, heute hier. Um ein Auge auf die Gallerani zu haben und festzustellen, ob ein neues Schmuckstück ihre Stirn zierte oder ein neues Brokatkleid ihren Leib, mit Goldfaden gewirkt, wie es ihr nur der Moro als Liebespfand hätte zukommen lassen. Bei derartigen

Geschenken konnte man sicher sein, dass sie nicht vom Gemahl stammten. Herzog Ludovico Carminati Bergamini, mit dem der Moro Cecilia verheiratet hatte, nachdem er sie aus dem Castello Sforzesco entfernt hatte, war einer der geizigsten Männer nicht nur ganz Mailands, sondern des gesamten Heiligen Römischen Reiches.

»Danke, gnädiges Fräulein Tersilla«, sagte Trotti in gedämpft höflichem Ton. »Braucht Ihr Hilfe beim Schließen der Truhe?«

»Ich danke Euch, Eure Exzellenz, doch das schaffe ich allein. So, wie ich sie auch geöffnet habe. Hiermit, seht Ihr?«

Tersilla blinzelte ihm zu und deutete auf den seltsamen Mechanismus aus Holz und Eisen, der zwischen Truhe und Deckel klemmte und in einer Art Deichsel mündete.

»Das hat Messer Leonardo erfunden und meiner Signora geschenkt«, sagte Tersilla voller Stolz, als wäre es ihr Werk. »Ein Hebelmechanismus. Man dreht an der Deichsel, so, und der Deckel hebt und senkt sich, ohne dass es dazu Bärenkräfte bräuchte. Eine wunderbare Vorrichtung, Ihr macht Euch keine Vorstellung, wie viel Zeit sie einem spart. Messer Leonardo ist ein Genie, findet Ihr nicht auch?«

»Zweifellos«, entgegnete Giacomo Trotti, der an diesem Tag in diplomatischen Diensten ausnahmsweise einmal sagen konnte, was er wirklich dachte. »Ich glaube, Messer Leonardo da Vinci ist nichts unmöglich.«

»Aber das ist unmöglich!«

Mit einer unwirschen Geste schloss der rosa gekleidete Mann die Truhe. Hinter ihm stand, die Hände in die Hüften gestützt, eine rund fünfzigjährige Frau mit olivfarbener Haut, und musterte ihn nachdenklich.

»Vielleicht hast du es im Atelier gelassen, im oberen Zimmer.«

»Unmöglich! Ich weiß ganz genau, dass ich es vor nicht einmal einem Monat wieder hier hineingelegt habe.«

»Nun, wenn es erst einen Monat her ist ...«

Der Mann in Rosa starrte kopfschüttelnd auf die Truhe, als wäre es ihre Schuld. Dann blickte er auf und sah die Frau an. Er hatte ein merkwürdiges Gesicht, eher herb, denn schön, mit langem blondem Haar, das, anders als sein Bart, von zahlreichen grauen Strähnen durchzogen war. Seine sonst so sanften Augen sprachen von einem Unmut, wie nur Eltern ihn hervorrufen können.

»Euren Sarkasmus könnt Ihr Euch sparen, Caterina. Das sind wichtige Projekte, die schleppe ich nicht einfach so mit mir herum.«

»Vielleicht hat Salaì sie genommen? Du hast selbst gesagt, er würde alles stibitzen, was nicht niet- und nagelfest ist ...«

Wie von einer plötzlichen Eingebung erfasst, was ihm übrigens häufig widerfuhr, drehte sich der Mann um und schritt, ohne seine Rede zu unterbrechen, ins Nebenzimmer.

»Giacomo weiß ganz genau, dass er meine Projekte nicht anfassen darf. Sonst peitsche ich ihn aus und schicke ihn ohne Abendbrot zu Bett.« Er wühlte in einem Papierwust auf dem großen Holztisch herum. »Da wir schon von Abendessen reden, Caterina, vielleicht ist ein ganzer Kapaun für drei Esser ein bisschen üppig. Heute Abend möchte ich Euch bitten, Euch ein wenig zu bescheiden. Wir haben Bohnen und Rüben, das sollte reichen.«

»Für dich vielleicht. Allerdings würde ein wenig Fleisch dir ganz guttun. Seit meiner Ankunft bist du recht schmal geworden. In den drei Monaten hast du gewiss zehn Pfund verloren.«

»Drei Monate, die mir wie zehn Jahre erscheinen«, sagte der Mann, ohne seine Suche zu unterbrechen. »Abgesehen davon, dass ich Fleisch von toten Tieren nicht esse, weder heute noch morgen noch sonst irgendwann, lässt mich dieses vermaledeite Reiterstandbild vom Fleische fallen. Und dass ich diese elenden Blätter nicht finde. Weiß der Teufel, wo die sich verkrochen haben ...«

»Blätter haben keine Beine, mein lieber Junge.«

»Mütter aber schon, und sie sollten viel öfter davon Gebrauch machen, meine liebe Mutter. Wieso macht Ihr Euch nicht dünne, statt mir auf den Sack zu gehen, und lasst mich in Ruhe suchen?«

»Als Junge warst du nicht so vulgär. Und auch nicht so geizig.«

»Was wisst Ihr denn schon? Ihr wart doch gar nicht da. Und was den Geiz betrifft, so zwingt man mich dazu. Seit zwei Monaten habe ich keinen Lohn mehr gesehen. Mit Verlaub.« Der Mann schob seine Mutter zur Seite, ging zum Hühnerstall und kramte in den Käfigen herum.

»Ich habe sie nicht benutzt, um den Hühnerstall auszumisten«, sagte Caterina geduldig.

»Würde mich nicht wundern«, erwiderte der Mann, richtete sich auf und rückte den Gürtel um seinen Rock zurecht. »Als wäre das nie ... Moment, mir kommt eine Idee ...«

Die Rechte noch am Gürtel, fuhr er mit der Linken unter den Kragen seines rosafarbenen Rockes und zog ein von zusammengefalteten Blättern und Zetteln berstendes Notizbuch hervor. Er legte es auf den Tisch, schlug es mit größter Behutsamkeit auf und zog zwei gelbliche Pergamentblätter heraus, die mit Pferdezeichnungen, Notizen und anderen Skizzen bedeckt waren. Er schlug die Hand vors Gesicht und verdrehte die Augen.

»Du hattest sie bei dir?« Caterina lachte.

»Ich muss sie vor zwei Tagen dort hineingelegt haben, ehe ich mich zum Kastell aufmachte«, entgegnete er und warf der Mutter einen kleinlauten Blick zu. »Verzeiht, Caterina.«

»Hin und wieder könntest du mich ruhig Mama nennen.«

»Verzeiht, Mama. Mir kommt ständig etwas abhanden, und manchmal ...«

Das trockene Klopfen schwerer Knöchel an der Holztür unterbrach ihn. Caterina drehte sich um, doch der Mann schlüpfte gewandt an ihr vorbei und kam ihr zuvor. Nicht, dass er sich für seine Mutter schämte. Nun ja, ein klein wenig vielleicht. Es kam darauf an, wer der Besucher war. Doch zu dieser morgendlichen Stunde konnte es nur einer sein.

Der Mann in Rosa öffnete die Tür und stand einer unwesentlich kleineren, aber sehr viel älteren Gestalt in schwarzem Brokat gegenüber, die als Zeichen der Ehrerbietung bereits den Hut gelupft hatte. Ein Kammerdiener, ein wichtiger zwar, aber dennoch ein Kammerdiener.

»Messer Leonardo da Vinci?«, fragte der Alte.

»Zu Euren Diensten.«

Zwei

»Oh, Messer Leonardo, welch eine Freude, Euch zu sehen.«

Ludovico il Moro stand inmitten des weiten Hofes, der als Waffenplatz bekannt war, und winkte Leonardo zu sich. Neben ihm stand, hager und gnatzig, der herzogliche Steuereinnehmer, Cavalier Bergonzio Botta, dem stets ein dickes Hauptbuch unter dem Arm klemmte.

»Eurer Herrlichkeit zu Diensten«, antwortete Leonardo zögerlich. Man wusste nie genau, weshalb Ludovico einen einberief. Es konnte Begeisterung sein, wie an dem Tag nach dem Paradiesfest, als der Herr von Mailand Leonardo vor versammeltem Hofstaat mit Lobeshymnen überschüttet hatte, oder aber das genaue Gegenteil.

»Kommt nur, kommt«, sagte Ludovico mit heiterem Lächeln. »Herr Schatzmeister, ich glaube, der Kämmerer ruft nach Euch.«

Das wiederum war eine nicht allzu renaissancehafte Art, den Herrn Kammerschatzmeister aufzufordern, die Fliege zu machen, da der Herr von Mailand mit Leonardo unter vier Augen plaudern wollte. Nach einer Verbeugung, bei der er sich bereits rückwärts zu entfernen begonnen hatte, wandte sich Bergonzio Botta um und ging in Richtung Santo Spirito davon. Schweigend ließ Ludovico den Blick umherwandern, ohne Leonardo anzusehen, dann schritt er gemächlich auf das mächtige Südportal zu und bedeutete Leonardo, ihm zu folgen.

»Eure Herrlichkeit scheinen heute Morgen besonders frohgemut zu sein«, versuchte Leonardo die Stimmung seines Brotgebers zu ergründen.

»Das bin ich, Messer Leonardo, das bin ich«, entgegnete Ludovico noch immer lächelnd und ohne innezuhalten. »Und wisst Ihr, weshalb?«

»Ich hoffe, Eure Herrlichkeit haben die Güte, mir den Grund Eures Frohmuts mitzuteilen.«

»Der ist kein Geheimnis«, erwiderte der Moro. »Nicht mehr. Kaiser Maximilian I. erweist uns die Ehre, unsere innig geliebte Nichte Bianca Maria zur Heiligen Weihnacht heimzuführen. Das Geschlecht der Sforza vereint sich mit dem Kaiser, Messer Leonardo.«

Na bitte. Seit Monaten versuchte Ludovico, dem Kaiser des Heiligen Römischen Reiches Bianca Maria Sforza unterzujubeln, und umschmeichelte ihn mit fortwährenden Freundschaftsbezeigungen und vor allem mit einer schwindelerregenden Mitgift. Das höfische Bettgeflüster sprach von vierhunderttausend Dukaten, was mehr als die Hälfte der Jahreseinkünfte des Herzogtums ausmachte. Das wäre ungefähr so, als würde der heutige Wirtschaftsminister seine Tochter dem Präsidenten der Vereinigten Staaten versprechen und ihr die Hälfte des italienischen Steueraufkommens als Heiratsgut mitgeben – was in die Milliarden ginge.

»In den ersten Novembertagen werden wir mit dem

Hochzeitszug aufbrechen, Messer Leonardo. Und es wird gewiss nicht schwer sein, den Aufbruch der Braut vorzubereiten und unsere Herzensbindungen, unsere Schätze und unser Gefolge hier im Kastell zu versammeln, ein wahres Kinderspiel. Und wisst Ihr, warum?«

Oh, oh!

Selbst für einen Herrn seiner Zeit hatte Ludovico il Moro eine überaus hohe Bildung erfahren, obschon die griechische Philosophie ein wenig zu kurz gekommen war. Dennoch schien er die sokratische Dialektik recht mühelos verinnerlicht zu haben, anhand derer man seinem Gegenüber die gewollte Antwort schlicht dadurch entlockt, dass man ihn in die Enge treibt. Wenn der Moro deinen Nacken mit zärtlichen Küssen bedeckt, dann sieh dich vor, pflegte man bei Hofe zu sagen: Gleich reißt er dir von hinten das Kleid hoch.

»Nein, Eure Herrlichkeit.«

»Weil wir diesen großartigen Hof haben«, sagte Ludovico und deutete mit einer ausholenden Handbewegung auf den vom Kastell umsäumten Waffenplatz.« Diesen wunderbar weiten, geräumigen Platz. Und gegenüber ...« Mit der offenen Hand deutete Ludovico, der inzwischen das Tor erreicht hatte, auf die weite Fläche vor der Zugbrücke. »Und gegenüber, seht Ihr, einen noch größeren, vortrefflich ebenen, freien und schmucklosen Platz. Mit anderen Worten, Messer Leonardo, einen vollkommen leeren.«

Der Moro löste seinen Blick von dem Platz und heftete ihn auf Leonardo. Seine Lippen lächelten noch immer. Die Augen nicht.

Seit Ludovico ihn offiziell mit jener Aufgabe betraut

hatte, die besser als irgendwer sonst zu erfüllen Leonardo sich gerühmt hatte, waren vier Jahre vergangen. Und zehn Jahre, seit er geschworen hatte, dazu in der Lage zu sein.

Zehn Jahre zuvor hatte Leonardo bei Ludovico il Moro mit einem langen Brief vorgefühlt, in dem er versicherte, er könne Bombarden konstruieren, Flüsse und unterirdische Gräben ausheben, uneinnehmbare Festungen bauen, um erst ganz zum Schluss fallenzulassen, er wisse auch ein wenig zu malen. Das allein war schon bemerkenswert, nicht zuletzt, weil da Vinci als Musiker nach Mailand berufen worden war, der eine von ihm selbst erfundene Lira da Braccio zu spielen verstand. Doch ein Satz hatte es Ludovico il Moro besonders angetan.

Ich werde ein bronzenes Pferd erschaffen, welches dem glücklichen Gedenken an Euren Herrn Vater und das vortreffliche Hause Sforza zu unsterblichem Ruhm und ewiger Ehr gereichen wird.

Aus diesem Versprechen war ein höfischer Auftrag geworden, der Leonardo ein Unterkommen gesichert hatte, seine zweistöckige Werkstatt im Corte Vecchia neben dem Dom und – theoretisch – einen üppigen Lohn. Doch mit den Jahren war das Versprechen nach Dafürhalten mancher, zu denen auch der Moro zählte, zu reiner Prahlerei verblasst.

»Seit drei Jahren bereits versichert Ihr mir, Euch wieder mit Leib und Seele dem Entwurf des Denkmals für meinen Herrn Vater verschrieben zu haben, Messer Leonardo«, fuhr der Moro fort, ohne den Blick von Leonardo abzuwenden. »Ihr habt mir mehrfach versichert, das Denkmal sei in Arbeit, weshalb ich diese weite Fläche vor dem

Kastell, an der wir uns nun befinden, habe räumen und ebnen lassen.«

»Ich freue mich, Eurer Herrlichkeit verkünden zu dürfen, dass das Tonmodell des Pferdes so gut wie fertig ist und Ende der kommenden Woche auf eben diesem Platz ausgestellt werden kann.«

»Das Tonmodell?« Ludovico hob eine Augenbraue. »Ist das Euer Ernst?«

»Das Tonmodell in endgültiger Größe, Eure Herrlichkeit. Von sieben Metern Höhe und einer Größe und Stattlichkeit, wie man sie bei einem Reiterstandbild bislang nicht annähernd gesehen hat. Bei meiner Treu, das Modell wird in weniger als zehn Tagen an dieser Stelle ausgestellt werden.«

»Ah, das sind großartige Neuigkeiten. Prächtig. Wunderbar. Und sagt doch, habt Ihr die Absicht, meinem Herrn Vater mit einem Denkmal aus gebranntem Ton die ewige Ehre zu erweisen, oder werdet Ihr ihm auch einen hübschen bronzenen Mantel schenken? Wir sind hier nicht in Eurer von der Sonne verwöhnten Toskana, Messer Leonardo. Wie Ihr wisst, sind die Mailänder Winternächte eisig kalt. Ich möchte nicht, dass mein Herr Vater sich ohne einen angemessenen Überwurf verkühlt.«

Ludovico il Moro war nicht dumm und wusste ganz genau, dass es nicht leicht war, einen über sieben Meter hohen Gegenstand mit geschmolzener Bronze zu überziehen. Zwar waren ihm die technischen und handwerklichen Hürden nicht geläufig, doch dass es schwer war, einen Bronzegegenstand zu fertigen, der zugleich leicht und widerstandsfähig war, wusste er durchaus. Dabei hatte Ludovico il Moro Kanonen im Sinn. Kanonen, die das französische Heer herzustellen verstand, er hingegen nicht.

»Zunächst hatte ich daran gedacht, das flüssige Metall in die Form des auf den Rücken gedrehten Pferdes zu gießen, Eure Herrlichkeit. Damit hätte man der Schwierigkeit der Bildung von Wasserblasen abgeholfen, die sich wegen der allzu großen Hitze in Luft verwandeln, an die Bronzeoberfläche steigen und dort zerplatzen, dieweil …«

»Das scheint mir eine hervorragende Idee zu sein. Wenn ich recht verstehe, entweicht der Wasserdampf über die in die Höhe gestreckten Hufe. Wieso setzt ihr die Idee nicht um?«

»Eure Herrlichkeit hat es auf den Punkt gebracht. Doch leider ist Eure schöne Stadt nicht nur über der Erde kalt und feucht, sondern auch darunter.«

»Was wollt Ihr damit sagen?«

»Dass wir, wenn wir eine Grube graben, die die Form unseres Pferdes aufnehmen kann, wir sogleich auf das Grundwasser stoßen, das unter Mailand fließt, Eure Herrlichkeit. Pferde aus Fleisch und Blut können schwimmen, doch einem Bronzepferd würde das Wasser erheblich schaden.«

Einen Moment lang musterte der Moro ihn mit eisigem Blick. Dann begannen seine Mundwinkel zu zucken, und der Herr von Mailand ließ sich zu einem Grinsen hinreißen.

»Leonardo, ich schätze Euch sehr, und das wisst Ihr«, sagte der Moro und richtete seinen Blick wieder auf den Platz. »Ich schätze Euch als Konstrukteur, als Maler, als Meister der Uniformen und Trachten, und nicht zuletzt schätze ich Euch für Eure Schnurren.«

»Eure Herrlichkeit ist zu gütig …«

»Das glaube ich allmählich auch. Wäre ich nicht zu gütig, hätte ich Euch schon längst auf die Straße gesetzt«, sagte Ludovico trocken und spähte zu einem Torbogen des Kastells hinüber, aus dem soeben ein blonder Bursche trat, der selbst von Weitem als einer der hübschen, stattlichen Jünglinge zu erkennen war, wie sie, so munkelte man, Messer Leonardo so gut gefielen. »Ah, da kommt der Herzog Galeazzo. Aber sagt, diese andere Sache, wie geht die voran?«

Die letzten Worte hatte Ludovico wie obenhin und sehr viel leiser ausgesprochen.

»Genau so, wie von Euch erwünscht«, murmelte Leonardo zurück.

»Gut, gut«, entgegnete Ludovico wieder in normalem Ton. »Zehn Tage also, sagtet Ihr. Das nehme ich als Versprechen.«

»Habe die Ehre, Eure Herrlichkeit.«

»Seid gegrüßt, Galeazzo. Wie geht es meiner innig geliebten Bianca?«

»Sie ist schön wie ein Phönix. Inzwischen ist sie fast eine Frau«, sagte Galeazzo Sanseverino und drückte den Unterarm des Schwiegervaters in der alten Manier, die bedeutete: »Ich führe gerade keine Waffe«.

Nicht, dass eine solche Geste zwischen den beiden notwendig gewesen wäre. Zu Zeiten des Krieges zwischen Mailand und Venedig hatte sich Galeazzo Sanseverino auf die Seite des Moro und gegen den eigenen Vater Roberto gestellt, und so etwas vergisst man nicht. Ludovico hegte so großes Vertrauen in Galeazzo, dass er ihm seine erste uneheliche Tochter Bianca Giovanna, die vor Kurzem elf Jahre alt geworden war, zur Braut gegeben hatte. Die Bemerkung »fast eine Frau« bedeutete nicht, dass Galeazzo pädophil gewesen wäre: Damals galt man mit elf Jahren in vielerlei Hinsicht als erwachsen, und sofern die Natur es zuließ, gehörte Kinderkriegen dazu.

»Doch du wirkst besorgt, Ludovico«, fuhr Galeazzo fort und ging zum »du« über, wie er es, wenn sonst niemand zugegen war, bei seinem Schwiegervater zu tun pflegte.

»Wie immer, Galeazzo.«

»Ehe du Messer Leonardo getroffen hast, war dem nicht so.«

Ludovico musterte den Schwiegersohn, der seinem Blick freimütig standhielt.

Galeazzo Sanseverino gehörte zu jenen Menschen, die, vom Namen abgesehen, mit sämtlichen Gaben der Eltern gesegnet zu sein schienen. Er war schön, das konnte jeder sehen. Im Gegensatz zu Ludovico war er kräftig und kühn, wovon sich ganz Mailand hatte überzeugen können, als es dem großen Turnier anlässlich der Hochzeit Ludovicos mit Beatrice d'Este beigewohnt hatte. Galeazzo hatte jeden Gegner aus dem Sattel gestoßen, aufgespießt, zum Gespött gemacht und zwölf von zwölf gegnerischen Lanzen mit einer Mühelosigkeit gebrochen, die man nur entwaffnend nennen konnte.

Obendrein war Galeazzo klug und durchaus gebildet, was man gleich merkte, sobald man sich ein wenig mit ihm unterhielt. Doch vor allem war Galeazzo Sanseverino mit außergewöhnlichen diplomatischen Gaben gesegnet, und das wussten nur der Moro und wenige andere. Ein Schwiegersohn, wie ihn sich ein Vater, sofern er im fünfzehnten

Jahrhundert lebt, für seine Tochter nur wünschen kann, von einem winzigen Makel mal abgesehen, den er nicht von seinen Eltern ererbt hatte: dem Namen. Galeazzo war der Sohn eines Condottiere, und gewisse Geburtsfehler lassen sich nur schwerlich wettmachen.

In Mailand gab es wohl kaum zwei Männer, die sich besser verstanden als Galeazzo und Ludovico. Beide kämpften um einen Titel, der ihnen nicht in die Wiege gelegt worden war, auf den sie jedoch kraft ihrer Fähigkeiten Anspruch zu haben glaubten.

»Du hast recht. Ich habe Angst, mein lieber Galeazzo, dass ich dieses vermaledeite Reiterstandbild niemals zu Gesicht bekommen werde. Zudem ist aus Messer Leonardos Reden jeglicher Hinweis auf meinen Vater verschwunden. Er spricht immer nur von ›dem Pferd‹. Dass es Francesco Sforza auf dem Rücken tragen soll, scheint fast zweitrangig.«

»Wenn du Angst um den Reiter hast, kann ich dich beruhigen. Erinnerst du dich, wie Messer Leonardo mich aufs Pferd gesetzt hat?«

»Ich wundere mich noch immer, wie du dich im Sattel halten konntest«, sagte Ludovico schmunzelnd. »Mit dieser geflügelten Schlange, die hinten aus deinem Helm hervorkroch ...«

Galeazzo grinste. Sein Turnierauftritt in der goldschuppigen Rüstung war einer der triumphalsten und absurdesten Momente seines Lebens gewesen. Und dieser Helm, der wie ein geflügeltes Reptil anmutete, dessen Schwanz sich rückseitig aus der Kalotte hervorschlängelte und eine luftige Spirale beschrieb, ehe er die Kruppe des Pferdes berührte, wog allein vermutlich schon über hundert Pfund.

»Tatsächlich ruhten die Klauen der Schlange auf dem Hintern meines Reittieres. Das Pferd hielt sozusagen meinen Kopf. Alles war im Gleichgewicht. In diesen Dingen ist Leonardo ein Meister.«

»Wenn du meinst«, sagte Ludovico zweifelnd. »Na schön, wegen des Reiters machen wir uns keine Sorgen. Aber was das Ross betrifft …«

»Er hat Monate in meinem Stall verbracht, um mein sizilianisches Vollblut zu studieren, und es bis ins kleinste Detail vermessen.«

»Bis ins kleinste Detail?«, grunzte Ludovico lachend. »Wie ich Messer Leonardo kenne, wird er sich mit einigen Details besonders gern aufgehalten haben.«

»Ludovico, Leonardo weiß, was er tut«, entgegnete Galeazzo ernst.

»Mag sein, doch das Problem ist, dass er nicht tut, was er nicht weiß«, erwiderte Ludovico mit finsterer Miene, die seinem Beinamen alle Ehre machte. »Ich sorge mich nicht, dass er kein hübsches Pferd zu modellieren weiß, doch ich bezweifle, dass er es zu gießen vermag. Wie mir zu Ohren gekommen ist, hat er mit den größten Könnern ihres Fachs gesprochen, mit Sangallo und mit dem Erfinder Francesco di Giorgio, und beide haben offenbar Zweifel geäußert. Wir bräuchten das Können der Franzosen. Genau das bräuchten wir. In der Gießerei sind sie unübertroffen.«

»Aber auch nur darin«, erwiderte Galeazzo zurückhaltend, denn er spürte, dass die Gedanken des Moro eine neue Wendung nahmen.

»Das ist mehr als genug, Galeazzo«, versetzte der Moro knapp.

Die beiden schwiegen, als hätte sich eine gläserne Wand zwischen sie geschoben – ein absolut hypothetischer Vergleich, war doch die Herstellung solcher Glasflächen damals noch gar nicht möglich, sonst hätte man die Fenster bestimmt nicht mit terpentingetränkten Lappen zugestopft. Doch obwohl das Schweigen sie trennte, dachten beide an dasselbe.

Was nützen tapfere und kühne Ritter wie Galeazzo Sanseverino, oder solche, die besoffen genug sind, um sich blind in die Schlacht zu stürzen, wenn man eine Batterie Kanonen vor sich hat, die einen in Konfetti verwandeln kann. Ganz abgesehen davon, dass der Moro nicht einmal über obengenannte kühne Ritter verfügte.

Im Italien der Kommunen, diesem chaotischen Puzzle aus Kleinstädten, Kastellen und Burgen, die sich die Zeit damit vertrieben, gegeneinander Krieg zu führen, nahmen die Bürger und Bauern nur selten an den Schlachten teil, und wenn doch, dann nur in der Rolle des Opfers. Keine Stadt hatte eine ordentliche Armee aus Patrioten, die bereit waren, ihr Leben für die heilige Heimatscholle zu lassen. Der Krieg lag gänzlich in den Händen von Söldnertruppen und ihren Hauptleuten; Männern wie dem Engländer John Hawkwood, bekannt als Giovanni Acuto, ein echtes Ass in Sachen Auftragskrieg. Ihm hatte man eines gewidmet, ein Reiterstandbild, das seiner Heldentaten würdig und obendrein über sieben Meter hoch war. (Gilt allerdings hinzuzufügen, dass das *Reiterstandbild des Giovanni Acuto* in Wirklichkeit ein von Paolo Uccello in der Kirche Santa Maria del Fiore gemaltes Fresko war und über die zweite Dimension nicht hinausreichte.)

Grüßte man den englischen Kondottiere mit den Worten »Friede sei mit Euch«, so antwortete er: »Hoffentlich nicht. Dann wäre ich arbeitslos«. Das war kein Zynismus, sondern nüchternes Berufskalkül. Diese Truppen und ihre Hauptleute, die den Krieg zu ihrem Leben gemacht hatten, waren nicht im Mindesten erpicht darauf, in der Schlacht zu sterben; sie waren Berufssoldaten und keine Helden, und so waren die Schlachten und Kriege zwischen den Kommunen häufig kaum mehr als Geplänkel. Die Gewalt richtete sich vorwiegend gegen die Bewohner der eroberten Stadt, die ausgeraubt, abgestochen und vergewaltigt wurden, ohne sich auch nur annähernd wehren zu können. Natürlich hatten die kreuz und quer durch Italien ziehenden Truppen in den Jahrzehnten harmloser Scharmützel und des sich Austobens an Wehrlosen an Biss verloren und, in Ermanglung von Ansporn und erbitterten Feinden, ihr Niveau immer weiter nach unten geschraubt.

Ganz anders das französische Heer, das zuallererst aus Franzosen bestand. Keine Stradioten, Dalmatiner oder Holländer, keine Söldner irgendwelcher Art, sondern kernige Manipel brutaler Landsleute Seiner Allerchristlichsten Majestät Karl VIII., mit dem sie die Sprache und die Absichten teilten. Und während die italienischen Söldnerführer vornehm geworden und ihre Söhne mitunter zu Herrschaften oder Diplomaten aufgestiegen waren, war der gesellschaftliche Lastenaufzug im Frankreich jener Zeit defekt, und die französischen Soldaten waren und blieben Soldaten: Männer, die darauf getrimmt waren, den Untergebenen eines anderen abzumurksen, sobald sie ihn vor die Nase bekamen, statt dem eigenen Vorgesetzten in den Allerwertesten zu kriechen.

»Wir sollten mehr über die Absichten der Franzosen in Erfahrung bringen«, sagte der Moro nach einer langen Pause. »Wir warten schon viel zu lang.«

»Und ob ich schon viel zu lang warte!«, sagte das Männchen in Strümpfen und Nachthemd. »Wo ist mein Frühstück?«

»Ich werde mich umgehend darum kümmern, Eure Majestät«, beeilte sich der Herzog von Commynes zu sagen und hastete zur Tür.

»Da möchte ich drum bitten, Herzog«, entgegnete Seine Majestät, trat die Decken weg und mit ihnen eine halbnackte Frau, die wie eine Prostituierte aussah. »Und du zieh dich an und wasch dich, wir haben hier über ernste Angelegenheiten zu reden.«

»He, Sire, verfickt noch eins …«, erwiderte die Frau und ließ erkennen, dass sie sich auch wie eine Prostituierte gebärdete, denn das war nun einmal ihr Beruf.

»So ist's recht, meine Liebe. Was das angeht, bist du ein wahres Wunder.« Mit einiger Mühe machte sich Seine Allerchristlichste Majestät Karl VIII. daran, aus dem Bett zu kraxeln, denn die Matratze befand sich rund achtzig Zentimeter über dem Boden, und seine Beine waren keine sechzig Zentimeter lang. »Da wir jetzt aber über Krieg, Politik und andere Dinge reden müssen, von denen du nichts verstehst, zieh dich an und geh. Oder geh einfach wie du bist, du schämst dich sowieso für nichts. Und wo du schon dabei bist, frag, wo mein Frühstück bleibt.«

Mit einem ungelenken Hopser landete Seine Majestät auf dem Boden.

Das größte Problem Seiner Allerchristlichsten Majestät Karl VIII. war, dass er das Majestätische nur im Namen trug. In seiner körperlichen Erscheinung gewiss nicht, dachte der zweite anwesende Herzog – sein Cousin Louis de Valois, Herzog von Orléans –, während er den unsäglichen Wust von Knochen und Haaren betrachtete, der versuchte, sich eine Wolldecke überzuwerfen. Klein, buckelig, mit einer riesigen Nase und widerborstigen Bartzauseln, die der einzige sichtbare Hinweis auf seine irgendwie geartete Männlichkeit waren, glich Karl VIII. eher einem schlecht zusammengezimmerten Schemel, denn einem König.

»Nun, meine Herren, jetzt können wir reden«, sagte Seine Majestät, kaum hatte er es geschafft, sich in die Decke zu wickeln, ohne darin zu ersticken, was für ihn ein geradezu lebensgefährliches Unterfangen war. »Herzog, warum die sauertöpfische Miene? Ihr seht aus, als hättet Ihr eine Kröte verschluckt.«

»Sire, ich halte es nicht für ratsam, vor irgendeiner Dahergelaufenen offen zu erwähnen, dass wir über Krieg sprechen«, sagte der Herzog von Orléans nach einem leichten Hüsteln. »Letztlich ist Euer nächtlicher Gast ein Straßenmädchen, das mit allen möglichen Leuten verkehrt.«

Selbst mit Euch, dachte der Herzog, behielt es jedoch für sich.

»Ja, ja, Herzog, Ihr habt recht, doch das Unterfangen, zu dem ich mich rüste, ist derart glorreich, dass ich es kaum erwarten kann.« Mit einem Bocksprung schnappte sich Seine Majestät eine Hellebarde, die neben dem Bett lag, und richtete sie auf einen unsichtbaren Feind. »Überlegt einmal, Herzog. Auf meinen Befehl wird Euer Heer wie Hannibal die Alpen überqueren und in Italien einfallen. Sämtliche italienischen Republiken werden uns mit einer hübschen Verbeugung durch ihre Hoheitsgebiete ziehen lassen. Venedig, Mailand und Florenz warten nur darauf, dem Befreier Neapels zu applaudieren und uns zur Seite zu stehen, wenn wir die Lehen Alfons' II. erobern. Wir werden das Königreich Neapel kampflos einnehmen.«

Anders würde es dir auch gar nicht gelingen, dachte der Herzog von Orléans.

Das zweite Problem Seiner Allerchristlichsten Majestät Karl VIII. war seine Dämlichkeit – doch darauf ist der Leser vermutlich schon von selbst gekommen. Vom venezianischen Botschafter Contarini als körperlich und geistig schwach beschrieben, hatte der König von Frankreich noch nie an einem militärischen Unterfangen teilgenommen und von Krieg nicht den blassesten Schimmer. Seine einzige Informationsquelle waren Bücher und Ritterepen, in denen von Paladinen, Eroberungen, Ruhmestaten und den Fanfaren todgeweihter Ritter die Rede war, und diese Lektüre hatte in ihm den Glauben erweckt, er selbst sei ein hehrer, für glorreiche Taten ausersehener Ritter. Jeder, der wie der Herzog von Orléans nur einen Krumen militärischer Erfahrung besaß, erkannte sogleich, dass Seine Allerchristlichste Majestät sowohl in der Vorbereitung als auch in der Durchführung eines echten Krieges der beste Verbündete seiner Feinde wäre.

Doch Karl VIII., der keinerlei Erfahrung besaß, war anhand seiner Lektüre zu der Überzeugung gelangt, um Italien seinem Willen zu unterwerfen, müsse man die Sachen nur beschließen und losziehen; viele von uns denken heute noch so, nur dass wir nicht mehr an Epen glauben, sondern uns mit dem Internet begnügen.

»Besser gesagt, wir würden Italien überfallen, wenn wir denn losgezogen wären«, fuhr der König fort, ohne die

Gedanken seines Herzogs zu kennen. »Worauf warten wir noch, Erzbischof?«

Der Bischof Briçonnet-Malo hob die Braue und fragte sich, wo er am besten anfangen sollte.

»Augenblicklich sind die Kanonen das größte Problem, Eure Majestät. Sie sind schwer, und in der Schlacht ist dies von Vorteil. Doch wenn die Truppen sich bewegen müssen, ist es ein Hindernis. Es fehlt noch an geeigneten Transportmitteln und Männern, um die Alpen zu überqueren.«

»Na schön. Dann stellen wir sie eben her«, erwiderte der König, ein beredtes Beispiel seines Regierungsgeschicks.

»Wir haben Meister Duplessis mit der Herstellung beauftragt. Das wird mindestens dreißigtausend Dukaten kosten.«

»Haben wir dreißigtausend lausige Dukaten etwa nicht? Dann soll unser Verbündeter Ludovico sie uns leihen, er hat uns großzügige Hilfe zugesagt. Sowohl in territorialer als auch in monetärer Hinsicht. Lasst den Botschafter Belgioioso rufen, na los. Ah, das wurde aber auch Zeit. Herzog, wo war mein Frühstück abgeblieben?«

»Eure Majestät, es ist angerichtet«, sagte der Herzog von Commynes, als er, gefolgt von mehreren livrierten Kammerdienern, die mit Brot, Braten und Karaffen beladene Tabletts balancierten, das Zimmer betrat. »Ich hoffe, Eurer Majestät war das Warten nicht allzu lästig.«

»Ganz und gar nicht, Herzog, ganz und gar nicht. Ich wollte gerade den Botschafter Belgioioso rufen lassen, um ihn zu bitten, uns von seinem Herrn die nötigen Gelder schicken zu lassen. Wir brauchen dreißigtausend Dukaten. Für Ludovico il Moro ein Klacks. Da wird es doch keine Schwierigkeiten geben, nicht wahr, Commynes?«

»Das will ich nicht hoffen, Eure Majestät. Doch es könnte riskant sein, sich darauf zu verlassen. Die finanzielle Situation des Moro ist womöglich nicht so üppig, wie sie erscheinen mag.« Der Herzog von Commynes hüstelte. Das galt nicht nur für den Moro. »Meinen Schätzungen zufolge, Sire, wirft das Herzogtum Mailand rund fünfhunderttausend Dukaten jährlich ab. Doch über seine Steuern verlangt der Moro sehr viel mehr. Rund siebenhunderttausend nach meinen Berechnungen.«

Daraufhin wollte er Karl VIII. erklären, dass eine solche Steuerlast nicht unbedingt auf prall gefüllte herzogliche Kassen hindeutete und dieser Zustand ohnehin nicht von Dauer sein könne. Doch dämlich, wie er war, beschloss Seine Allerchristlichste Majestät, er habe genug gehört.

»Na, bestens. Schön für ihn, wenn er sie bekommt. Und schön für uns. Ich werde Belgioioso unverzüglich beauftragen, die Anfrage weiterzuleiten. Reicht mir das Tablett, Bischof, seid so freundlich.«

»Herzog, auf ein Wort …«

»Ich höre, Herzog.«

Der Herzog von Commynes hatte seinen Standesgenossen aus Orléans auf dem Gang eingeholt und legte ihm eine behandschuhte Hand auf die Schulter. Eine Vertraulichkeit, die er sich vor dem König niemals erlaubt hätte, die jedoch dort, wo sie sich befanden – in den königlichen Ställen – mehr als naheliegend erschien.

»Ich müsste mit Euch sprechen. Eine Sache von höchster Wichtigkeit.«

»Ich höre, Herzog. Hier sind wir sicher.«

»Ich habe ein Problem, Herzog. Ein Ärgernis, das mich

bereits einige Nächte nicht schlafen lässt, seit der Botschafter Belgioioso zurückgekehrt ist.«

»Hat der Botschafter vielleicht erwähnt, dass es Schwierigkeiten gibt? Ich hatte es so verstanden, als sei alles bereit.«

»Nein, keine Schwierigkeiten«, sagte Commynes. »Der Botschafter hat mir die Abmachung zu unseren Gunsten bestätigt und abermals zugesagt, dass unsere Armee das Herzogtum Mailand gefahrlos durchqueren kann. Heute habe ich auch einen Brief unseres Gesandten in Italien, Messer Perron de Basche, empfangen, der das ebenfalls noch einmal bekräftigt.«

»Also keine Schwierigkeiten.«

»Keine Schwierigkeiten. Doch eben das ist die Schwierigkeit. Warum lässt uns der Moro seelenruhig durch sein Gebiet marschieren? Unser Heer ist ihm überlegen, wir könnten ihn jederzeit niederwerfen.«

»Das ist nicht unsere Absicht. Unsere Ziele und die des Moro stimmen überein. Wir wollen beide die Aragoner aus Neapel vertreiben.«

»Seine Majestät will die Aragoner aus Neapel vertreiben, um ihren Platz einzunehmen«, fuhr Commynes nachdenklich fort. »Doch wird Seine Majestät nicht die Truppen führen. Sie werden sie führen, Herzog, und davon geht der Moro aus.«

Der Herzog (von Orléans) drehte sich zum Herzog (dem anderen) um.

Es war alles andere als ein Geheimnis, dass Louis de Valois, Herzog von Orléans, kraft Abstammung Ansprüche auf das Herzogtum Mailand erhob, schließlich war er der Enkel von Valentina Visconti, einer direkten Verwandten der wahren Herzöge von Mailand, denen die Sforza den Titel geklaut hatten. Wenn der Herzog – der von Orléans, entschuldigt meine Pingeligkeit, aber hier wimmelt es von Herzögen, das reinste Chaos – nach Lust und Laune hätte handeln können, wäre er zweifellos an der Spitze eines Heeres auf Mailand marschiert, um die Stadt von ihrem Usurpator zu befreien und dessen Platz einzunehmen; das Herzogtum Mailand war steinreich und fruchtbar und würde jedem das Wasser im Munde zusammenlaufen lassen.

Doch der Herzog von Orléans konnte nicht nach Lust und Laune handeln, sondern musste dem König gehorchen. Seinem König. Dem spillerigen Blödmann also, von dem vorhin die Rede war und der nicht einmal eine Latrine erobern könnte, von einem Königreich ganz zu schweigen.

Wieso bereitete diese Möglichkeit dem Moro keine Sorgen?

»Der Moro hätte allen Grund, unsere bewaffnete Gegenwart zu fürchten, doch augenscheinlich tut er das nicht«, sagte Commynes und sprach aus, was der Herzog dachte (einer der beiden, ihr könnt es euch aussuchen). »Ich fürchte, sein Vertrauen hat weder etwas mit Diplomatie noch mit Finanzen zu tun.«

»Und womit dann?«

»In Ludovicos Diensten steht ein erfindungsreicher Mann namens Leonardo. Leonardo di ser Piero da Vinci.«

»Ich habe viel von ihm gehört. Angeblich ist er ein begnadeter Maler.«

Tatsächlich wusste der Herzog von Orléans ganz genau, wer Leonardo war. Er hatte ihn sogar kennengelernt. Doch sich ein wenig dümmer zu geben, als man ist, kann einem Diplomaten nie schaden.

»Sie haben von ihm gehört. Ich habe seine Werke gesehen. Er ist nicht nur Maler, sondern auch Konstrukteur, Erfinder von Kriegsgeräten. Vor zwei Jahren habe ich Galeazzo Sanseverino im Zweikampf erlebt, in einer goldenen Rüstung, deren Helm allein schon mehr wog, als der Mann, der ihn trug, glauben Sie mir. Doch er bewegte sich wie eine Feder. Von mehr als einem Zeugen habe ich mir sagen lassen, das Innere der Rüstung sei mit ausgeklügelten Winden und Riemenscheiben versehen gewesen, um die Schlagkraft des Ritters zu erhöhen. Und einer, der in seiner Werkstatt gearbeitet hat, erzählte mir von Bombarden, die sich in Schildkrötenformation bewegen, und von ähnlichen Erfindungen …«

»Wovor haben Sie Angst, Herzog?«

Der Herzog von Commynes blickte seinem Standeskollegen direkt in die Augen.

»Es heißt, Messer Leonardo habe eine Möglichkeit entwickelt, die Rüstung kämpfen zu lassen, ohne dass ein Ritter darin steckt. Die Stoßkraft und das Ungestüm rührten von großen Federn im Brustkasten, die ein Getriebe bewegen. Ich weiß nicht, was daran ist. Ich weiß auch nicht, ob er womöglich noch schrecklichere Waffen entworfen und entwickelt hat, doch auszuschließen ist es nicht. Hätten Sie Sanseverino in Aktion gesehen, würden Sie verstehen, was ich meine. Er bewegte sich nicht wie ein Mensch, sondern hatte etwas Übernatürliches. Es wäre überaus gefährlich, durch das Gebiet eines Feindes zu ziehen, dessen Waffen wir nicht kennen.«

Während Commynes redete, begann der Verstand des Herzogs von Orléans zu rotieren wie ein Mühlrad bei Hochwasser.

Richtig, es ist gefährlich, die Waffen des Feindes nicht zu kennen. Doch wäre es überaus befriedigend, über die gleichen Waffen zu verfügen. Eine Waffe zu entwenden, war gefährlich und schwierig – einen Plan zu entwenden indes bedeutend weniger.

Und Messer Leonardo baute nicht. Messer Leonardo plante. Er berechnete, maß und zeichnete, mit einer nie gekannten Präzision und Klarheit. Der Herzog hatte die Zeichnungen des Florentiner Meisters mit eigenen Augen gesehen und war überwältigt gewesen. Einen Mechanismus anhand dieser Skizzen – ob einer oder aller – zu bauen, wäre sehr viel einfacher, als selbigen zu klauen.

Dass Leonardo ein geheimes Notizbuch besaß, stand außer Frage. Alle Mathematiker und Konstrukteure jener Zeit besaßen eines, es war ihr Schutzbrief und ihre Bank. Hätten sie publik gemacht, was sie in Jahren des Studiums für sich herausgefunden hatten, wären sie mit ihrem Können nicht mehr allein gewesen. Das ist die Krux mit wissenschaftlichen Erkenntnissen: Sobald bei allen der Groschen gefallen ist, kann jeder Kapital daraus schlagen.

»Du hast recht. Wir müssen mehr in Erfahrung bringen. Was schlägt der Herzog von Commynes vor?«

»Zwei meiner getreuesten Männer, Robinot und Mattenet, begleiten Perron de Basche auf seinem Rückweg durch Italien«, entgegnete Commynes. »Wir könnten ihnen auftragen, Erkundigungen einzuholen.«

»Das möchte ich Ihnen dringend angeraten haben. Und, Herzog …«

»Ich höre.«

»Um den Erfolg der Unternehmung nicht zu gefährden,

wäre es besser, wenn nur Sie und ich von unseren Absichten wüssten.«

»Perron de Basche werde ich wohl in Kenntnis setzen müssen. Sonst schöpft er noch Verdacht.«

»Nun denn, tun Sie das. Aber nur ihn und niemanden sonst.«

Drei

»Wirklich vorzüglich. Ihr könnt sagen, was Ihr wollt, aber Fleisch muss man nur aufs Feuer werfen, damit es schmeckt.«

Accerrito Portinari legte seine flache Rechte auf die Tischplatte und wendete sie hin und her wie ein Steak, und tatsächlich bestand eine gewisse Ähnlichkeit.

»Eine Minute auf der einen Seite, eine Minute auf der anderen, und fertig. Nicht so, wie es diese Mailänder Barbaren machen, die es stundenlang köcheln lassen. Sie martern es, als müsste es ihnen Gott weiß welche Sünde beichten. Aber wir Florentiner wissen Bescheid. Für die guten Dinge sorgt die Natur schon selbst, es ist ein Jammer, sie zu verhunzen.«

Accerrito Portinari legte das Messer neben den geleerten Teller und blickte Leonardo mit einem breiten Grinsen im zufriedenen Mondgesicht an.

»Ganz deiner Meinung«, gab Leonardo lächelnd zurück und legte den Löffel ebenfalls neben seinen noch halbvollen Teller, auf dem jedoch nur Gemüse lag. »Es freut mich zu sehen, dass Caterinas Küche Euch mundet. Wenn Ihr auch ein wenig Radicchio möchtet …«

»Nein danke, ich esse kein Grünzeug. Fleisch und Wein, das ist alles, was ein Christenmensch braucht. Fleisch und Wein ist richtiges Essen, alles andere ist nur dazu da, den Arzt glücklich zu machen. Doch wie kann ich Euch glücklich machen, Messer Leonardo?«

Accerrito Portinari musterte Leonardo mit seinen Schweinsäuglein, die in seinem speckigen Gesicht funkelten.

Im ausgehenden fünfzehnten Jahrhundert war dick zu sein ein Statussymbol: Es bedeutete, dass man jeden Tag mehr als genug zu essen hatte und nur wenige der einverleibten Kalorien in körperliche Arbeit umwandeln musste. Tatsächlich hatte sich Accerrito Portinari in seinem Leben nie sonderlich anstrengen müssen. Weder als Bruder Pigello Portinaris, dem Vertreter der Bank der Medici in Mailand, noch als dessen Nachfolger, nachdem der Vater das Zeitliche gesegnet hatte.

»Indem Ihr Eure Arbeit tut, Messer Accerrito«, antwortete Leonardo mit einem verhaltenen Lächeln.

»Habt Ihr Geld zu investieren?« Accerritos Lächeln wurde noch breiter und herzlicher. »Das ist eine großartige Neuigkeit. Vor Euch steht der richtige Mann. In Gestalt meiner bescheidenen Person ist die Banco Medici Euch zu Diensten.«

Die Anspielung auf die Banco Medici beruhigte Leonardo. Nach dem Tod des Bruders Pigello hatte Accerrito einige Solvenzprobleme gehabt. Irgendwann hatte Lorenzo de' Medici sogar beschlossen, den Mailänder Sitz der Bank zu schließen; der berühmte Palazzo an der Porta Comasina mit seinem prunkvoll verzierten Portal und den Fresken von Foppa sollte unter den Hammer kommen. Doch zum

Glück hatte sich das Blatt schließlich gewendet: Accerrito hatte neue Geldgeber gefunden, darunter einen gewissen Giovanni Portinari, der mit ihm nur den Nachnamen gemein hatte und den auch Leonardo kannte, und seine alte Tätigkeit wieder aufgenommen. Genau wie einst sein Vater vergab er Kredite, investierte und tauschte Wechsel, und ihm war anzusehen, dass die Geschäfte prächtig liefen.

»Ich will mich ja nicht brüsten, aber in Mailand gehören wir zu den gefragtesten Bankiers«, fuhr Accerrito fort. »Für Euch, Messer Leonardo, stehen wir stets zur Verfügung. Alles hängt davon ab, wann Ihr es zurückhaben wollt. Wenn Ihr es in sechs Monaten wollt, könnte ich es Euch mit zehn Prozent Zuwachs zurückzahlen. Wolltet Ihr Euch jedoch ein Jahr gedulden, können wir uns auf zwölf einigen.«

»Und wenn ich es sofort will?«

»Sofort?«

»Ich habe nicht vor, Euch Geld anzuvertrauen, Messer Accerrito, sondern es mir bei Euch zu leihen.«

»Ah.«

Es gab auf der Welt wohl keinen, der die menschliche Mimik eingehender studiert und zu deuten gelernt hatte als Leonardo, doch um die Reaktion seines Tischgastes zu lesen, musste man kein Genie sein; es hätte nicht einmal einen Botticelli gebraucht, allenfalls einen seiner Schüler, einen stinknormalen Marco d'Oggiono, um zu erkennen, dass Accerrito Portinari ein zutiefst enttäuschtes Gesicht zog. Überflüssig zu erwähnen, dass Leonardo auch der Einzige der oben Genannten war, der diesen Ausdruck treffend zu malen verstanden hätte, doch spielte das gerade keine Rolle.

»Mir wurde gesagt, Ihr würdet Geld auf Zinsen verleihen, auch erkleckliche Summen«, sagte Leonardo und versuchte Portinari auf den Boden seiner beruflichen Tatsachen zurückzuholen.

»Das ist richtig, Messer Leonardo.«

»Ich weiß, dass Ihr unserem Herrn Ludovico im vergangenen Jahr fast zehntausend Dukaten geliehen habt. Um eine derartige Summe würde ich Euch nicht bitten, so viel ist gewiss. Ich brauche nur einen kleinen Betrag, um bis zum Jahresende über die Runden zu kommen, dann erwarte ich verschiedentliche Zahlungen. Die Bruderschaft schuldet mir noch tausendzweihundert Lire für ein Bild …«

»Das, welches man die *Felsengrottenmadonna* nennt? Das habe ich gesehen. Ein wunderbares Werk. Ihr seid ein Genie, Messer Leonardo.«

»Ich danke Euch, doch auch Genies müssen essen, wisst Ihr. Und ihre Schüler ebenfalls. Ganz zu schweigen von ihren Müttern.«

»Dann ist es wahr, was man sagt? Caterina, die uns dieses köstliche Fleisch serviert hat, ist Eure Mutter?«

»So wahr wie Jesus' Tod am Kreuz«, sagte die Genannte, die soeben das Zimmer betrat. »Das Fleisch ist fürwahr köstlich. Und mein Lieblingssohn will es nicht einmal probieren. Möchtet Ihr noch einen Schluck Wein?«

»Ich danke Euch, Signora, mit Vergnügen.«

Portinari wartete einige Sekunden, bis die Frau den Raum verlassen hatte.

»Messer Leonardo, wisst Ihr, wie eine Bank funktioniert?«

»Natürlich weiß ich das. Ihr leiht Euch was zu zwölf und verleiht es zu fünfzehn. Und die drei verbleibenden Prozent sind Euer Gewinn.«

»Es ist ein kleines bisschen komplizierter. Ich verwalte das Geld eines Großteils von Mailand. Sämtliche Krämer in der Via degli Armorari sind meine Kunden. Sogar unter den Wollkämmern von Lodi sind Kunden von mir.«

»Das freut mich. Das bedeutet, Eure Geschäfte laufen gut, und Ihr könnt einem Künstler und Mitbürger fünfhundert Dukaten leihen.«

»Meine Geschäfte laufen gut. Die Geldmenge, die ich verwalte, ist sehr hoch. Sehr viel höher als die, die ich besitze. Seht, Messer Leonardo, die Bank gleicht einem Jongleur. Sie hält das Geld der anderen im Gleichgewicht, und sobald ich das Geld anderer in die Hand nehme, bleibt ein bisschen was hängen. Doch selbst, wenn ich zehn Teller in der Luft halte, habe ich immer nur einen in der Hand, und nicht einmal der gehört mir.«

Was objektiv gesehen sogar stimmte. Angesichts des Geschäftsvolumens von rund hunderttausend Dukaten betrug das Kapital der Niederlassung ungefähr ein Zehntel – gerade einmal zehntausend. Doch ändert das nichts daran, dass es sich hier um Accerrito Portinaris übliche kleine Ansprache handelte, wenn er ein Darlehen ablehnen musste. Für gewöhnlich erläuterte Accerrito dem jeweiligen armen Tropf dann, dass er nicht jedem Geld leihen könne und dies nur gegen handfeste Garantien möglich sei. Doch weil sein Gegenüber ein Genie war, musste er das nicht ausführen.

»Ihr wollt mir mitteilen, dass Ihr nicht jedem, der an Eurer Tür kratzt, Geld leihen könnt«, sagte Leonardo lächelnd. »Das verstehe ich. Doch ich bin nicht irgendwer, Messer Accerrito. Ihr kennt mich. Als Pfand kann ich Euch mehr bieten als das, was ich am Leib trage. Ich habe meine Werkstatt, meine Bilder. Ihr kennt mich, Messer Accerrito.«

»Eben darum, Messer Leonardo, könnte ich Euch gegenüber niemals den Wucherer geben. Fünfhundert Dukaten, und als Sicherheit gebt Ihr mir Werke, die zehnmal so viel wert sind?«

»Gewiss, wenn jemand das Geld hätte, sie zu bezahlen«, sagte Leonardo kopfschüttelnd. »Ihr habt recht, meine Werke sind wertvoll, und deshalb gibt es nur wenige, die sie sich leisten können.«

»Das stimmt. Wir sind hier nicht in Florenz, wo schöne Dinge Gefallen finden und mit klingender Münze bezahlt werden.«

»Auch hier finden sie Gefallen, glaubt mir. Doch die Leute haben kein Geld. Deshalb leihen sie sich welches, um sie erwerben zu können. Hier nimmt selbst der Herzog Darlehen auf.«

Ein schalkhaftes Grinsen huschte über Accerrito Portinaris Gesicht.

»Welchen Herzog meint Ihr, Messer Leonardo? Hier in Mailand sind die Dinge nun einmal höchst konfus. Den Herzog von Bari, also Ludovico il Moro, oder den Herzog von Mailand, unseren lieben Gian Galeazzo? Übrigens, wusstet Ihr, dass man Euch just in diesem Zusammenhang in einem brandneuen Reim verewigt hat? Ich habe ihn neulich auf den Navigli singen hören.

In gefälligem Tenor fing Portinari an zu singen:

Donna Isabella und ihr nackter Gian
Riefen Leonardo, den großen findigen Mann:
»Ganz dringend bräuchten wir ein tauglich Gerät,
damit dem geliebten Gatten der Schwanz recht steht.«

Das traurige Eheleben von Gian Galeazzo Sforza und Isabella von Aragón war angesichts des erwähnten Mangels an Privatsphäre in ganz Mailand bekannt. Monatelang war der kaum zwanzigjährige kleine Herzog Gian Galeazzo nicht in der Lage gewesen, die Ehe mit seiner rechtmäßigen Braut Isabella zu vollziehen, sei es nun aus tatsächlicher *impotentia coeundi* – wie der Hofarzt und -astrologe Ambrogio Varese da Rosate versicherte – oder weil die Sterne ungünstig standen – wie der kleine Herzog unermüdlich beteuerte – oder weil Gian Galeazzo sich nur zu den kräftigen Pagen hingezogen fühlte, mit denen er sich hinter schweren Vorhängen tummelte – wie der Rest der Stadt einschließlich der Vororte behauptete. Jedenfalls war die Ehe seit mehreren Monden nicht mit einer gehörigen kleinen Vögelei besiegelt worden, weshalb Ludovico il Moro und Kardinal Ascanio Sforza Gian Galeazzo in die Zange genommen hatten, damit er seinen Pflichten nachkam. Die Ehe nicht zu vollziehen, ist eine Todsünde, hatten ihm die Onkel eingebläut; wenn du nicht in der Hölle schmoren willst, siehst du besser zu, dass du deinen natürlichen Widerwillen gegen die Möse überwindest, sonst wird die Ehe für nichtig erklärt, wir müssen die Mitgift deiner Braut zurückgeben und verlieren das Gesicht und zehntausende Dukaten obendrein.

Unterdessen war Caterina zurückgekehrt und hatte angefangen, das wenige Geschirr vom Tisch zu räumen. Sie brauchte dazu nicht mehr als zehn Sekunden, doch die genügten, um Portinaris kleinen Beitrag mitanzuhören und festzustellen, dass sich die Miene ihres Sohnes beträchtlich verfinstert hatte.

»Leider übersteigt das meine Fähigkeiten, Messer Accerrito«, hatte Leonardo gesagt und weggesehen. »Ich kann die Kraft eines Menschen mithilfe eines Räderwerks erhöhen, doch seinen Willen oder seine Neigungen kann ich nicht beeinflussen. Und selbst wenn, würde ich es gewiss nicht wollen.«

»Kommt schon, Messer Leonardo, zieht nicht so ein Gesicht. Und dass Gian Galeazzo ein Beschwulter ist, weiß man inzwischen selbst in Frankreich, das ist doch kein Staatsgeheimnis. Übrigens, Messer Leonardo ... Ihr wisst, dass Sodomiten in dieser Stadt mit dem Feuer bestraft werden. So wollte es Galeazzo Maria, und dieses Gesetz wurde nie abgeschafft. Wir sind hier nicht in Florenz, wo man über gewisse Dinge hinwegsieht.«

»Was wollt Ihr damit sagen, Messer Accerrito?«

»Damit wollte ich Euch nur einen Rat geben. Die Leute reden. Wir sind hier nicht in Florenz. Ach ja, mein schönes Florenz ... Ich weiß nicht, wie es Euch ergeht, aber mir fehlt es entsetzlich ...«

»Darf ich Euch etwas fragen, Messer Accerrito?«, flötete Caterina.

»Nur zu, Monna Caterina.«

»Wenn Euch Florenz so sehr fehlt, wieso kehrt Ihr nicht dorthin zurück?«

»Ich halte es nicht für angebracht, deshalb. Ihr braucht mich. Massimiliano braucht mich. Ich muss ihn nur ein paar Tage nicht sehen, schon hat er sich verändert.«

»Ich danke Euch für Eure Fürsorglichkeit«, sagte Ludovico il Moro, »doch ich glaube dennoch, es wäre für Euren Vater, Eure Schwester und Euch selbst eine große Erleichterung, wenn Ihr für einige Zeit in Eure Heimatstadt zurückkehrtet.«

Ohne Ludovico anzusehen, ging Beatrice zu dem Kind: Unter dem gestrengen Blick einer schwarzgekleideten Frau und den wachsamen Augen eines rotgekleideten Mannes krabbelte der Kleine über den Boden und verdreckte sich die Händchen mit den aromatischen Kräutern, die die Pagen ausgestreut hatten, um den durchdringenden Wohngeruch, der in den Schlafgemächern hing, zu überdecken.

»Komm, Massimiliano ...«

Behände bückte sich Beatrice nach dem Jungen, hob ihn auf und hielt ihn mit gereckten Armen in die Höhe. Die schwarzgekleidete Frau schaute tatenlos zu, wie der Kleine emporgehoben wurde, was sie jedoch keineswegs ihrer Pflichten enthob. Die Amme Teodora kümmerte sich rund um die Uhr um Massimiliano, einschließlich der drei, vier Minuten am Tag, in denen er seinen Eltern vorgeführt wurde.

Damals war Beatrice d'Este achtzehn Jahre alt, doch ein heutiger Beobachter würde sie doppelt so alt schätzen. Zum einen wegen des Kindes, zum anderen wegen des Doppelkinns und der weichen Leibesfülle, die nach der Geburt einfach nicht mehr verschwinden wollte und von der Herzogin von Bari mit weiten, längs gestreiften Kleidern in Gold und Silber zu kaschieren versucht wurde: Denn obwohl leichtes Übergewicht wie zuvor erwähnt auf eine vermögende gesellschaftliche Stellung hinwies, konnten es sich Männer schon damals deutlich eher leisten als Frauen.

An jenem Tag trug die Herzogin jedoch ein puffärmeliges Kleid aus braunem Wolltuch und auf dem Kopf statt des üblichen Perlenschmucks eine schwarzseidene, mit langen weißen Schleiern versehene Haube. Sie trug Trauer, da ihre Mutter Eleonora von Aragón kürzlich verstorben war, weshalb Ludovico il Moro die Gemahlin seit einigen Tagen zu überreden versuchte, zu ihrer Familie in Ferrara zu fahren, in der Hoffnung auf ein wenig Ruhe.

»Was das Wohl meines Vaters betrifft, würde es genügen, wenn Ihr ihm gäbet, was Ihr ihm versprochen habt. Was mein Wohl anbelangt, kann ich Euch versichern, dass ich nichts will, als die Frau des Herzogs von Mailand zu sein.«

»Beatrice, mein angebetetes Weib, Ihr wisst genau, dass nicht ich allein zu entscheiden habe. Eurem Vater das Kommando über die französischen Truppen anzuvertrauen, wäre auch mir als die ideale Wahl erschienen, doch die Sterne scheinen anderer Ansicht zu sein. Erst heute Morgen sprach ich mit Magister Ambrogio darüber. Nicht wahr, Magistro?«

»Die Sterne sind eindeutig, Eure Herrlichkeit«, sagte Ambrogio mit tiefer, fester Stimme, die geradewegs aus der Erde zu kommen schien. Es war die Stimme eines Mannes, dem bewusst ist, dass alles, was er sagt, nicht seiner Meinung, sondern seiner Weisheit geschuldet ist. So zumindest seine Überzeugung. »Merkur steht unter dem unheilvollen Einfluss der Gestirne, und dies ist ein denkbar schlechter Zeitpunkt für jene, die wie die im Zeichen des Skorpions Geborenen unter dem Einfluss dieses Planeten stehen.«

»Pietrobono behauptet hingegen, der Oktober und das kalte, feuchte Klima seien ideale Voraussetzungen für die Stärken des Skorpions«, fiel ihm Beatrice ins Wort, deren Stimme um eine Oktave in die Höhe geschnellt war. »Mein Vater steht also auf dem Höhepunkt seiner Kraft.«

Fast überrascht zog Magister Ambrogio eine Augenbraue hoch und blickte den Herrn von Mailand an.

Ich bin Ambrogio Varese da Rosate, sagte dieser Blick. Mediziner, Kinderarzt, Astrologe, Zahnarzt und politischer und militärischer Berater Eurer Herrlichkeit. Will seine Frau mich tatsächlich mit irgendeinem dahergelaufenen Pietrobono gleichsetzen?

Nach einem Moment des Schweigens ließ Magister Ambrogio seinen Blick wieder zu Beatrice wandern.

»Dies ist ein äußerst unguter Moment für Euren hochverehrten Herrn Vater, Eure Herrlichkeit, wie der jüngste Verlust Eurer überaus geliebten Mutter gezeigt hat. Ein für ihn und das Herzogtum nicht zu verwindender Verlust, dazu so plötzlich und unvorhersehbar, wenn auch nicht für die Sterne und jene, die sie zu deuten wissen.«

Als echter Vollblutastrologe war Magister Ambrogio ein wahrer Meister darin, sich und allen anderen sämtliche Ereignisse ins Gedächtnis zu rufen, die seine Vorhersagen bestätigten, um jene, bei denen er völlig danebengelegen hatte, samt und sonders unter den Teppich zu kehren.

Der Moro erhob sich und blickte ebenfalls seine Frau an, die weiterhin Magister Ambrogio anstarrte, als wüsste sie ganz genau, was sie ihm antworten würde, wären nicht wie üblich noch andere Menschen im Raum.

»Außerdem, mein angebetetes Weib, müsst Ihr bedenken,

dass ich diese Entscheidung nicht treffen kann, ohne mit meinen Verbündeten zu sprechen. In diesem Krieg können wir die Absichten der Franzosen nicht außer Acht lassen, im Gegenteil. Oh, mein lieber Galeazzo, seid gegrüßt. Kommt nur, kommt herein. Habt Ihr gehört, was ich gerade sagte?«

»Es war mir vergönnt«, antwortete Galeazzo Sanseverino taktvoll, denn immerhin stand er schon seit fünf Minuten in der Tür und wartete auf die Erlaubnis einzutreten. Sie waren zwar Freunde, doch Herr und Regent von Mailand war nur einer. »Leider werden wir unsere Verbündeten überzeugen müssen, und das wird nicht leicht. Doch vielleicht haben wir bald die Gelegenheit dazu.«

Sanseverino streckte die behandschuhte Hand aus, in der ein stark nach Weihrauch duftender Brief steckte. Ein Brief aus Frankreich. Nicht, weil die Franzosen ihre Briefe zu parfümieren pflegten, sondern weil Magister Ambrogio aus Angst vor der Pest die Anordnung ausgegeben hatte, jegliche Schreiben aus verschmutzten und womöglich ansteckenden Gegenden wie dem Land jenseits der Alpen zu beräuchern.

Ludovico griff nach dem Brief, öffnete ihn und las ihn aufmerksam durch, derweil Beatrice, die hinter ihm stand und so tat, als spielte sie mit ihrem Söhnchen, ihm über die Schulter zu linsen versuchte.

»Er ist vom Herzog von Commynes. Er teilt uns mit, dass er die Alpen überqueren und in den kommenden Tagen in Mailand eintreffen wird, um sich mit dem Inspektor Seiner Allerchristlichsten Majestät Perron de Basche zu treffen. Er bittet für die Tage seines Aufenthaltes um Gastfreundschaft.«

»Wer ist dieser Perron de Basche?«, fragte Beatrice mit einem gelangweilten Ton, der so falsch war wie Spielgeld.

»Das ist der Inspektor, der Italien von Neapel Richtung Norden durchqueren soll, um die neapolitanischen Streitkräfte unter die Lupe zu nehmen und die Bedingungen der Verbündeten auszuloten. Wir rüsten uns für den Krieg, mein lieber Galeazzo.«

»So scheint es wohl. Darüber werden wir reden müssen. Soll ich in den Ställen auf Euch warten?«

»Nein, das ist nicht nötig, mein lieber Galeazzo. Ich habe keine Geheimnisse vor meiner Frau.«

Die Enttäuschung, im Raum bleiben zu müssen, war Galeazzos edlen Zügen nicht anzusehen. Seit dem Tod der Mutter nahm Beatrice ihre Mahlzeiten in Ludovicos und Galeazzos Gegenwart auf ihrem Zimmer ein, gehüllt in düsteres Schweigen, obschon die Herzogin Beatrice an diesem Morgen sehr viel heiterer wirkte als in den vergangenen Wochen. Galeazzo, der vor Tatendrang barst und das Leben an der frischen Luft genoss, hatte die Nase voll von der Trauerzeit und versuchte die herzoglichen Gemächer unter allen Umständen zu meiden, war doch die Luft dort allzu drückend, und das nicht nur im übertragenen Sinn: Dass Galeazzo die Ställe vorzog, sagt wohl einiges über den olfaktorischen Zustand des Raumes.

»Nun denn, jedenfalls müssen wir uns fürs Erste lediglich um ihre Unterbringung kümmern. Ich glaube, es wäre angemessen, sie hier im Kastell zu beherbergen.«

»Und wir müssen ihnen einen gebührenden Empfang bereiten, findet Ihr nicht?«, zwitscherte Beatrice, weil sie die Gelegenheit witterte, die Trauerkluft gegen etwas Glamouröseres auszutauschen. »Wir sollten ein Festmahl ausrichten, um unsere Verbündeten zu ehren. So etwas wie Botta gemacht hat, erinnert Ihr Euch? Mit heidnischen Gottheiten, die die Speisen ankündigten …«

Während seine Frau schwatzte, dachte Ludovico nach; mit gefalteten Händen rieb er sich über Mund und Nase, als würde er sein Hirn um eine Eingebung bitten.

»Ich weiß nicht, meine Liebe. Die Franzosen haben einen recht schlichten Geschmack. Sie sind keine Feinschmecker wie die Mailänder oder Neapolitaner. Ich dachte vielleicht … Haben wir einen Zwerg, der französisch spricht?«

»Einen Zwerg, der französisch spricht?«

»Was für eine großartige Idee!«, rief Beatrice, strahlte ihren Kleinen an und hob ihn abermals freudig in die Höhe. »Ein schönes Schauspiel mit Zwergen und Jongleuren, natürlich! Sehr gut, Eure Herrlichkeit, wirklich hervorragend. Das ist genau das Richtige für die Franzosen. Hast du gehört, Massimiliano, was für ein kluger Mann dein Papa ist?«

Massimiliano (genauer gesagt Ercole Massimiliano Sforza, Erstgeborener von Beatrice und Ludovico, von seiner Mutter jedoch stets bei seinem zweiten Namen genannt, und wenn jetzt jemand glaubt, sie wollte auf diese Weise dem österreichischen Kaiser schöntun, dann liegt er damit vollkommen richtig) stieß ein zufriedenes Quietschen aus und blickte Galeazzo Sanseverino an, der ebenfalls lächelte.

»Das erscheint mir eine großartige Idee«, lobte Galeazzo mit nachdrücklichem Kopfnicken und richtete den Blick wieder auf den Moro. »Unser Kämmerer sollte das wissen. Soll ich ihn rufen lassen?«

»Ja, Galeazzo. Wir müssen unseren Gast gebührend ehren. Wir wollen doch nicht für Flegel gehalten werden, nicht wahr?«

»Ja, das war recht flegelhaft von dir, Caterina.«

»Du hast recht, aber ein Flegel bekommt eine flegelhafte Antwort«, sagte Caterina und wuselte geschäftig durch das Zimmer. Accerrito Portinari war soeben gegangen, und der Abschied war knapper ausgefallen als die Begrüßung. »Du lädst ihn zum Mittagessen ein, setzt ihm das beste Kalb von ganz Mailand vor, und dieser Wucherer verweigert dir nicht nur seine vermaledeite Hilfe, sondern faselt auch noch vom Scheiterhaufen. Wucherer gehören auch auf den Scheiterhaufen, wusste er das nicht?«

»Auch? Wer denn noch?«

Caterina feudelte ein wenig hie und da, dann ließ sie sich ihrem Sohn gegenüber auf einen Stuhl fallen.

»Leonardo, ich bin nicht dumm.«

»Das weiß ich sehr wohl, Mutter. Ich bin Euer Sohn. Wenn der Schwarze die Weiße schwängert, kommt ein graues Kind heraus. Doch wenn es schwarz geboren wird, müssen wohl beide Eltern schwarz sein, meint Ihr nicht?«

»Hör zu, Leonardo. Als du in Florenz warst, ist mir zu Ohren gekommen, du hättest liederliche Dinge getan, und ich habe nichts darauf gegeben. Die Menschen sind nun einmal garstig. Und mit dem Sohn einer Magd erst recht. Aber jetzt komme ich hierher und sehe …«

»Was seht Ihr, Mutter?«

»Ich sehe diesen Jungen hier herumlungern, diesen Salaì. Er malt nicht, er mischt keine Farben an, er tut nichts, und trotzdem lebt er mit dir unter einem Dach.«

»Und ob er etwas tut. Er ist ein überaus geschickter Dieb.« Leonardo blickte Caterina mit erhobener Braue an. Fast im selben Moment stand Salaì in der Tür, als hätte er geahnt, dass man von ihm sprach. »Spaß beiseite, Mutter, wenn ein Lehrling in eine Werkstatt eintritt, beginnt er immer mit den niedersten Arbeiten. Als ich bei Verrocchio anfing, habe ich die Hühnerkäfige ausgemistet.«

Ja, ihr habt richtig gelesen. In jener Zeit hatte jeder Künstler einen Hühnerstall im Haus, und das nicht zu Nahrungszwecken. Zu Leonardos Zeiten hatte sich die Ölmalerei noch nicht durchgesetzt: Im Florenz des fünfzehnten Jahrhunderts malte man häufig in Tempera, das heißt, man mischte – vom lateinischen *temperare*, auch wenn Leonardo des Lateinischen nicht mächtig war, was an der Sache jedoch nichts ändert – die Pigmente mit einem Bindemittel wie Eigelb, das beim Trocknen an der Oberfläche einen Eiweißfilm bildet, welcher die Farben *in aeternum* versiegelt. Da man bis zur Eröffnung des ersten Supermarktes rund vierhundertfünfzig Jahre hätte warten müssen, tat jeder Künstler das Nächstliegende und hielt sich Hühner. Und genau dort fing der Lehrling normalerweise an: Er reinigte den Hühnerstall. Dann, und erst dann, ging er zu passenderen Aufgaben über: Eier aufschlagen, Kaninchen häuten, Pigmente mahlen und so weiter. Es dauerte eine ganze Weile, ehe er einen Pinsel in die Hand bekam.

Für die Menschen von heute mag diese Erklärung interessant klingen, jedoch gewiss nicht für Caterina, die sehr wohl wusste, wie eine Künstlerwerkstatt funktionierte, und auch, was passierte, wenn der Künstler seinen Lehrling mit ins Hinterzimmer nahm.

»Leonardo, hör zu«, seufzte Caterina. »Du gehst so gut wie nie zur Messe.«

»Wieso sollte ich zur Messe gehen? Ich würde es tun, wenn gepredigt würde, was im Evangelium steht. Doch ich höre nur Prediger, die den Willen Gottes mit ihren Hirngespinsten verwechseln. Wie Bruder Savonarola in Florenz und Bruder Gioacchino hier in Mailand.«

»Letztes Jahr hat Bruder Savonarola prophezeit, das Unglück würde über Florenz hereinbrechen, und drei Tage später ist Lorenzo de' Medici gestorben.«

»Und dazu brauchte es Gottes Stimme? Lorenzo litt an Gicht, er konnte sich nicht mehr auf den Beinen halten und war prall wie ein Schlauch.« Leonardo reckte die flache Hand nach Salaì, der zu ihm kam und sich wie ein Kätzchen in seinen Schoß schmiegte. »Ich kann auch vorhersagen, dass dieser Tunichtgut hier in den nächsten drei Tagen etwas stehlen wird. Man muss ihn nur kennen.«

»Das war ich nicht, Messer Leonardo! Ihr müsst Euch das letzte Mal verrechnet haben …«

»Seht Ihr, Mutter? Etwas anderes bekommt man von Salaì kaum zu hören. Der Hund macht Wauwau, die Katze Miau, und Salaì macht ›Das war ich nicht‹.« Leonardo gab dem Jungen einen fast zärtlichen Klaps in den Nacken. »Und der Prediger macht ›Gottes Wille, Gottes Wille‹. Jeder ruft, wie er kann.«

»Leonardo, mein Junge, pass auf, was du sagst. Verderbtheit wird nicht nur von Gott bestraft, sondern auch von den Menschen. In Florenz bist du davongekommen, weil ein kleiner Medici-Cousin bei dir war; hätten sie ihn verurteilt, hätten sie dich auch rangekriegt. Doch hier sind wir in Mailand und nicht in Florenz. Sei vorsichtig mit dem, was du sagst und tust.«

»Und was tue ich so Verwerfliches, Mutter?«

»Das weißt du, Leonardo …«

»Wenn ich es weiß, muss ich mich auch nicht schämen, wenn Ihr es aussprecht, Mutter.«

Caterina schwieg und wrang den Feudel in ihren Händen.

»Bezieht Ihr Euch darauf, dass ich widernatürliche Dinge tue, wie der gute Portinari behauptet hat?«

Noch immer stumm, nickte Caterina unmerklich mit dem Kopf.

»Ihr habt recht, Mutter. Ich tue Dinge wider die Natur. Genauer gesagt, ich tue eine einzige Sache wider die Natur. Und wisst Ihr auch, welche?« Leonardo streichelte Salaì unendlich zärtlich über den Kopf, der sich wie der einer schnurrenden Katze neigte, den Hals an die Hand des Meisters geschmiegt. »Ich esse kein Fleisch. Ich ernähre mich nicht von den Resten anderer Tiere, die mir unterlegen sind und die ich oder jemand anderes getötet haben, wie es die große Mehrheit der Lebewesen in der Natur handhabt. Sich mit dem Fleisch schwächerer Tiere vollzustopfen, ist gegen die Natur und widert mich an.«

Offensichtlich verärgert über alles, was sich nach dem Mittagessen zugetragen hatte, bewegte er Salaì mit einem Klaps auf den Rücken zum Aufstehen und erhob sich vom Tisch. Er reckte sich und strich sich den rosafarbenen Rock glatt.

»Es widert mich an, doch denen, die ich liebe, lasse ich es durchgehen. Ich habe Euch vorhin sogar ein Stück Fleisch mitgebracht, um daraus Brühe, Klößchen oder was immer Ihr wünscht zuzubereiten. Ich selbst habe nichts davon gegessen, weil mich das zufrieden macht, während Ihr es gegessen habt, weil es Euch zufrieden macht.« Leonardo war bereits an der Tür und drehte sich lächelnd um. »Genauso werde ich Euch morgen nicht davon abhalten, Eurem geliebten Bruder Gioacchino zu lauschen, der von Höllen, Apokalypsen, Erdbeben und Heuschrecken salbadert. Wenn Ihr erlaubt, gehe ich jetzt schlafen. Und wenn Ihr es nicht erlaubt, tue ich es dennoch.«

Bei Kerzenschein

Der Daumen fuhr über die Flanke des Pferdes, dort, wo der Muskel zur Sehne wurde und sich dem Blick entzog. Einen halben Meter hinter besagtem Daumen stand, ruhig und konzentriert, Leonardo. Hier ist er, der Muskel. Er vermittelt Bewegung. Die braucht es, doch das genügt nicht. Dennoch ist es leichter als Malen. O ja, Bildhauern ist leichter als Malen. Man bewegt sich in drei Dimensionen und muss lediglich kopieren, was man sieht und fühlt, mehr nicht. Es wird einen Grund geben, weshalb die Malereien der alten Griechen lächerlich, die Statuen hingegen erhaben waren. Es ist nun einmal leichter, dreidimensionale Dinge zu erschaffen. Zwei Dimensionen verlangen nach wahrer Könnerschaft. Nach Schattierungen und Perspektive. Doch welcher Perspektive? Die des rechten oder die des linken Auges? Alle Künstler stellen die Dinge dar, wie das Auge sie sieht, doch der Mensch hat zwei Augen. Vielleicht fällt es deshalb so schwer, die Grenzen der Dinge zu sehen. Oder es mag daran liegen, dass es gar keine Grenzen gibt.

Leonardo riss sich aus seinen Gedanken. Der Ton würde höchstens noch eine halbe Stunde weich und formbar sein. Eile war geboten. Hier noch ein wenig. Und fühl einmal hier, und dort. Na bitte, es wird doch. Man sieht es, spürt es.

Wo ist die Grenze zwischen mir und dir, Pferd? Hier, wo meine Hand dich berührt? Aber das ist die Grenze des Tastsinnes. Wenn ich hier drücke, verändert sie sich. Und wie kann ich dich, Pferd, von einem Klumpen frischem Ton unterscheiden, mit dem Tastsinn allein?

Wenn ich zurücktrete, berühre ich dich nicht, doch ich rieche dich. Ein Wohlgeruch von Ton und Wasser, von Erde und Tau. Und wenn jemand dich berührt, dir einen Klaps gibt, höre ich das Geräusch. Es sei denn, ich bewege mich zu weit weg, dann höre ich es nicht mehr. Vielleicht ist das die Grenze zwischen mir und dir, Pferd? Wenn ich aber die Augen öffne, dann sehe ich dich. Und wenn ich mich entferne, sehe ich dich immer noch und behalte dich im Blick, bis du am Horizont verschwindest. Dann ist der Horizont die Grenze zwischen mir und dir, Pferd?

Leonardo schaute sich um und warf einen Blick auf die in der Ecke flackernde Wachskerze, die zwei Fingerbreit heruntergebrannt war, seit er begonnen hatte. Er arbeitete also schon seit vier Stunden. Bald wäre es Zeit, ins Bett zurückzukehren und ein wenig zu schlafen. Eineinhalb Stündchen, vielleicht zwei. Bis zum Morgengeläut. Noch fünf Tage, um das Werk zu übergeben. Fehlte der Schweif, doch dafür blieb noch genug Zeit. Den Ton gab es, der zum Schweif werden würde, geformt von meinen Händen, den Händen Leonardos, ser Pieros Sohn, denn zu da Vinci bin ich erst in Mailand geworden, und wer weiß, wie lange ich in Mailand bleibe. Vielleicht werden wir ein Leben lang zusammenbleiben, mein gutes Ross, und ich werde dich jeden Tag sehen.

Und wenn ich dich nicht sehe, weil ich fortgehe, ist es auch gut. Du bist so trefflich gelungen, dass ich einem Wanderer begegnen könnte, der mir von dir erzählt. Der dich beschreibt, von deinen Kurven spricht und mir womöglich eine Zeichnung von dir zeigt. Das wäre nicht so, wie dich zu sehen, sondern ginge darüber hinaus. Ich könnte mir dich vorstellen, wie du bist, oder noch schöner. Und dann wärst du wahrhaftig mein Pferd.

Dann gibt es vielleicht wirklich keine Grenze mehr zwischen mir und dir, Pferd. So, wie es keine Grenze zwischen mir und dem Moro gibt, denn auch wenn er nicht da ist, muss ich seine Aufträge ausführen. Oder zwischen mir und Salaì, Gott schütze und strafe ihn. Wenn er nicht da ist, sorge ich mich um ihn. Wenn er da ist, sorge ich für ihn. Wo ist da die Grenze, die Trennung? Der Junge ist mir wirklich teuer. Wie der Sohn, den ich nie haben werde.

Vier

Die Sonne war noch nicht über die Kastellmauern gestiegen, als die Leiche gefunden wurde.

Bereits seit einigen Minuten hob sich der Vorhang der nächtlichen Finsternis vor dem Horizont, um die Bühne für einen brandneuen Tag freizumachen. Doch im Inneren des Kastells herrschte noch Trübnis, und auch in dem als Waffenplatz bekannten Hof war es mit der Sicht nicht weit her.

Das war der Grund, weshalb der Schlossknecht Remigio Trevanotti nicht sofort begriff, über was er da gestolpert war, das eigentlich nicht dort hätte liegen dürfen, musste doch der Waffenplatz auf Anordnung Seiner Herrlichkeit zu jeder Tages- und Nachtzeit von jedweden Gegenständen freigehalten werden. Eine Art Bündel von merkwürdiger Konsistenz, gleich einem Sack voller großer, mit Mastix verklebter Flusskiesel. Das war Remigio Trevanottis erster Eindruck, während er sich leise fluchend hochrappelte, denn nun war es an ihm, dieses schwere Bündel aus dem Weg zu schaffen.

Erst, als er es hochhievte und sich mühte, es über die

Schulter zu laden, bemerkte er, dass in dem Bündel ein Mensch steckte.

Ein zu kalter und steifer Mensch, um noch am Leben zu sein.

»Tot?«

»Tot, Eure Herrlichkeit.«

»Erstochen?«

»Es sieht nicht danach aus, Eure Herrlichkeit.«

»Woran ist er dann gestorben?«

»Das ist nicht klar, Eure Herrlichkeit.«

»Könnte es *jene* sein?«

»Es könnte jene sein, Eure Herrlichkeit.«

»Kennen wir ihn?«

»Ich habe ihn schon einmal gesehen, Eure Herrlichkeit.«

Die Stimme gehörte Bergonzio Botta, der nicht nur Ludovicos Steuereintreiber, sondern gelegentlich auch der Zeremonienmeister der morgendlichen Audienzen war.

»Er war einer der Bittsteller, die gestern früh um Audienz baten, aber Eure Herrlichkeit hatte keine Zeit mehr, ihn anzuhören. Gestern Nachmittag hat er abermals beim Kastell vorgesprochen und neuerlich um Audienz ersucht.

»Erinnert Ihr Euch an seinen Namen?«

»Gewiss habe ich ihn mir auf der Liste der Quälgeister notiert. Ich gehe sie sofort holen, Eure Herrlichkeit.«

»Tut das, Bergonzio. Doch zuerst lasst Ihr mir Magister Ambrogio rufen.«

Während die Knechte den Leichnam auf den Tisch legten, wuselte Magister Ambrogio Varese da Rosate um ihn herum und schwenkte ein Räucherfass mit Weihrauch und

Zitronenblättern. Ersterer sollte mit seinen warmen, aromatischen Dünsten die ansteckenden Winde fernhalten, Letztere schätzte Magister Ambrogio wegen ihres Dufts.

Nachdem sie die Leiche abgelegt hatten, verharrten die Knechte neben dem Tisch; ihre Augen wanderten zwischen dem Toten und dem Arzt hin und her, derweil ihre Fußspitzen bereits in Richtung der gegenüberliegenden Tür zeigten.

»Entkleidet den armen Kerl, Gott sei seiner Seele gnädig.«

Mit den hastigen, abrupten Gesten zu Tode geängstigter Menschen taten die Knechte, wie ihnen geheißen, und im Handumdrehen lag ein nackter, toter und obendrein kreidebleicher Mann auf dem Tisch.

Langsam wie ein Falke auf Beuteflug begann Ambrogio da Rosate den Leichnam zu umkreisen.

Tatsächlich war er auf Beute aus. Besser gesagt, auf eine Spur. Irgendeine. Doch dieser Körper zeigte nicht die geringste Spur. Keinerlei durch ein Messer, ein Kurzschwert oder einen Dolch zugefügte Schnittwunden. Keinerlei Blutungen aus Mund, Nase oder Ohren …

»Dreht ihn um.«

… oder aus sonstigen Körperöffnungen.

Ambrogio wanderte weiter grübelnd im Kreis, derweil die Knechte reglos dastanden und hofften, möglichst bald aus dem Zimmer verschwinden zu dürfen.

Auch keine sonstigen möglichen Anzeichen von Vergiftung durch andere Substanzen als das in jenen Jahren überaus beliebte Arsen.

Weder blaue Flecke noch Blutergüsse, die auf Schläge, eine Rauferei, einen gewaltsamen Kontakt mit einem stumpfen Gegenstand hinweisen könnten.

Kein Blutandrang im Gesicht oder am Hals, der einen Schlaganfall vermuten ließ. Und wäre er am Schlag gestorben, überlegte Magister Ambrogio, wieso hätte man sich dann die Mühe machen sollen, ihn in einen Sack zu wickeln und mitten auf dem Waffenplatz abzulegen? Was hätte es bei einem an einem Infarkt gestorbenen armen Teufel zu verstecken gegeben?

Keine Eiterbeulen, Schwellungen oder andere eklatante Hinweise auf das Übel, das über hundert Jahre zuvor fast den halben Kontinent hinweggerafft hatte, diese bläulichen Quaddeln, diese giftigen Pilze, die unter den Kleidern wucherten und nur eines anzeigten: *jene*, wie Ludovico gefragt und Bergonzio Botta geantwortet hatte. Eine derart entsetzliche Krankheit, dass niemand bei Hof sie beim Namen nannte und alle sie fürchteten. Knechte, Köchinnen, Knappen, und auch er, Magister Ambrogio Varese da Rosate, Kenner der Sterne, der sich, gemessen an ihnen, seiner ungleich geringeren Unendlichkeit sehr wohl bewusst war.

»Seid Ihr fertig, Magister Ambrogio?«

»Ich weiß nicht«, erwiderte Ambrogio bedächtig und sonor. »Ich hege die große Befürchtung, dass wir erst ganz am Anfang stehen …«

»Was wollt Ihr damit sagen, Magister Ambrogio?«

Ambrogio da Rosate drehte sich zu dem Knecht um, als gäbe es zwischen ihnen keinen Rangunterschied. Seine Miene war reglos, doch sein Blick wirkte verstört.

»Woran immer dieser Mann gestorben ist, es ist eine Krankheit, die man noch nie gesehen hat.«

»Seid Ihr sicher, Magister Ambrogio?«

»Ich gestehe meine Unwissenheit, Eure Herrlichkeit. Eine

solche Krankheit habe ich am Körper eines Mannes oder einer Frau nie gesehen, noch bin ich ihr auf den Seiten irgendeines meiner Traktate begegnet.«

»Es ist also nicht die Pest«, sagte Beatrice mit leiser Hoffnung in der Stimme.

»Mit absoluter Sicherheit nicht, Eure Herrlichkeit«, entgegnete Ambrogio da Rosate, während sich, kaum war der Name der Krankheit gefallen, ein Knecht im Rücken des herzoglichen Paares hastig bekreuzigte und zwischen dem Vater und dem Heiligen Geist verstohlen an die Eier griff.

»Nichtsdestoweniger tötet sie«, sagte Ludovico, die Hände vors Gesicht geschlagen. »Und zwar schnell. Messer Bergonzio, gestern teiltet Ihr mir mit, Ihr hättet den Mann lebend gesehen. Wann genau?«

Bergonzio Botta, offizieller Geldeintreiber seiner Herrlichkeit in den Provinzen Lodi, Como und Vigevano, war kein furchtsamer Mann. Es hieß, die Knappen, die ihn auf Schritt und Tritt eskortierten, dienten einzig dem Schutz seiner persönlichen Unversehrtheit – die auch von Blitzen, der Pest, Vergiftungen und sämtlichen anderen Katastrophen bedroht war, welche der Großteil seiner Mitmenschen schnöde unterschätzte. Kurz, Bergonzio Botta war kein furchtsamer Mann: Er war ein waschechter Schisser. Als Ludovico sich an ihn wandte, zählte er gerade die Stunden, seit er dem jungen Mann mit fünf oder höchstens zehn Schritt Entfernung begegnet war, und fragte sich, ob der leichte Schwindel, den er verspürte, womöglich das erste Anzeichen einer möglichen Ansteckung sein mochte.

»Zur neunten Stunde, Eure Herrlichkeit«, antwortete Botta.

»Und wie sah er aus, Messer Bergonzio?«

»Nun ja, Ihr habt ihn selbst gesehen. Ein junger Blondschopf, um die dreißig …«

Ambrogio da Rosate, der die Frage verstanden hatte, versuchte sie anders zu formulieren.

»Hat er gezittert? Erschien er von Fieber gerötet? War er blass im Gesicht?«

»Mitnichten, ganz im Gegenteil. Er war munter wie ein Fisch. So schien es jedenfalls. Ich bin kein Wundarzt, doch alles in allem wirkte er gesund.«

Ludovico il Moro blickte, seinem Beinamen entsprechend, finster drein und sah Ambrogio da Rosate an.

»Eine solche Krankheit habe ich noch nie gesehen, Eure Herrlichkeit«, gestand Ambrogio.

»Könnte er vergiftet worden sein?«

»Ich kann an dem Körper nichts entdecken, was diesen Schluss zuließe, Eure Herrlichkeit. Es gibt weder Ausschläge noch Blutungen wie bei Cantarella oder Aqua Tofana. Jedes Gift, das in unseren Körper eindringt, hinterlässt Spuren, Eure Herrlichkeit.«

»Jedes Gift hinterlässt Spuren«, wiederholte der Moro die Worte des Magisters, als fände er sie besonders interessant oder spräche aus Erfahrung. »Ich verstehe, Magister Ambrogio. Und nun sagt mir: Was wissen die Sterne in dieser Angelegenheit?«

»Ich müsste die Instrumente konsultieren, wenn Eure Herrlichkeit gestatten.«

»Geht, Magister Ambrogio.«

Und das tat Ambrogio da Rosate, nach einer würdevollen, tiefen Verbeugung. Nachdem sich die Tür geschlossen hatte, ließ Ludovico einen Moment der Stille verstreichen, in dem Bergonzio Botta unter seinem Ärmel aus schwerem, dunklem Tuch seinen Puls fühlte, um festzustellen, ob er wohl Fieber bekomme.

»Messer Bergonzio, ich brauche Euch«, sagte Ludovico.

»Eurer Herrlichkeit zu Diensten.«

»Lasst Messer Leonardo rufen.«

»Ich werde ihn selbst rufen, wenn Eure Herrlichkeit gestatten.«

»Seid Ihr noch immer mit Eurer Eskorte unterwegs, Messer Bergonzio?«

»Gewiss, Eure Herrlichkeit. Sechs fähige Männer, bewaffnet und gut genährt. Messer Leonardo hat nichts zu befürchten.«

Ludovico verdrehte die Augen.

»Messer Bergonzio, was soll das Volk denken, wenn ich meinen wertvollsten Erfinder und Künstler durch einen von bewaffneten Schergen umringten Steuereintreiber holen lasse?«

»Dass er … also, dass es zwischen Euch und ihm Schwierigkeiten gibt, Zahlungsschwierigkeiten womöglich …«

»Wenn man Euch zwingt, seid offenbar sogar Ihr in der Lage, Euren Verstand zu bemühen, Messer Bergonzio. Einer Eurer Leute soll ihn rufen, und zwar unbewaffnet. Leonardo soll allein kommen, ohne Fanfaren und Häscher. Bringt ihn unverzüglich in den Saal, in dem der Leichnam liegt.«

»Wie Eure Herrlichkeit wünschen«, murmelte Messer Bergonzio und fühlte sich bereits ernsthaft krank.

»So ein Zimmer mit einer Öffnung nach Osten würde ich mir ebenfalls wünschen«, sagte Leonardo und blickte aus dem vom Vorsetzrahmen befreiten Fenster.

Draußen schien die Sonne, die nur scheinbar fest am Himmel stand; in Wirklichkeit stieg sie empor und tauchte das Zimmer und alles darin Enthaltene in klares, verheißungsvolles Licht, einschließlich der Wappen, die als Embleme ihrer adeligen Familien reglos wie es sich für Adelige in Gegenwart eines Herrschers ziemt, die Wände zierten. Und was für ein Herrscher: Ludovico il Moro, der Herr von Mailand, der den Papst für seinen Kaplan und den Kaiser für seinen Kammerdiener hielt. Der Moro stand in der Mitte des hellsten Saales seines Kastells: ein prachtvoller, erhabener und eleganter Anblick. Schade nur, dass auf dem Tisch in der Mitte des Saals diese nacktärschige Leiche lag.

»Ja, das würde mir sehr gefallen. Da hat man gleich eine ganz andere Wahrnehmung, seht Ihr, Eure Herrlichkeit? Das Morgenlicht ist das ehrlichste.«

Ich hätte auch gern ein Zimmer nach Osten hinaus, hätte Ludovico unter normalen Umständen vielleicht geantwortet, also ohne eine verseuchte Leiche vor der Nase. Aber nein, als Regent und eigentlicher Herrscher der Stadt muss ich in der Rocchetta bleiben, in den engen, dunklen Zimmern nach Westen, bis mein nichtsnutziger Neffe Gian Galeazzo endlich abkratzt – dass allerdings hätte Ludovico niemals gesagt.

»Der Leichnam ist nicht hierhergebracht worden, damit Ihr ihn malt, Messer Leonardo«, sagte Ludovico knapp. »Magister Ambrogio ist der Ansicht, dass sich die Winde, die die Pest mit sich führen, von Osten nach Westen verbreiten. Indem wir ihn hierhin legen, ist die Ansteckungsgefahr für die Stadt geringer.«

Kein Grund, sich lustig zu machen, heutiger Leser. Ambrogio da Rosate hielt sich lediglich an das medizinische

Wissen seiner Zeit, demzufolge sich Krankheiten nicht über Erreger, sondern über Winde verbreiteten, die sie auch wieder forttragen konnten, weshalb die Türen der damaligen Spitäler gen Vatikan zeigten, um dem Heiligen Geist den Zutritt zu erleichtern. Deshalb fand Leonardo diesen Umstand kein bisschen merkwürdig. Etwas anderes hingegen schon.

»Pest?«

Mit erhobener Braue trat Leonardo an die Leiche, die nichts dagegen hatte.

»Er scheint nicht an der Pest gestorben zu sein«, sagte Leonardo überzeugt. »Für eine Leiche sieht er recht wohl und rosig aus. Verzeiht die Bemerkung, Eure Herrlichkeit, doch ehe er starb, erfreute sich dieser Mann bester Gesundheit.«

»Und genau das ist die Krux. Er sieht kein bisschen tot aus. Magister Ambrogio sagte, er habe keine Ahnung, woran dieser Mann gestorben sein könnte. Eine Vergiftung oder gezielte Ermordung schließt er aus, aber was das Herz dieses Mannes zum Stillstand brachte, weiß er nicht zu sagen.«

»Magister Ambrogio weiß es also nicht. Aha.«

Wäre er zu Hause oder in der Werkstatt gewesen, hätte er sich die Bemerkung nicht verkneifen können, dass Ambrogio da Rosate doch immer alles zu wissen glaubte, doch in Gegenwart des Moro schickte sich das nicht. Von allen herzoglichen Beratern war der Astrologe derjenige, dessen Wort nie infrage gestellt wurden.

»Wenn Magister Ambrogio das gesagt hat, der fähigste Arzt und Chirurg der Halbinsel, was kann ein Maler wie ich dem noch hinzufügen?«

»Magister Ambrogio hat ihn nur von außen gesehen. Ich möchte, dass Ihr ihn von innen inspiziert.«

»Von innen?«

»Stimmt es denn nicht, Messer Leonardo, dass Ihr Euch mit Anatomie beschäftigt und, um Eure Gemälde und Werke lebensechter wirken zu lassen, die Körper noch stärker entblößt, indem Ihr sie aus der Haut schält und ihre Beschaffenheit zeichnet?«

Leonardo stockte der Atem. Doch nur kurz.

Aussagen über die menschliche Anatomie hatten damals eher etwas von einem Orakel als von einer Darstellung nach der Natur. Man wusste nur vage und lückenhaft, wo die einzelnen Organe lagen, und wenn man gar keine Ahnung hatte, setzte man ein astrologisches Symbol an seine Stelle, was ungefähr so nützlich war wie ein Schraubenzieher aus Knetgummi. Der Grund war folgender: Leichen zu sezieren war nicht einfach. Zwar nicht verboten, aber auch nicht einfach. Pferde, Hunde oder Schweine zu sezieren war machbar. Eine Frau zu sezieren kein großes Problem: Frauen hatten bekanntlich keine Seele, und sie auseinanderzunehmen, um ihre inneren Organe zu untersuchen, war mit Blick auf das ewige Leben weder ungehörig noch peinlich. Ein Mann war da schon etwas ganz anderes. Einen unversehrten männlichen Leichnam zu finden und ihm den Bauch aufzuschlitzen, um hineinzusehen, war weder einfach noch ungefährlich, sofern man kein Arzt war. Leonardo tat es zwar, doch war er nicht sonderlich erpicht darauf, dass das die Runde machte, denn gewisse Dinge bekamen die Kirchengerichte schnell in den falschen Hals.

»Meine Kenntnisse der Anatomie rühren von zahlreichen Toten her, derer ich in Florenz ansichtig wurde, Eure

Herrlichkeit, wie auch von den Ähnlichkeiten zwischen Mensch und Tier, indem ich Analogien und Unterschiede festhalte. Seht …«

»Hört, Leonardo. Mir ist wurst, was ihr mit den Leichen anstellt, solange Ihr nicht die Ursubstanz aus lebenden Christenmenschen gewinnt. Ich bin weder mein Bruder, der Kardinal, noch sein Freund, der auf dem Heiligen Stuhl sitzt. Ich bin der Regent dieser Stadt, statt um die Toten muss ich mich um die Lebenden kümmern und verhindern, dass sie ebenfalls zu Toten werden. Ich brauche Eure Hilfe.«

»Eure Herrlichkeit mögt mir abermals verzeihen, aber ich habe bereits reichlich Arbeit, allen voran das Bronzepferd zum Gedenken an Euren Herrn Vater, und jede Minute ist mir kostbar …«

»Ich verstehe Euch, Messer Leonardo. Ihr arbeitet viel und erhaltet wenig Lohn. Von vielen, auch von mir. Nun denn, Messer Leonardo. Ich danke Euch, dass Ihr so rasch gekommen seid, und will Euch nicht länger aufhalten. Es sind schwere Zeiten, nicht wahr?«

»Und ob, Eure Herrlichkeit. Es gibt keinen Grund für Fröhlichkeit. Das Geld ist knapp, und wer welches hat, behält es für sich, selbst wenn er etwas in Aussicht gestellt hat.«

»Ich weiß, dass Ihr noch auf eine beträchtliche Zahlung der Bruderschaft der Unbefleckten Empfängnis von San Francesco Grande wartet.«

»Tausendzweihundert Lire. Sowohl ich als auch der gute De Predis.«

»Das ist hochgradig ungerecht«, sagte Ludovico und nickte verständnisvoll. »Gleich morgen werdet Ihr bezahlt. Ihr habt mein Wort.«

Das war es, was Leonardo an Ludovico gegen den Strich ging. Er machte nie eine ausdrückliche Zusage im Tausch gegen etwas anderes. So gab er einem das Gefühl, in seiner Pflicht zu stehen. Wie um einem unmissverständlich klarzumachen, dass er der Herr war und es auch bleiben würde, mochte es einem nun passen oder nicht.

»Eure Herrlichkeit ist zu gütig. Ich frage mich gerade ...«

»Ich höre.«

»Wenn es Euch geboten erscheint, könnte ich auch einen Blick auf die Vorderseite dieses armen Teufels werfen. Magister Ambrogio ist weise und erfahren, doch mit seinem Sehvermögen ist es nicht mehr weit her.«

»Nur zu, ich bitte Euch.«

Mit einem winzigen Zögern legte Leonardo eine Hand auf die Schulter des Leichnams und überprüfte ihre Festigkeit. Schließlich umfasste er mit einer energischen und angesichts seiner vorangegangenen Worte erstaunlich geschickten Geste die Hüfte des Toten und drehte ihn fast mühelos auf den Rücken.

Dann stand er einige Sekunden lang da und musterte ihn eingehend.

»Keine äußeren Anzeichen«, sagte er.

»Nein. Äußerlich ist nichts zu sehen«, entgegnete Ludovico.

Theoretisch hatte der Moro das Gleiche gesagt wie Leonardo. Tatsächlich gab es jedoch einen beträchtlichen Bedeutungsunterschied, den man an diesem Punkt schwerlich übergehen konnte.

Und ebenso schwer ließ sich übersehen, dass sich in Leonardos Miene etwas verändert hatte. Er war noch immer ernst, jedoch ohne die Leichtigkeit, die seinen Zügen normalerweise anhaftete und jeden erfreute, dem er begegnete. Als hätte er etwas entdeckt, das dem herzoglichen Astrologen entgangen war, ohne sich dessen aber ganz sicher zu sein.

Die beiden standen noch ein paar Sekunden schweigend da.

»Ich bräuchte ein paar Dinge«, brach Leonardo die Stille in sachlichem Ton.

»Ich schicke Euch sofort den Kämmerer.«

»Ja, danke«, erwiderte Leonardo, ohne seine Antwort mit überflüssigen Titeln und Possessivpronomen zu belasten. »Lasst auch Giacomo Salaì aus meiner Werkstatt rufen. Er soll meine Blätter, die Messer und das übrige Werkzeug herbeischaffen. Und lasst außer diesen beiden niemanden herein.«

Fünf

»Na schön, lasst die beiden herein«, sagte Ludovico leise und blickte sich um.

Das Zimmer war ungleich weniger hell als das, in dem er Leonardo zurückgelassen hatte, vielmehr war es das dunkelste und entlegenste des ganzen Kastells. Doch hatte er es mit Absicht gewählt und hoffte, seine Gäste wüssten dies zu würdigen.

Es war ein fensterloses Eckzimmer, einzig belüftet durch den Schornstein, durch den der Qualm des von Herbst bis Frühling unermüdlich brennenden Holzfeuers nur mühsam entweichen konnte.

Der Kastellan lugte zum Türspalt hinaus und machte ein Zeichen, um die Tür dann ganz zu öffnen, sich wieder umzudrehen und mit lauter Stimme zu verkünden:

»Seine hochwürdigste Herrlichkeit Philippe Herzog von Commynes und der Herr Perron de Basche erbitten zu Eurer Herrlichkeit vorgelassen zu werden.«

»Kommt nur, kommt herein, lieber Herzog«, sagte Ludovico, würdigte den Kastellan bei seiner mehr als saloppen Begrüßung keines Blickes mehr und bedeutete ihm, sie allein zu lassen. »Wir haben Euch sehnlichst erwartet. Also, lieber Philippe, wie geht es Euch?«

»Mit Gottes Hilfe und der Gunst Seiner Allerchristlichsten Majestät wie immer gut, Eure Herrlichkeit«, entgegnete der Mann mit einer kleinen Verbeugung. »Und Ihr, wie ist Euer Befinden?«

»Gut, bestens. Ich muss mich zunächst für den verspäteten würdigen Empfang entschuldigen, doch wir hatten einen kleinen Zwischenfall, und ich musste persönlich eingreifen, um die Dinge in Ordnung zu bringen.«

»Eure Herrlichkeit ist zu gütig, sich dazu herabzulassen, uns persönlich zu empfangen«, erwiderte Perron de Basche mit einem Akzent, der ganz und gar nicht französisch sondern eher umbrisch klang. Tatsächlich war der Botschafter in Orvieto geboren, stand aber seit so langer Zeit im Dienst der Franzosen, dass er sich durch und durch jenseits der Alpen beheimatet fühlte. »Gewiss habt ihr unzählige Pflichten.«

»Sie sind alle nicht so dringend wie das, worüber wir sprechen müssen, lieber Perron und lieber Herzog«, antwortete Ludovico und blickte den beiden Botschaftern ins Gesicht. »Zu diesem Behuf habe ich Euch an diesem Ort empfangen wollen, allein. Mir wäre daran gelegen, von Signor de Basche eine erste Schilderung der Lage zu erhalten, und dies ist der entlegenste Raum meines bescheidenen Schlosses. Setzen wir uns, ich bitte Euch.«

Ludovico deutete zu einem wuchtigen Kastanienholztisch, der in der Mitte des Zimmers stand und auf einem schweren, quadratischen, von Blumenschnitzereien und dem Schriftzug HERCULES DVX RERRARIAE DONAVIT verzierten Mittelfuß thronte: ein Hochzeitsgeschenk des

Schwiegervaters an Ludovico, und eines der willkommensten obendrein. Der beste Freund seines Herrn, hatte Ercole gesagt und mit der flachen Hand auf die Tischplatte gehauen. Wenn du dich zum Reden an einen solchen Tisch setzt, kannst du sicher sein, dass man dir zuhört.

Der Herzog von Commynes und Perron de Basche blickten einander an. Als erfahrene Diplomaten wussten beide, dass man sich niemals eingehend über heikle Sachfragen unterhielt, nachdem man gerade erst eingetroffen war, müde, hungrig und durchgeschüttelt von stundenlangem Galopp. Als Ludovico ihre Betretenheit bemerkte, breitete er lächelnd die Arme aus.

»Völlig unnötig, euch zu sagen, dass ihr dieses Zimmer nach Belieben nutzen könnt, um eure Angelegenheiten unter vier Augen zu besprechen. Ihr könnt mir in den nächsten zwei Tagen eingehend berichten, was Seine Allerchristlichste Majestät verlangt, um dann angemessen darüber zu reden. Im Augenblick will ich nur wissen, wie sich die Lage diesseits der Alpen darstellt und ob sie unseren Absichten weiterhin entgegenkommt.«

Die beiden Botschafter ließen ein erleichtertes Seufzen vernehmen. Perron de Basche wollte zu sprechen anheben, doch der Herzog legte ihm eine Hand auf die Schulter und kam ihm zuvor.

»Wir danken Eurer Herrlichkeit für die Gastfreundschaft. Wenn ich mir erlauben darf, möchte ich Eure Herrlichkeit daran erinnern, dass meine beiden Gehilfen Robinot und Mattenet in den Vorratsräumen weilen. Wenn wir hinterher Gelegenheit hätten, sie zu treffen …«

»Wie es Euch beliebt. Ihr könnt zu ihnen stoßen, doch halte ich es Eurem Range für angemessener, sie zu Euch kommen zu lassen. Ich werde den Knechten Befehl erteilen, ihnen Zutritt zu Euren Gemächern zu gewähren.«

»Eure Herrlichkeit seid wirklich reizend«, sagte der Herzog von Commynes und nahm Platz. »Also, Perron, bringt Seine Herrlichkeit und mich auf den neuesten Stand. Wir haben bisher kaum ein Wort gewechselt.«

»Eure Herrlichkeit fragte mich nach der Lage. Sie ist mehr als günstig, würde ich sagen. Florenz ist so, wie ich es Euch im Juni schilderte. Der Rat der Siebzig vertritt eine zweideutige Position, doch darauf kommt es nicht an. Worauf es ankommt, ist der Wille des Volkes, und das Volk ist ganz auf der Seite Seiner Allerchristlichsten Majestät, unseres Königs.«

»Und was sagt Piero?«

»Verzeiht mir die Ehrlichkeit, aber auf Piero kommt es nicht an. Der wichtigste Mann in Florenz ist augenblicklich Bruder Girolamo Savonarola. Und Savonarola nennt Karl VIII. einen Gottgesandten, welcher jeden strafen wird, der sich die Hände mit dem Mist des Teufels beschmutzt.«

Ludovico nickte ernst.

Es kommt häufig vor, dass Regierungschefs – mächtige, aufgeklärte Männer, wahre Visionäre, die Genie mit Pragmatismus zu vereinen wissen – im Gegenzug einen verblödeten Erstgeborenen haben, der weder das eine noch das andere besitzt. Heutzutage ist das normalerweise ein privates Problem: In der Renaissance, in der die Macht qua Erbschaft von einer Hand zur nächsten ging, konnte das eine öffentliche Katastrophe sein. Als Lorenzo gestorben war – damals noch nicht als der Prächtige bekannt –, war ihm sein Sohn Piero nachgefolgt, der vom ersten Moment an der Eitle genannt wurde. Stark, aber dämlich, das Gegenteil des Vaters also.

»Ich habe dem, was wir im Juni besprachen, nicht viel hinzuzufügen«, fuhr Perron de Basche fort. »Sollte sich die Lage verändert haben, dann eher zum Besseren, wie gesagt. Wenn wir Italien durchqueren und in das aragonische Königreich eindringen wollen, gibt es dafür keinen gelegeneren Moment. Der jüngst verstorbene Papst war unzufrieden, weil die Aragonier von Neapel ihren Zehnten nicht zahlen, der neue, der Borgia, scheint sich mehr für eine gewisse Vannozza als für unsere Manöver zu interessieren ...«, fuhr Perron eilfertig fort, als wolle er jedes Königreich der Halbinsel einzeln durchgehen.

»Schön«, unterbrach der Moro ihn knapp. »Herzog, mein Herr, das ist Musik in meinen Ohren. Lieblich wie die Kompositionen Eures Josquin Desprez, von dem Ihr, wenn es Euch beliebt, schon bald eine seiner neuesten Melodien zu hören bekommt. Ich danke Euch für die Zeit, die Ihr mir gewährt habt, noch ehe Ihr Euch stärken und ausruhen konntet, und erwarte Euch später zum Abendessen. Wir werden ein reiches Festmahl und ein noch reicheres Vergnügen mit unseren Hofgauklern haben. Und nun fühlt Euch frei, von meinem Schloss und Euren Gemächern nach Herzenslust Gebrauch zu machen. Meine Herren, habe die Ehre.«

Er erhob sich und strebte zur Tür.

Ein paar Sekunden lang saß der Herzog von Commynes nachdenklich da, dann wandte er sich an seinen Beinahe-Landsmann.

»Perron.«

»Lasst hören, Herzog.«

»Was haltet Ihr davon?«

»Für uns läuft es bestens, Herzog. Ich hatte schon Angst, wir müssten beim Abendessen einen Rattenschwanz an Josquin-Motetten über uns ergehen lassen. Da sind mir Gaukler bedeutend lieber. Wenigstens bleiben wir wach.«

»Ja, Perron, so geht es mir auch. Aber ich meinte nicht …«

»Was denn dann?«

»Erscheint Euch Ludovico nicht nervös?«

»Natürlich bin ich nervös, Galeazzo, da möchte ich dich mal sehen. Ich finde einen Toten im Hof meines Hauses, von dem man nicht weiß, woran er gestorben ist. Das allein wäre schon genug.«

»Was sagt Magister Ambrogio?«

»Magister Ambrogio sagt, die Pest ist es nicht, aber ich will auch Messer Leonardo dazu hören. Was ich kenne, macht mir keine Angst, Galeazzo, aber was ich nicht kenne, ist mir unheimlich. Und wenn zwei Dinge kurz nacheinander passieren, komme ich nicht umhin, mich zu fragen, ob das Zweite nicht mit Ersterem zu tun hat.«

»Das Zweite? Und was war das Erste?«

»Das Erste ist, dass ich erfahren musste, dass dieser Herr, der die Unhöflichkeit besessen hat, in meinem Hof den Löffel abzugeben, erst gestern um eine Audienz bei mir ersucht hat.«

»Bist du sicher?«

»Ich habe Botta gebeten, die Listen durchzusehen.« Ludovico faltete einen gelblichen, mit winziger, akkurater Handschrift bedeckten Bogen auseinander. Typisch für einen Korinthenkacker wie Botta, dachte Galeazzo Sanseverino. Papier ist zweifellos teuer, doch das hier ist übertrieben.

»Rambaldo Chiti, Maler und Drucker. Er sucht mich auf, und tags drauf ist er tot.«

»Und das soll ein Grund sein, sich zu sorgen? Hör mal, Ludovico. Wie viele Leute bitten dich allwöchentlich um Audienz?«

»Viele. Einige Dutzend.«

»Und wie viele Leute sterben allwöchentlich hier in Mailand?«

»Ja, du hast recht, Galeazzo. Aber trotzdem … Ah, da ist er ja. Kommt, kommt nur, Magister Ambrogio.«

Gravitätisch und mit noch größerer Grabesmiene als sonst durchquerte Ambrogio da Rosate das Zimmer. Er sah aus wie die fleischgewordene Vorahnung.

»Eurer Herrlichkeit zu Diensten.«

»Also, Magister Ambrogio. Was sagen die Sterne?«

»Es handelt sich um eine Krankheit, Eure Herrlichkeit. Der Stand des Mars lässt keinen Zweifel. Die Stadt ist einer klaren Bedrohung ausgesetzt, allerdings nicht kämpferischer oder gewaltsamer Natur. Sie kommt aus dem Inneren der Stadt selbst.«

»Krankheit? Und um was für eine Krankheit handelt es sich denn?«

»Das, Eure Herrlichkeit, sagen die Sterne nicht.«

»Nun, dafür, dass sie dort oben sind, scheinen sie eine Menge zu wissen«, meinte Galeazzo mit skeptischer Miene.

»Hauptmann, Magister Ambrogio tut, was er am besten kann«, sagte Ludovico versöhnlich.

»Nämlich Unfug reden«, versetzte Galeazzo. »Ich an Eurer Stelle …«

»Ich bin an meiner Stelle, Galeazzo«, sagte Ludovico

ruhig, aber distanziert. »Ihr seid es, der womöglich nicht ganz bei sich ist.«

Es folgten einige Momente begreiflicher Befangenheit, in denen Ludovico die Hände auf die Armlehnen seines Stuhls legte und Galeazzo auf einen Punkt an der Wand stierte, um den Mienen seines Schwiegervaters und des Astrologen auszuweichen.

»Magister Ambrogio, danke für Euer wertvolles Orakel. Ihr mögt Euch entfernen. Galeazzo, bitte geht und überzeugt Euch vom Zustand des Verstorbenen. Meine Herren, unnötig, Euch darauf hinzuweisen, dass Ihr selbst untereinander nicht über diese Angelegenheit sprechen dürft, es sei denn, in meiner Gegenwart.«

»Sicher, sicher. Wir sprechen mit keiner Menschenseele darüber.«

»Gut. Jetzt ist nicht der Zeitpunkt der Worte, sondern der Taten. Wie gedenkt Ihr vorzugehen?«

Die beiden Helfer des Herzogs von Commynes blickten einander an.

»Zuerst müssten wir den Mann sehen, um den wir uns kümmern sollen«, sagte der Kleinere der beiden. Er hieß Robinot und war ein kurzes, plumpes Männchen, das eine wollene Kopfbedeckung auf dem grindigen Schädel trug und trotz des nicht allzu fortgeschrittenen Alters, dessen genaue Schätzung zwischen fünfundzwanzig und fünfzig lag, nur noch sieben oder acht Zähne im Mund hatte. »Aber ich glaube nicht, dass es Schwierigkeiten geben sollte, denn wenn ich Euch richtig verstanden habe, handelt es sich um einen normal gebauten, der Zerstreuung zugeneigten Mann.«

»Und wenn es Schwierigkeiten gibt, *zack*!«, sagte der andere, ein dunkler Bursche mit milchweißer Haut, himmelblauen Augen und der entschlossenen Miene eines Menschen, der weiß, was zu tun ist, sofern man es ihm denn sagt. Jaufré Mattenet war nicht besonders helle. Er war das genaue Gegenteil seines Gefährten: groß, schlank, stattlich und gut gebaut. Aber eben auch recht töricht.

»*Zack*! Nein, mein Guter. Wenn es Schwierigkeiten gibt, seht ihr zu, dass ihr Land gewinnt«, sagte Commynes und blickte den Jungen ernst an. »Denkt daran, Messer Leonardo darf kein Haar gekrümmt werden. Ihr müsst so umsichtig und diskret wie möglich vorgehen.«

»Vertraut mir, mein Herr«, sagte Robinot. »Ich könnte der Herzogin die Haube stibitzen, ohne dass sie es merkt. Für ein Notizbuch oder Heftchen gilt das erst recht. Es kommt nur darauf an, dass sein Besitzer abgelenkt und mit etwas beschäftigt ist, das seine Aufmerksamkeit in Anspruch nimmt. Wir könnten bereits heute beim Abendessen zuschlagen. Sagt, ist dieser Leonardo ein guter Esser?«

»Mitnichten. Er isst kein Fleisch und ist überaus maßvoll.«

»Verstehe. Ist er dem Trinken zugetan? Genehmigt er sich gern ein paar Kelche zu viel?«

»Das glaube ich nicht. Und bedenkt, dass bei öffentlichen Mahlzeiten die Diener den Wein einschenken. Ihr könnt Leonardo nicht abfüllen, wie es euch beliebt.«

»Das ist schlecht.« Robinot schien einen Moment lang nachzudenken. »Wird es während des Essens Darbietungen geben? Gaukler, Jongleure, Komödianten oder Narren? Könnte er von ihnen in den Bann geschlagen sein?«

»Möglich, aber unwahrscheinlich. Soweit ich weiß, liegt

die Inszenierung derartiger Zerstreuungen häufig in seiner Hand. Normalerweise wandelt er sogar zwischen den Tischen umher und unterhält die illustren Gäste mit seinen Faxen. Er ist ein äußerst witziger Mann. Ich glaube sogar, dass er der witzigste Mann von ganz Mailand ist.«

»Was Bacchus nicht schafft, vermag Venus«, sagte Robinot. »Vielleicht könntet Ihr beim Abendessen ein Straßenmädchen einschleusen, das er nicht kennt, eines von außerhalb des Kastells?«

»Das könnte ich nicht, und es würde nichts nützen.« Der Herzog von Commynes schüttelte den Kopf. »Ich könnte es nicht, weil der Moro bei seinen Abendessen mit Botschaftern nur Frauen seines Hofes zulässt. Und es würde nichts nützen, weil Messer Leonardo einen venezianischen Geschmack pflegt und keinerlei Schwäche für Frauen hat. Vielleicht, so heißt es, nicht einmal für Männer.«

»Na schön. Dann müsst Ihr ihn zum Reden bringen, Herzog. Wenn er zu Euch kommt, müsst Ihr versuchen, ihn in ein Gespräch zu verwickeln und ihm Recht geben, selbst wenn er den größten Quatsch verzapft.«

»Messer Leonardo wird nur schwerlich Quatsch verzapfen«, bemerkte Perron de Basche und starrte an die Decke.

»Umso besser. Versucht ihn mit allen Mitteln für Euch zu gewinnen, Herzog.« Robinot grinste, was ihn noch erheblich unansehnlicher machte. Das bleibt nicht aus, wenn einem mit zweiunddreißig Jahren rund zwei Dutzend Zähne fehlen. »Wenn die Leute reden, vergessen sie alles um sich herum. Man könnte ihnen einen Backenzahn ziehen, und sie würden es nicht mitkriegen, so sehr sind sie damit beschäftigt, sich über ihre Angelegenheiten auszulassen. Alle Menschen, ausnahmslos. Und wenn dieser Herr ein Mensch ist, dann gibt es auch eine Möglichkeit, ihn übers Ohr zu hauen. Selbst wenn er Leonardo da Vinci heißt.«

»Leonardo da Vinci?«

»Er ist noch drin, Hauptmann«, sagte die Wache vor der Saaltür und trat zur Seite. Galeazzo trat wortlos ein und erblickte Leonardo, der mit ernster Miene neben dem Tisch stand.

»Meinen Respekt, Messer Leonardo. Seid ihr mit der Untersuchung des Toten fertig?«

»Just in diesem Augenblick, Eurer Herrlichkeit zu Diensten«, entgegnete Leonardo noch immer ernst. Mit so düsterer Miene sah man ihn selten.

Galeazzo Sanseverino blickte sich um. Auf dem Tisch lag der zerteilte Leichnam mit geöffnetem Brustkorb, ringsum die inneren Organe wie hastig aus einer Schublade gezogene Kleider. Ein Anblick, bei dem sich jedem der Magen umgedreht hätte, und tatsächlich war der arme Salaì kreidebleich um die Nase und machte ein verstörtes Gesicht.

»Na, Giacometto, von innen sind die Menschen nicht so schön, was?«

»Nein, Euer Wohlgeboren, Herr Galeazzo«, entgegnete der Junge und schlüpfte mit einer hastigen Verbeugung an ihm vorbei.

»Wehe, Ihr kotzt auf meinen neuen Rock.« Galeazzo musterte den Jungen, der die Instrumente wegräumte und fast noch weißer war als der Tote. Kleines Schlitzohr. Es waren zwei oder drei Jahre vergangen, seit der Knabe ihm den Gürtelbeutel mit fast einer halben Lira darin stibitzt hatte, doch Galeazzo Sanseverino war nicht der Mann, der so schnell vergisst, weder im Guten noch im Schlechten.

Und dieses kleine Schlitzohr war zwar sympathisch, aber mit einem Kainsmal versehen. »Nun, Messer Leonardo, was habt Ihr mir mitzuteilen? Welche Krankheit hat diesen armen Teufel hingerafft?«

»Was soll ich Euch mitteilen, Hauptmann«, erwiderte Leonardo und wischte sich die Hände an einem Lappen ab. Unmöglich zu sagen, wie er das angestellt hatte, doch während Salaì von oben bis unten mit Blut beschmiert war, war Leonardo noch genauso sauber und rein wie zuvor. »Welche Krankheit, wollt Ihr wissen? Eine Krankheit, vor der man sich nur schwer hüten kann, Hauptmann.«

»*Jene*?«

»Schlimmer, Hauptmann. Sehr viel schlimmer. Die menschliche Bosheit.«

Leonardo warf den Lappen neben den Leichnam auf den Tisch. »Dieser arme Mann ist nämlich ermordet worden.«

»Ermordet?«, sagte Galeazzo verdattert.

»Ermordet. Erstickt, um genau zu sein. Tod durch Luftmangel in der Lunge.«

»Mit Verlaub, Messer Leonardo, aber das ist unmöglich. Ich habe schon so manchen Erdrosselten gesehen, und deren Anblick ist keinesfalls so friedlich.« Galeazzo vermied es auszuführen, dass er einige dieser Herrschaften eigenhändig erwürgt hatte. Dies schien nicht der passende Moment dafür. »Die Zunge, die Augen, das Gesicht …«

»Verzeiht, vielleicht habe ich mich nicht klar ausgedrückt. Ich habe nicht gesagt, erwürgt oder erdrosselt. Ich sagte, erstickt.«

»Gewiss, Messer Leonardo. Aber dennoch, stopft man dem armen Teufel etwas in den Mund, dann verdrehen sich die Augen und …«

»Nein, nein. Nichts von alledem. Da sind weder Stoffreste zwischen den Zähnen, noch ist der Mund gewaltsam geöffnet worden. Und es gibt keine bläuliche Verfärbung. Verzeiht mir, Hauptmann, aber ich glaube, es hat sich etwas anderes zugetragen.«

»Etwas anderes. Und was, um Himmels willen?«

»Was, wollt Ihr wissen? Nun, das ist nicht leicht zu erklären. Ich glaube, wir sollten gemeinsam zu Seiner Herrlichkeit gehen.«

Von Giacomo Trottis Schreibtisch

An Ercole d'Este, Herzog von Ferrara, ferre

*Illustrissimo Domino meo et observandissimo,
am heutigen Abend wurde mit großem Pomp ein prunkvolles Mahl gegeben, die franzmännischen Botschafter wohl zu empfangen, et id est den Herzog von Comminè nebst Herrn Perron de' Baschi, aufgewartet mit reichlich Speisen und Wein, deren Anblick allein ein rechter Augenschmaus war, und so war eine große Zahl Untergebener im Kastell zugegen, um dem beizuwohnen und zu applaudieren.*

Giacomo Trotti legte die Feder nieder und rieb sich mit der Hand über den Schenkel. Der Oktober neigte sich dem Ende zu, um diese Stunde war es bereits eiskalt, und es war eine rechte Tortur, zum Schreiben die Handschuhe ausziehen zu müssen.

Der Botschafter von Ferrara liebte es, frühmorgens aufzustehen und seinem Herrn mit kühlem Verstand und abgeklärter Ruhe von den Ereignissen des Vortages zu berichten. Ein ruhiger, informeller Brief, der zur dritten

Stunde mit dem morgendlichen Postpferd auf den Weg gebracht werden würde. Deshalb war der Brief mit *ferre* – bringen –, statt mit *cito* – eilt – überschrieben.

Zwischen den Speisen boten junge Burschen Kunststücke mit Bällen und Sprüngen dar, und Zwerg Catrozzo sorgte nach seinem Willen et etiam gegen seinen Willen für große Heiterkeit, als er zur Neckerei der Springer auf den Tisch stieg und auf den Ärmel eines franzmännischen Gefolgsmanns trat, der sich jählings befreite, sodass der Catrozzo unter Gelächter und Schabernack der Gäste zu Boden krachte.

Der Herzog von Comminè war dem Lionardo di ser Piero zur Seite, und viel beredeten die beiden ad quodlibet in genere et in specie, zuvörderst Fragen des Geldes. Der Comminè wollte wissen, in welchem Umfange und wie Lionardo entlohnt wird, etiam zu welchem Zeitpunkt, und ich glaube, er tat dies, um die Verhältnisse Seiner Herrlichkeit Ludovico zu erforschen und zu erfahren, wie es ihm möglich wäre, für den Krieg zu rüsten.

Abermals legte der Botschafter von Ferrara den Gänsekiel nieder, erhob sich vom Schreibpult, trat ans Fenster und lupfte den Vorsetzrahmen.

Draußen streichelte das Rosa der Morgendämmerung die Dunkelheit und verwandelte sie in ein nur hie und da von wenigen unbedeutenden Wolken betupftes Himmelblau.

Giacomo Trotti hatte nie begriffen, wie es einigen Menschen möglich war, durch einen Blick in den Himmel das Wetter vorherzusehen, also zu sagen »morgen wird es regnen«, »in zwei oder drei Tagen wird es wieder schön«, »die Luft bringt Schnee mit sich«. Wolken, Himmel und Wind waren für Trotti stumme Elemente, deren Wirkkraft ungewisse, trügerische und unvermeidliche Folgen zeitigte.

Was Trotti jedoch zu lesen verstand, waren die Menschen.

Ihre Absichten wusste er zu deuten. Die Art, wie sie sich bewegten. Was sie sagten und wie. Und vor allem das Zusammenspiel dieser Verhaltensweisen, ob sie übereinstimmten und den Umständen angemessen waren.

Und die beiden Franzosen, da hätte Trotti seinen Hals drauf verwettet, waren dort, um sich Geld zu leihen. Die ständigen Komplimente, die übertriebene Bewunderung und die Lobhudelei, die übergroße Fettflecken auf den Gewändern des Moro zu hinterlassen schien. Überdies war es kein Geheimnis, dass sich Ludovico dort, wo seine Macht nicht hinreichte, mit Geld behalf. Alles andere – das Gewese, das Gewusel, das Gerede der Adjutanten – war reine Augenwischerei. Diese Herren waren gekommen, um zu schnorren, sonst nichts. Doch es war noch nicht angezeigt, sich Ercole gegenüber aus dem Fenster zu lehnen oder ihn wegen der finanziellen Zukunft des Schwiegersohnes und der angebeteten Tochter in Sorge zu versetzen. Sollte er recht behalten, könnte er noch am nächsten Tag näher darauf eingehen.

In diesem Augenblicke des Abendmahls zeigte Lionardo Entrüstung, da ihm die Befragung wohl lästig wurde oder weil einer der Schergen des Comminè seinen Lieblingsrock mit einem Becher Wein übergoss, ihm stante pede bei der Reinigung behilflich sein wollte, es aber nur ärger machte, weshalb Messer Lionardo, der gemeinhin gut ist von Herzen und Gemüt, cum claritudine gewisse Worte zu ihm sagte, die ich in der Toskana gebräuchlich wähne, und ihn an gewisse Orte wünschte, die Anstand und Ehrfurcht vor Eurer Exzellenz mir zu nennen verbieten.

Es schien mir jedoch, dass auch zwischen Lodovico und Lionardo Kälte ward, wiewohl der Anlass mir verborgen blieb, doch schwant mir, es könnte die übliche Geschichte des berühmten Bronzepferdes sein, sodass ihre Zwiesprache darob zerrüttet wurde.

Giacomo Trotti blickte abermals in den Himmel. Die Wolken hatten sich bewegt oder auch nicht. Später würde es regnen oder auch nicht. Er würde sowieso nichts daran ändern. Bei den Menschen indes konnte Trotti Einfluss nehmen. Er konnte lauschen, zuhören, verstehen, warten und handeln. Oder besser noch, handeln lassen. Es reichte ein Wort hier, ein Wink da, ein Schweigen im rechten Moment. Eine Art gesellschaftliches Schmiermittel, so verstand sich Giacomo Trotti. Kein Tonkrug zwischen Eisenkrügen, der zerbersten konnte, sondern Öl in einem Getriebe, in einem Räderwerk, in einer dieser Hebelvorrichtungen, die Messer Leonardo so trefflich zu erfinden wusste. Seine eigene flüssige Beschaffenheit bewahrte ihn nicht nur davor, zerrieben zu werden, sondern ermöglichte es den beiden festen, kräftigen Bauteilen sogar, für den gleichen Zweck zu arbeiten, wiewohl auf unterschiedliche Weise.

Ein bisschen so wie das Geld. Auch Geld war für Giacomo Trotti stets ein Schmiermittel gewesen. Eine bequeme Gegenleistung für einen Tausch. Ich habe etwas, das zehn wert ist, du hast etwas, das sechs wert ist, gib mir vier und wir sind quitt. So funktioniert das. Für Trotti ist Geld nie etwas anderes gewesen. Und wenn das Geld versiegt, geht der Mechanismus zu Bruch. Womöglich war das der Grund für das unterkühlte Verhältnis zwischen Ludovico und Leonardo da Vinci.

Doch könnte es auch einen anderen Grund für selbiges Zerwürfnis geben. Es scheint, im Kastell sei der Leichnam eines gewissen Rambaldo Chiti, Maler, aufgefunden worden, und dieser Chiti sei durch göttlichen Fluch gestorben. Solches hat Lodovico höchste Drangsal bereitet, da er, wie Eure Exzellenz wissen, zu Aberglaube neigt und allenthalben düstere Vorzeichen sieht. Sohin ist die Stimmung im Kastell nicht gut, und das Mahl war reich an Wein, doch arm an Heiterkeit und endete weit vor der üblichen Stunde.

Nach dem Essen sah ich, wie Lodovico Beatricen mit sich führte, voll Zärtlichkeit und Liebesbekundungen, und Eure verehrteste Tochter folgte ihm sua sponte in die Gemächer der Rocchetta. Sie war nicht beim Abendmahl zugegen, und auch die Contessa Bergamini, dereinstige Cecilia Gallerani, wie Eure Exzellenz sich erinnern werden, sah ich nicht. So groß ist das Kastell und so gut bewacht, dass es mir nicht immer gewährt ist, den Schlossherrn und sein Gefolge im Auge zu behalten.

Wer verstehen will, der versteht. Ich habe noch nicht durchschaut, mein lieber Ercole, ob deine Tochter Hörner trägt, doch wenn der Moro ihr welche aufsetzen will, dann kannst du sicher sein, dass er es tut. Und weder ich noch deine Tochter noch du können ihn daran hindern, Herzog Ercole von Ferrara,

dessen Gunst ich mich stets empfehle,
Mediolanum, XX octubris 1493
Servus Jacomo Trotti

Sechs

»Messer Leonardo, wie schön, Euch zu sehen.«

»Contessa Cecilia, das Vergnügen ist ganz meinerseits. Ich danke Euch, dass Ihr mich so eilends empfangen habt.«

Cecilia war Leonardo unter dem Laubengang bereits so weit entgegengekommen, dass ihr seine verdrossene Miene nicht verborgen blieb. Der stille, friedliche Innenhof des Palazzo Carmagnola war das genaue Gegenteil des Platzes von Porta Giovia.

»Ich bitte Euch.« Cecilia Gallerani nahm Leonardos kalte, steife Hände ihn ihre schmiegsam warmen. »Vielmehr hoffe ich, es gibt keinen ernsten Anlass für diesen Besuch. Ich erwartete Euch morgen zur Musik. Welcher Grund führt Euch so rasch zu mir?«

»Darüber würde ich lieber an einem vertraulicheren Ort mit Euch sprechen, Contessa.«

»Ist im Kastell etwas vorgefallen?«, fragte Tersilla, die anmutigste und zugleich aufdringlichste von Cecilias Gesellschafterinnen.

»Tersilla, belästige Messer Leonardo nicht …«

»Auf dem Waffenplatz haben sie diesen toten Mann

gefunden, nicht wahr? Stimmt es, dass ihn der Zorn Gottes getroffen hat?«

»Von wem habt Ihr denn so etwas, Tersilla?«

»Das wissen doch alle«, sagte das Hoffräulein schulterzuckend. »Hier im Broletto wurde heute von nichts anderem gesprochen, und selbst Bruder Gioacchino hat es in seiner Predigt erwähnt. Man hat Magister Ambrogio durch das Kastell hasten und sich im Laufen ankleiden sehen.«

»Seht Ihr, Messer Leonardo, habe ich es nicht immer gesagt?« Cecilia lachte. »Im Kastell bleibt nichts geheim. Zu viele Menschen gehen dort ein und aus, zu viele Leute verkehren dort. Als ich noch im Kastell wohnte, spazierte auf dem Waffenplatz sogar ein als Knappe verkleideter Affe umher.«

»Den gibt es noch immer«, sagte Leonardo. »Seine Herrlichkeit meint, er sei disziplinierter als die Hälfte seiner Dienerschaft, und nach allem, was man hört, hat er recht.«

»Dann kommt. Tersilla, Messer Leonardo und ich gehen in den blauen Saal. Wir möchten unter keinen Umständen gestört werden.«

»Wie Sie wünschen, Contessa.«

»Nun, Messer Leonardo«, begann Cecilia mit einem Schmunzeln. »Im Kastell ist also jemand durch göttliche Hand zu Tode gekommen?«

»Ach was«, entgegnete Leonardo und lehnte sich auf dem höchst unbequemen, mit Stoff bespannten Holzstuhl zurück, den er den weichen Ledersesseln ringsum im Saal aus unerfindlichen Gründen vorzog. »Es ist immer einfach, sich auf den göttlichen Zorn zu berufen, wenn man etwas nicht durchschaut. So hat man es schon vor Jahrtausenden bei den Eklipsen gemacht. Dann hat man begriffen, dass man die Bahn der Gestirne vorhersehen kann. Und weil man nichts verstand und außer der Bahn der Gestirne nichts vorhersehen konnte, hat man sich eingeredet, die Bahn der Gestirne gebe Aufschluss über das Geschick der Menschen. Das ist fast wie in dieser Schnurre über den Mann in der Gasse, der in einer Pfütze herumsucht, über der eine Wandfackel brennt. Was sucht Ihr, guter Mann? Ich suche einen Dukaten, den ich verloren habe, antwortet er. In dieser Pfütze? Nein, antwortet er, er ist mir dort drüben in eine Pfütze gefallen. Und wieso sucht Ihr ihn dann hier? Weil hier Licht ist, antwortet der Mann und deutet auf die Fackel.«

Cecilia lachte ein wohlerzogenes Lachen, die Hand an der Kehle. Dann warf sie Leonardo abermals einen verschlagenen Blick zu.

»Ihr seid doch nicht etwa schlecht auf den herzoglichen Astrologen zu sprechen?«

»Aufgeputzter Esel«, versetzte Leonardo. »Der kann nur große Töne spucken. Und ich fürchte, ich habe eine grobe Ungebührlichkeit begangen.«

»Dann lasst hören. Erzählt mir von diesem Toten. Woran ist er überhaupt gestorben?«

»Ermordet, Eure Herrlichkeit.«

»Ermordet?«

»Erstickt, um genau zu sein.«

Ludovico blickte Galeazzo an, der den Blick leer erwiderte.

»Er sieht nicht aus wie ein Erdrosselter.«

»In der Tat. Der Mann ist durch mechanische Einwirkung gestorben.«

»Erklärt Euch näher, Leonardo.«

»Seht, Eure Herrlichkeit, der Mensch atmet, indem er mechanisch Luft in seinen Oberkörper pumpt, die Brust dadurch weitet und ihr Volumen erhöht.« Leonardo legte die Hände auf die Brust, atmete tief ein und verdeutlichte die Bewegung seiner Rippen mit den Handflächen. »Wasser und Luft bewegen sich ähnlich, und beide neigen dazu, jedweden Behälter in ihrer Nähe zu füllen. Doch gibt es zwischen Luft und Wasser einen Unterschied: Erstere kann man zusammendrücken und ihr Volumen verringern, Letzteres nicht. Man kann Luft in eine Schweinsblase blasen, diese mit einer Schnur zusammenbinden und mit den Händen zusammendrücken, bis sie so klein ist, dass sie unserem Druck nicht weiter nachgibt. Füllt man sie mit Wasser, ist dies nicht möglich. Und so, wie man Luft zusammendrücken kann, kann man auch einen mit Luft gefüllten Körper komprimieren. Doch gibt es ein Loch, durch das die Luft entweichen kann, entweicht sie und kehrt nicht mehr zurück.«

Nach kurzem Grübeln blickte Ludovico ihn wieder an.

»Ich glaube nicht, dass Ihr Euch hinreichend erklärt habt, Messer Leonardo.«

»Mich dünkt, die Brust dieses armen Teufels ist in ein Korsett geschnürt worden, in eine Weste, die den Brustkorb so heftig eingeengt und zusammengedrückt hat, dass sämtliche Luft aus seinem Körper gepresst und ihm verwehrt wurde, neue einzuatmen.«

»Was führt Euch zu diesem Schluss?«

»Beim Sezieren des Körpers hatte ich Gelegenheit festzustellen, dass die Rippen – die Dauben des Brustkorbes – Brüche aufwiesen. Nicht am Knochen, sondern an den weichen Gelenken, die diese Dauben mit der Rückensäule und dem Knochen verbinden, der das Herz schützt. Als hätte etwas sie von allen Seiten zusammengepresst.«

Ludovico rieb sich mit den gefalteten Händen über die Lippen. Dann blickte er wieder auf.

»Und durch einen solchen Vorfall kann man sterben?«

»So wie man durch Ertrinken oder durch jedweden Unfall sterben kann, der einem die Luft raubt, Eure Herrlichkeit.«

»Was sagt Ihr dazu, Magister Ambrogio?«

Ambrogio da Rosate hob kaum merklich das Kinn und deutete mit der Hand gen Zimmerdecke.

»Die Sterne weisen auf einen Tod durch Krankheit hin, Messer Leonardo. Überdies lässt die Stellung des Mars daran keinen Zweifel.«

»Magister Ambrogio, ich freue mich für Euch, dass Ihr so viele Dinge in den Sternen lesen könnt«, sagte Leonardo und breitete die Arme aus. »Mir verraten die Sterne allenfalls, wo Norden ist.«

»Eure Beobachtungen betreffen den erbärmlichen sterblichen Körper«, entgegnete Ambrogio mit ernster Stimme. »Meine betreffen die Sterne, den höchsten und strahlendsten Ausdruck des Ewigen. Ihr werdet doch das, was Ihr in einem Körper seht, nicht mit dem vergleichen wollen, was Ihr in den Sternen seht.«

»Verzeiht, Magister Ambrogio, doch auch Ihr habt den Körper gestern untersucht, um festzustellen, ob er Anzeichen von Krankheit oder Gewalt aufweist.«

»Hat man einen Leichnam, so tut man dies, um sich ein erstes Bild vom Geschehen zu machen. Doch um Gewissheit zu erlangen und die Vergangenheit mit der Zukunft zu verknüpfen, ist die Konsideration der Sterne unerlässlich. Die Sterne lügen nie.«

Hätten Ambrogio da Rosate und Leonardo zu zweit beim Abendessen gesessen, hätte Leonardo womöglich über die kuriose Etymologie des Wortes *Konsideration* disputieren wollen, welches er angesichts seiner beklagenswerten Lateinkenntnisse mit *cum sideribus* – mit den Sternen – übersetzen zu können glaubte. Doch da die beiden nicht in der Kneipe saßen, sondern vor dem Herrn von Mailand standen, und dieser in Purpur gewandete Kleiderständer glaubte, sich abfällig über Leonardos Wissenschaft auslassen zu dürfen, packte ihn allmählich die Wut. Vor Wissen hatte der Sohn des Ser Piero deutlich mehr Respekt als vor sich selbst.

»Verstehe.« Er drehte sich zu Ludovico um, als hätte man ihm soeben eröffnet, dass der Mond aus Käse bestehe. »Wie dieser Dominikanerbruder, der Eurem erhabenen Bruder weissagte, er sei unter dem Einfluss der Sterne geboren und würde den Peloponnes, Asien, Afrika und das gesamte Mare Nostrum erobern. Wie hieß er gleich? Annius von Viterbo?«

Wie wir alle wissen, war Leonardo ein Genie. Er brauchte also nur den Bruchteil einer Sekunde, nicht einmal ein Milliardstel der Zeit, die Jupiter für eine Sonnenumrundung benötigt, um zu begreifen, dass er mordsmäßigen Mist gebaut hatte.

Ludovico il Moro daran zu erinnern, dass sein Bruder Galeazzo Maria dem Horoskop eines feisten dominikanischen Sternguckers aufgesessen war, der behauptet hatte, er würde die Welt erobern, war nicht gerade der richtige Schachzug. Tatsächlich war selbiger Galeazzo Maria drei Jahre später in Mailand, von wo er sich nie wegbewegt hatte, erstochen worden.

»Wenn Ihr dem Andenken meiner Familie die gebührende Ehre erweisen wollt, solltet Ihr lieber zusehen, dass Ihr das Denkmal fertigbekommt, das ich vor Jahren bei Euch in Auftrag gab, statt die Worte des Magisters Ambrogio in Zweifel zu ziehen.«

»Euch wurde also nicht geglaubt?« Cecilia schüttelte liebreizend den Kopf. »Mein armer Leonardo, Ihr habt das Richtige im falschen Moment gesagt. Wann werdet Ihr lernen, dass Ludovico gewisse Themen nicht schätzt?«

»Vermutlich nie, Contessa Cecilia. Genau deshalb bin ich hier. Um Eure Hilfe zu erbitten.«

»Wieso überlassen Sie das Kommando der Truppen dann nicht meinem Vater? Ercole ist der mutigste und tapferste Mann diesseits der Alpen, und nach allem, was mir zu Ohren gekommen ist, womöglich auch jenseits der Alpen. Unter den Schergen Seiner Allerdämlichsten Majestät König Karl ist nur der Herzog von Orléans ein fähiger Kämpfer …«

»Meine Herrin, mit Verlaub, Ihr solltet leiser sprechen, wenn es um außenpolitische Themen geht.«

Beatrice d'Este blieb stehen, leicht ungehalten. Gewiss, Trotti war der Botschafter ihres Vaters in Mailand, er war ein erfahrener und umsichtiger Mann, doch all das machte es nicht besser. Alles, was sie sah, war ein glatzköpfiger, frösteliger, nervtötender Greis, der allen nach dem Mund redete und dann doch tat, was ihm passte.

»Ich bin hier schließlich in meinem Palast.«

Nicht direkt, meine Schöne, dachte Trotti. Wenn du hier das Sagen hättest, würdest du im großen Ostflügel wohnen und nicht hier in der Rocchetta in diesen winzigen, mit Luxus vollgestopften, aber lichtlosen Kämmerchen. In denen es obendrein lausig kalt ist.

»Genau das bereitet mir ja Sorgen, meine Herrin. Wir sind im Castello Giovio. Hier haben selbst die Fußböden Ohren.«

»Nun denn, Ihr habt gesagt, in Kürze hättet Ihr eine Audienz bei meinem Gemahl. Wieso bittet Ihr ihn nicht direkt, meinen Vater zum Oberbefehlshaber zu machen?«

Giacomo Trotti musterte das Mädchen wie jemand, der den Umgang mit Menschen höheren Verstands gewöhnt ist.

»Meine Herrin, Ihr wisst sehr wohl, wie wichtig es in derlei Angelegenheiten ist, das Gleichgewicht zwischen den im Spiel befindlichen Mächten zu wahren, auf dass der Ausgang dem Willen Seiner erlauchten Herrlichkeit, Eurem Gemahl dem Herzog, Genüge tut.«

Giacomo Trotti wartete einen Moment, den wir heute als eine Zehntelsekunde bezeichnen würden und den man damals nicht einmal im Traum hätte messen können.

Wäre Beatrice so klug gewesen, wie Trottis Blick sie glauben machen wollte, hätte sich jede Erklärung erübrigt.

Dem Moro ging es nicht darum, in Neapel einzufallen, sondern darum, so lange als nötig dafür zu sorgen, dass ihm der Herzog von Orléans nicht aufs noble Gemächt ging. Um die Invasion einzuleiten und voranzutreiben, musste Karl VIII., der allein nicht in der Lage war, sich den Hintern abzuwischen, geschweige denn, einen Krieg zu gewinnen, auf den verlässlichen Einsatz des Herzogs von Orléans zählen.

Und ein Herzog von Orléans, der damit beschäftigt war,

ganz Italien zu durchqueren und in Neapel einzufallen, wäre gewiss nicht in der Lage, Krieg gegen Ludovico il Moro zu führen, um dann den Titel des Herrn von Mailand für sich zu beanspruchen.

Der Krieg musste nur lang genug dauern, dass der Moro von Maximilian I. als Herzog von Mailand anerkannt und vom Volk bejubelt werden konnte.

Nun war Beatrices Vater, wie bereits gesagt, Ercole I. d'Este und nicht irgendein kleiner Landjunker. Er hatte tatsächlich Schlachten geschlagen und gewonnen. Zudem hatte er Strategie und Taktik der Kriegsführung ausgerechnet in Neapel erlernt. Orléans einen tapferen, klugen, mutigen Mann wie Ercole d'Este zur Seite zu stellen, obendrein einen, der den Feind kannte, hätte die Dauer des Krieges erheblich verkürzt. Was angesichts der Absichten des Moro ungefähr so wäre, als schösse er sich ins eigene Knie.

Da Beatrice so tat, als dächte sie nach, fuhr Trotti fort.

»Einen Fluss mit Hochwasser kann man nicht aufhalten, sondern nur umlenken. Wenn Seine erlauchte Herrlichkeit den Deich der Alpen durchbricht, wird der französische Fluss Neapel überschwemmen. Doch um die Flut dahin zu leiten, wo man sie haben will, braucht es Dämme und keine Hirten.«

»Wie poetisch, Messer Giacomo. Ihr klingt fast wie Messer Leonardo.«

Trotti stand stumm da. Das beherrschte er meisterlich, es hatte ihn zu einem perfekten Botschafter gemacht. Er wusste immer, wann man sich besser zurückhielt.

»Messer Leonardo gefällt mir nicht. Immer dieses Lächeln. Er wirkt so fröhlich und heiter wie …«

»Wie wer, meine Herrin?«

»Wie jemand, der weiß, dass für ihn alles gut läuft, auch wenn es schlecht läuft. Meint Ihr, man kann ihm trauen, Botschafter?«

»Ich bin mit dem Leben im Kastell nicht so vertraut wie Ihr, meine Herrin. Ich sehe Messer Leonardo nur donnerstags, wenn …«

Beatrice d'Este wandte sich schnaubend ab.

»Wenn Ihr im Haus dieser Mailänder Dirne Musik hört und über unverständliche Dinge fabuliert, gewiss. Wer weiß, wie sie sich morgen kleidet. Bestimmt trägt sie drei Kleider übereinander, um nicht wie ein Knochengerüst auszusehen, dürr wie sie ist.«

»Ich kann Euch versichern, dass Monna Gallerani kein neues Gewand oder Geschmeide trug, als ich sie die letzten Male sah …«

»Wäre sie denn so unvorsichtig, es zu tragen, wenn Ihr zugegen seid, Messer Giacomo? Sie ist eine Hure, aber dumm ist sie nicht. Haltet die Augen offen, Botschafter. Das ist keine Bitte, sondern ein Befehl.«

»Wie lauten also Eure Befehle, Eure Herrlichkeit?«

Ludovico wandte sich an Galeazzo, wohl wissend, dass auch er einen rechten Dickschädel besaß und seine Meinung etwas zählte, wiewohl nicht so viel wie die des herzoglichen Astrologen.

»Was denkt Ihr, Hauptmann?«

Galeazzo Sanseverino nickte, als wisse er diese Aufmerksamkeit zu schätzen.

»Wenn Magister Ambrogio recht hat, Eure Herrlichkeit, dann ist dieser arme Teufel an einer Krankheit gestorben. Wenn dem so ist, waren sämtliche Personen, die in unmittelbarer Nähe des Hauses des Chieti wohnen, denselben Winden ausgesetzt. Es wäre angezeigt, sich in seine Malerwerkstatt zu begeben, die Türen und Fenster zu verrammeln und zu verriegeln und die umliegenden Häuser vorsichtshalber räumen zu lassen.

»Wenn aber dieser Hexenmeister Unsinn verzapft hat, so ist Rambaldo Chiti umgebracht worden, wie Messer Leonardo behauptet. Und dann sollte man zu ihm nach Hause gehen und alles auf den Kopf stellen, um herauszufinden, wer er war, mit wem er Umgang pflegte und warum ihn jemand nicht nur meucheln, sondern zudem noch mitten auf dem Platz des Kastells abladen wollte.«

»Haltet Ihr das für angebracht, Magister Ambrogio?«

»Ich bin mit Hauptmann Sanseverino einer Meinung, Eure Herrlichkeit.«

»Na gut. Galeazzo, lasst den Gerichtsvogt rufen und tragt ihm auf, die Behausung dieses armseligen Chiti aufzusuchen und sie zu verriegeln. Doch lasst die Nachbarschaft nicht räumen, das würde im Moment nur grundlos Unruhe stiften.«

»Wenn Ihr gestattet, Eure Herrlichkeit, würde ich den Herrn Gerichtsvogt gern begleiten.«

Was in heutiger Sprache so viel heißt wie: Weißt du, wie viel Bammel ich vor der Krankheit habe, von der dieser Vollidiot glaubt, sie hätte dem armen Schwein die Lichter ausgeknipst? Null Komma null.

»Natürlich ist Euch das gestattet, Messer Galeazzo. Geht ruhig, Gott schütze Euch. Kämmerer, was liegt nun an?«

»Der Herr Botschafter Giacomo Trotti, Gesandter des Herzogs Ercole von Ferrara.«

»Gut. Meine Herren, lasst uns allein. Und bittet ruhig den Herrn Botschafter Trotti herein.«

»Ihr versteht, dass ich nicht aus rein persönlichem Interesse handele, sondern auf Anordnung meines Herrn angehalten bin, Euch derart unangenehme Fragen zu stellen.«

Giacomo Trotti blieb vor Ludovico il Moro stehen, der auf seinem Stuhl saß. Dennoch war es in diesem Augenblick Letzterer, der sich in einer unbequemen Position befand. Trottis Frage gehörte nicht zu jenen, die sich leicht umschiffen ließen.

»Darf ich wissen, wie Ihr davon erfahren habt, Messer Giacomo?«

Oberste Regel eines fähigen Politikers: Antworte auf eine Frage stets mit einer Gegenfrage.

»Inzwischen spricht ganz Mailand davon, Eure Herrlichkeit. Bereits heute früh zur dritten Stunde hat Bruder Gioacchino da Brenno in seiner Predigt davon erzählt.«

»Bruder Gioacchino?«

Das hat mir gerade noch gefehlt, dachte Ludovico und versuchte sich seine Verärgerung nicht anmerken zu lassen. Doch gewiss war sie Trotti nicht entgangen.

»Was genau soll Bruder Gioacchino denn gesagt haben?«

Vielleicht etwas, für das ich ihm zu einem Besuch im päpstlichen Gefängnis verhelfen kann? Damit er lernt, den Willen des Herrn zu respektieren – des Herrn von Mailand wohlgemerkt, nicht des himmlischen.

»Er sagte, die göttliche Strafe sei über unserer Stadt hereingebrochen, und dieser Tod sei Werk und Wille des Allmächtigen, ebenso wie der Lorenzo de' Medicis in Florenz. Der Kot des Teufels, das Geld, habe sich dieser Stadt bemächtigt, und der Allerhöchste werde die Krämer aus dem Tempel jagen, angefangen beim Kopf dieser Krämer.«

»Womit Bruder Gioacchino wohl mich meint?«

»Das würde ich niemals zu denken wagen. Dann ist diese unglückselige Neuigkeit also wahr?«

Auch Giacomo Trotti war ein fähiger Politiker.

»Leider ja. Ein Mann, ein armer Maler, ist gestern während der Laudesstunde leblos auf dem Waffenplatz aufgefunden worden. Magister Ambrogio ist überzeugt, er sei eines natürlichen Todes gestorben, dessen Ursprünge ihm jedoch verborgen sind. Messer Leonardo behauptet indes, der Mann sei ermordet worden. Wie Ihr sicher verstehen könnt, bereiten mir beide Hypothesen deutlich mehr Sorge als der göttliche Zorn.«

Ludovico hielt es nicht für angezeigt zu erwähnen, dass der Tote einen Tag vor seinem Ableben um eine Audienz ersucht hatte. Als Anlass zur Sorge war ein Toter im hauseigenen Hof mehr als hinreichend.

»Ich verstehe Euch wohl, Eure Herrlichkeit.«

»Ich weiß, dass ihr ein geistvoller, besonnener Mann seid, Messer Giacomo. Und deshalb wüsste ich gern Eure Meinung.«

»Zu Euren Diensten, Eure Herrlichkeit.«

»Gestern während des Festmahles habe ich Messer Leonardo mit den beiden französischen Botschaftern tuscheln sehen und meine bemerkt zu haben, dass er irgendwann in Wut geriet. Das ist ungewöhnlich für Messer Leonardo. Wisst Ihr, worüber sie redeten oder was vorgefallen ist?«

»Nichts Ernstliches, Eure Herrlichkeit. Einer der Diener in Begleitung des Herrn von Commynes hat Leonardo eine erkleckliche Menge Wein über den Rock gegossen, und das auf wahrlich seltsame Weise, fast mehr aus Absicht, denn aus Ungeschick. Bis dahin drehten sich die Gespräche um Geld.«

»Um Geld?«

»Scheinbar zeigten sich die Franzosen überaus interessiert an Leonardos Verdiensten und wie Eure Herrlichkeit ihn entlohnt.«

»Ah.«

»Wenn ich mir erlauben darf, Eure Herrlichkeit ...«

In unwirscher Zustimmung breitete Ludovico die Arme aus.

»Ich wäre Euch dankbar, Botschafter. Ihr wisst, wie sehr ich Euer Urteil schätze.«

Giacomo Trotti schloss die Augen und verbeugte sich unmerklich. Dann räusperte er sich und sagte:

»Der Winter rückt näher, und dies ist nicht der beste Zeitpunkt, um mit Kriegsabsichten über die Alpen zu kommen. Ich glaube, die Herren aus Frankreich sind vor allen Dingen hier, um Eure Herrlichkeit zur Kasse zu bitten. Solcherlei Fragen dienen meines Erachtens einzig dem Zwecke, in Erfahrung zu bringen, wie viel Eure Herrlichkeit aus dem Säckel holen können, um es den Franzosen zu Kriegszwecken zu leihen.«

Ludovico lächelte. Jedes Mal, wenn der Botschafter von Ferrara den Mund aufmachte, kam etwas Sinnvolles heraus. Und in diesem Fall, das wusste Ludovico sehr wohl, lag Giacomo Trotti vollkommen richtig.

»Ich habe das gleiche gedacht wie Ihr, Messer Giacomo. Doch es gibt noch eine andere Möglichkeit, und ich möchte sichergehen, dass ich nicht falschliege.«

»Wenn ich recht verstehe, bräuchte Eure Herrlichkeit

meine bescheidenen Dienste, um diesem Ärgernis auf den Grund zu gehen …«

»Ganz genau, Messer Giacomo.« Ludovico lehnte sich mit Kopf und Oberkörper auf seinem Stuhl vor, um dem Botschafter ein Stück näher zu kommen. »Nicht nur in meinem, sondern in unser beider Interesse, möchte ich Euch mit einer Mission betrauen.«

»Seht zu, wie Ihr's anstellt. Euch ist eine Mission anvertraut worden, und bis jetzt habt Ihr es nur fertiggebracht, Euch lächerlich zu machen.«

»Ihr habt recht. Ihr habt vollkommen recht, Herzog.«

»Davon kann ich mir nichts kaufen!« Der Herzog von Commynes drosch mit der flachen Hand auf den Tisch, was vermutlich ziemlich wehtat, doch er ließ sich nichts anmerken.

»Ich brauche dieses Notizbuch, Robinot.«

Robinot stand mit hängendem Kopf vor dem Herzog, nachdem er sich als Zeichen der Ergebenheit die Kappe heruntergerissen und sie als Zeichen des Gehorsams sofort wieder aufgesetzt hatte (»und bedeckt Euren grindigen Schädel, Ihr ekelt mich an« – Wortlaut des Herzogs). Hinter ihm stand Mattenet, ausnahmsweise einmal heilfroh, der Unwichtige und Stumme zu sein, und hegte keinerlei Absicht, auch nur einen Mucks von sich zu geben.

»Aber gewiss, gewiss. Wie ich Eurer Herrlichkeit bereits sagte, muss man sich an die Sache herantasten. Nun können wir das Vorgehen an einem gut besuchten Ort ausschließen und müssen bei Dunkelheit handeln.«

»Wäre wohl auch besser so, Robinot«, setzte Perron de Basche mit höhnischem Lachen nach. »Schon weil Leonardo

Euch bestimmt nicht mehr an sich heranlässt, wenn er Eurer ansichtig wird. Wie seid Ihr überhaupt auf die Idee mit dem Kaninchen gekommen?«

»Mir ist zu Ohren gekommen, dass man bei eleganten Festmahlen lebende Kaninchen verwendet, um sich die Hände daran abzuwischen, und wie ich sie im Saal sah und beobachtete, dass Gäste genau das tun, dachte ich bei mir, das könnte Leonardo ablenken. Ich dachte, dass es ...«

»Ihr dachtet, Ihr könntet Messer Leonardo mit einem lebenden Kaninchen den Wein vom Rock wischen, das habe ich wohl gesehen. Das haben so einige gesehen.« Es war nicht klar, ob es die fehlenden Notizbücher oder die fehlenden Manieren waren, die den Herzog von Commynes mehr ärgerten. »Robinot, Kaninchen kann man streicheln und sich die fettigen Finger damit säubern, aber man kann sie nicht als Putzlappen verwenden, Heilige Mutter Gottes! Das ist so, als würde man sich mit der Gabel zwischen den Zähnen herumstochern! Jetzt geht mir aus den Augen und denkt Euch etwas Besseres aus.«

»Mit Eurer Herrlichkeit Verlaub ...«

Die beiden Strauchdiebe machten sich von dannen und zogen kleinlaut die Tür hinter sich zu. Perron de Basche blickte den Diplomaten an.

»Dann sind auch Sie der Meinung, dass wir dieses Notizbuch um jeden Preis in die Hände bekommen müssen.«

Der Herzog schnäuzte sich in die Hand und nickte, ehe er antwortete.

»Ohne jeden Zweifel. Gestern hatte ich den untrüglichen Eindruck, dass Messer Leonardo nicht im Mindesten bestechlich ist. Er arbeitet für den Moro und basta.«

»Oder er weiß, dass wir ihm entgegen all unserer Versprechen nicht so viel zahlen könnten wie Ludovico«, bemerkte de Basche. »Jedenfalls bringt uns das zu unserem obersten Ziel zurück. Wir müssen Ludovico unser Anliegen vortragen. Wir brauchen dreißigtausend Dukaten, und das so rasch wie möglich.«

Sieben

Dieses Pferd. Schön ist es. Fast sieht es aus wie Galeazzos Sizilianer. Aber der ist schöner. Zu schlanke Läufe. Aber die Muskeln sind gut zu sehen. Die Muskeln erzeugen den Eindruck der Bewegung. Angespannter, kontrahierter Muskel, das Kräftespiel des Beins. Dann die Proportionen. Macht man den Lauf so lang wie den des Pferds, wirkt die Statue reglos. Er muss ein bisschen länger werden, als er tatsächlich ist, vergiss das nicht. Der Hinterlauf kürzer, kontrahiert, sprungbereit. Der Vorderlauf länger, ausgreifend. Doch das ist eine Zeichnung. Die Muskeln sind Kunst. Das Pferd muss glatt, die Muskeln gut sichtbar sein. Heute werde ich Sand mit Kaninchenhaar und Eiweiß ausprobieren. Hoppla.

»Alles in Ordnung, Messere? Verzeiht, ich war in Gedanken … Oh, Botschafter, Ihr seid es? Was für eine Überraschung! Ich hoffe, Ihr habt Euch nicht wehgetan.«

»Ganz und gar nicht, Messer Leonardo, ganz und gar nicht«, versicherte Giacomo Trotti, den der in seine Grübeleien versunkene Leonardo da Vinci beim Überqueren der Straße fast über den Haufen gerannt hatte. Tatsächlich war er nur wie durch ein Wunder nicht gestürzt. Immerhin war er ein Mann von siebzig, obschon gut weggesteckten Jahren, und war mit einem recht kräftigen Vierzigjährigen zusammengestoßen. »Und Euch, geht es Euch gut?«

»Bestens. Ich bitte um Verzeihung, doch bisweilen bin ich so zerstreut, dass ich nicht sehe, wo ich hintrete. Ein Glück, dass ich mit Euch zusammengestoßen bin und nicht mit einem dieser Karren, die in sämtlichen Vierteln unterwegs sind. Einmal bin ich von einem solchen fast überrollt und von seiner Fahrerin obendrein beleidigt worden. Eine selten peinliche Angelegenheit, das kann ich Euch versichern.«

»Grämt Euch nicht.« Trotti legte Leonardo eine Hand auf den Arm. »Das passiert mir auch, und zwar viel häufiger, als es einem Mann meines Alters guttäte. Wohin seid Ihr unterwegs?«

»Zum Viehmarkt gleich hier in der Nähe.«

»Ich habe denselben Weg. Wenn Ihr gestattet, begleite ich Euch.«

»Sehr gern.« Leonardo lächelte. »Zu zweit sind wir vielleicht achtsamer.«

Auch Trotti lächelte innerlich. Das erste Problem, scheinbar zufällig mit Leonardo Kontakt aufzunehmen, wäre gelöst. Ludovico hatte ihm eine klare Anweisung erteilt: Stellt es so an, dass er keinen Verdacht schöpft.

»Wollt Ihr ein Tier kaufen?«

»Nein, im Gegenteil«, erwiderte Leonardo und schien schon wieder in Gedanken zu sein. Dieser Mann war geradezu beängstigend schnell abgelenkt. »Ich besuche einen alten Freund, der mir hoffentlich etwas geben kann, das ich benötige. Und mich hoffentlich nicht allzu viel dafür berappen lässt, denn für gewöhnlich ist dieses Zeug teuer.«

»Gutes Zeug ist immer teuer. Wenn man in Mailand lebt, hat man immer weniger Geld, als man bräuchte. In Ferrara gab ich in einer Woche so viel aus wie hier an einem Tag.«

Was aus Trottis Mund völlig arglos klingen mochte. Es war bekannt, dass es in Sachen Geiz nur wenige mit dem Botschafter von Ferrara aufnehmen konnten, einschließlich des Ehegatten der Gallerani. Doch in Wahrheit wollte der gute Trotti nur einen Köder auswerfen.

Ich muss wissen, ob Leonardo bestechlich ist, hatte Ludovico klipp und klar zu Trotti gesagt. Ich ahne oder bin mir nahezu gewiss, dass die Franzosen es auf seine Pläne abgesehen haben, und es gibt zahlreiche Gründe, weshalb Leonardo sich darüber beklagen könnte, dass er von mir und anderen sein Geld nicht bekommt. Sie könnten die Pläne oder ihn selbst kaufen. Ich will von Euch wissen, ob das möglich ist. Geht, fragt, ermittelt. So unauffällig und geschickt, wie es Eure Art ist.«

Und genau das tat Giacomo Trotti.

»Geld wäre nicht das Problem«, sagte Leonardo. »Wenn ich denn genug davon hätte.«

»Es hat wohl keiner genug davon«, bemerkte Trotti. »Allerdings tun die beiden französischen Herren, die gestern Abend eingetroffen sind, nichts anderes, als sich in einem fort darüber zu beklagen.«

»Wem sagt Ihr das«, entgegnete Leonardo kopfschüttelnd. »Mindestens das halbe gestrige Abendessen über haben sie mir damit in den Ohren gelegen und mich nach meinen Verdiensten ausgequetscht.« Leonardo lachte. »Ich würde genug verdienen, habe ich geantwortet, wenn ich mir nicht ständig neue Kleider kaufen müsste, weil irgendwelche Tölpel sie mir mit Wein bekleckern.«

Mit einer zwanghaften Geste, die Trotti bereits häufig bei ihm beobachtet hatte, strich sich Leonardo den Rock glatt, als habe er das Gefühl, noch immer besudelt zu sein.

»Man misst dem Geld zu viel Bedeutung bei, Messer Giacomo. Viele sind so fest davon überzeugt, es hätte Substanz, dass sie es zu Hause horten und bewundern wie ein Gemälde oder ein Schmuckstück. Doch Geld hat weder Substanz noch Gestalt.«

In der Zwischenzeit hatten sie den Platz neben der Dombaustelle erreicht, wo der Viehmarkt abgehalten wurde. Tiere aller Art: Hühner und Kühe, Kaninchen und Singvögel und dazu zahlreiche Spezies, die nicht zum Verkauf standen, wie beispielsweise Fliegen. Leonardo verlangsamte den Schritt und blickte sich um, und der gute Trotti, der allmählich aus der Puste geriet, presste neue Luft durch seine Orgelpfeife.

»Und was ist Geld dann für Euch?«

»Gute Frage. Seht Ihr, Messer Giacomo, ich bin ein ungebildeter Mann, und bei Erklärungen und Erläuterungen verliere ich mich gern in labyrinthischen Reden. Wenn Ihr erlaubt, gebe ich Euch ein Beispiel.«

Leonardo änderte leicht den Kurs und steuerte auf einen Vogelhändler zu, der unter der Last der Vögel und vor allem ihrer Käfige, die an einem jochähnlichen Gestänge baumelten, fast zusammenbrach.

»Ich grüße Euch, guter Mann.«

»Euer Diener, Messere«, antwortete der Mann mit einer Stimme, die der seiner Ware glich, und blieb stehen. »Matteo der Vogelhändler steht zu Eurer Verfügung. Was sucht

Ihr? Wir haben grüne und gelbe Sittiche, oder wenn Ihr Musik mögt, haben wir Nachtigallen, die besser singen als jedes Instrument.«

»Welch Schönheit«, sagte Leonardo aufrichtig. »Sagt, Messer Giacomo, erscheint es Euch recht, dass ein so herrliches Werk der Natur hilflos im Käfig sitzt, damit wir Stadtmenschen uns an seinem Gesang ergötzen? Sagt mir, guter Mann, wie viel wollt ihr für dieses Paar Nachtigallen?«

»Für diese hier fünf Denari, Messere. Doch die Münzen sind gut angelegt. Die Tiere haben wahre Engelsstimmen.«

»Das bezweifle ich nicht, mein Guter«, sagte Leonardo und griff nach seinem Gürtelbeutel. »Hier, nehmen Sie.«

»Und dies ist für Euch«, sagte der Mann, band den Käfig mit den beiden Nachtigallen los und reichte ihn Leonardo. »Ihr solltet Ihnen eine größere Behausung bauen, wenn Ihr sie im Haus zu halten gedenkt.«

»Keine Sorge, Messere. Das wird nicht nötig sein.«

Er öffnete den Käfig und hielt einem der Tierchen den Finger hin, das sogleich darauf hüpfte. Leonardo zog die Hand heraus und reckte sie in die Höhe wie ein ungeübter Falkner einen Spielzeugfalken. Im nächsten Moment flog der Vogel auf, kreiste flatternd über den Menschen und war schon über den Häusern verschwunden.

Giacomo Trotti drehte sich zu Leonardo um, der in den Himmel blickte und dem Vogel mit zufriedener Miene nachsah. Unterdessen war auch der zweite Vogel unbemerkt aus dem geöffneten Käfig entfleucht.

»Wunderbar, nicht wahr? Ich habe immer davon geträumt, mich dem Studium des Vogelflugs widmen zu können. Vielleicht werde ich eines Tages dazu kommen, wenn ich mit diesem vermaledeiten Bronzepferd fertig bin. Nun, Messer Giacomo, habt Ihr gesehen?«

»Das habe ich. Ihr habt fünf Denari für nichts ausgegeben.«

»Für nichts? Verzeiht, mein Guter, ich habe einem Paar Nachtigallen die Freiheit geschenkt und alles, was sich daraus ergeben hat, beobachten und studieren können. Ihr Glück, mein Glück, Eure Verblüffung. In einer Situation, in der die Gedanken sich der Hoffnung zuwenden, habe ich den Gedanken in Flug verwandelt, fast wie der allmächtige Gott. Erscheint Euch das nichts?«

»Ihr habt wohl recht. Wenn man guten Wein kauft, dann gewiss nicht, um ihn zu behalten und sich an seinem Anblick zu weiden. Man kauft nicht den Wein als solchen, sondern hofft, Wohlergehen zu erwerben, den angenehmen Rausch.«

Giacomo Trotti nickte nachdenklich.

»Ich verstehe Euch, Messer Leonardo. Ihr denkt wie ich. Geld ist ein Botschafter, eine Flüssigkeit. Ein Mittel, um sich zu beschaffen, was man möchte. Doch verzeiht, aber in diesem Lichte könnt Ihr nicht behaupten, die Menge des Geldes würde für Euch nicht zählen. Je mehr Geld Ihr besitzt, desto mehr Möglichkeiten habt Ihr, das zu tun, was Euch glücklich macht.«

»Mein guter Trotti, ich habe mich wohl nicht klar ausgedrückt. Dieser brave Vogelhändler und ich haben einen Handel abgeschlossen. Ich habe ihm fünf Metallstücke gegeben, und er hat mir zwei Nachtigallen gegeben. Wir beide sind uns einig, was diese fünf Metallstücke bedeuten. Versteht Ihr, Geld ist eine Sprache. Es funktioniert nicht, weil es eine eigene Natur besitzt, sondern weil wir Menschen ihm die gleiche Macht zuerkennen. Es ist eine Sprache, die noch mächtiger ist als unsere Worte und Sätze.«

»Gewiss, weil alle sie verstehen.«

»Im Gegenteil, sie ist ein Geheimkodex.«

»Ein Geheimkodex?«

»Gewiss. Überlegt einmal, Messer Giacomo. Versucht einen Menschen oder einen Affen mit einem Pfeil ins Herz zu treffen: Es geschieht genau das Gleiche. Mensch und Affe sterben. Gebt ihnen etwas zu essen, ein Stück Obst: Mensch und Affe essen es. Doch versucht einmal, einem Affen einen Dukaten in die Hand zu drücken und dafür das Obst zurückzufordern, das ihr ihm in die Pfote gelegt habt.«

»Er würde mir den Arm abreißen.«

»Höchstwahrscheinlich. Wüsste er jedoch, was man ihm gegeben hat, könnte er sich hunderte solcher Früchte kaufen.«

Leonardo war stehengeblieben und drehte sich zu Trotti um.

»Genau wie die Sprache ist Geld ein Geheimkodex, über den sich die Menschen verständigen und der für jeden Nichtmenschen absolut unverständlich ist.«

»Wie die natürliche Sprache.«

»Noch mächtiger, weil noch geheimer. Ihr könnt einen Hund abrichten, indem Ihr Euch der Sprache bedient. Ihr könnt ihm Platz, Sitz und noch einiges mehr befehlen. Doch gebt ihm einen Dukaten und sagt mir, ob er ihn nicht verschluckt.« In der schlendernden Gangart eines Menschen, der fast an seinem Ziel ist, steuerte Leonardo auf die Via degli Armorari zu. »Aus diesem Grund sind wir Menschen die mächtigsten Lebewesen, die es gibt, und herrschen über alle anderen Kreaturen. Löwen, Schweine, Affen, Hunde …«, Leonardo lächelte, »… und auch Pferde. Aber dann haben uns die Pferde doch in der Hand. Aber genug gedacht fürs Erste. Ich bin da, Messer Giacomo.«

Giacomo Trotti blickte sich um.

In der damaligen Zeit gehörte Mailand zu den führenden Handwerksstädten überhaupt. Hier wurde alles hergestellt.

Stoffe, insbesondere mit hauchfeinen Goldfäden durchwirkter Brokat, aber auch alle möglichen anderen Arten von Tuch aus lombardischer Seide oder Wolle aus den Cotswolds, die, veredelt in den ambrosianischen Werkstätten, ihre Wärme und Weichheit behielt.

Kleider, von der bescheidenen Kluft der Dienerschaft über die Obergewänder und Gamurras der Hofdamen bis hin zu der erlesensten Tracht der Herzoginnen und Herzöge, deren Gewänder von den begabtesten Künstlern kreiert und entworfen wurden, unter ihnen auch Leonardo, der die von Beatrice zum berühmten Paradiesfest getragenen Roben selbst ersonnen hatte.

Praktische, vielseitige Möbelstücke wie Schreibtische, die sich in Esstische verwandeln konnten und in ihrem dunklen Holz den intarsierten Schriftzug NE GRAVIORA FERAM trugen – belade mich nicht mit allzu schweren Dingen.

Doch vor allem Rüstungen. Rüstungen und Waffen jeder Art, Form und Bestimmung, nicht unbedingt zu Kriegszwecken, ja, eigentlich so gut wie nie zu Kriegszwecken. Damals waren Waffen und Rüstungen nicht nur Kriegsgerät, sondern Luxusmode, und sie während einer Parade im Zentrum zu tragen, war gang und gäbe. Mit einem Gegenstand zu prahlen, der einen ganz anderen Zweck erfüllte, sollte zum Ausdruck bringen, wie reich man war und mit wie unbändiger Abenteuerlust und Kühnheit gesegnet: ein bisschen so, als würde man heute mit einem SUV durch die Fußgängerzone fahren.

Folglich hatte sich in einer bestimmten Gegend der Stadt eine florierende Zunft von Handwerkern entwickelt, denen es dank ihres erlesenen Geschmacks in kürzester Zeit gelungen war, selbst in der komplizierten Welt der Hellebarden das renommierte und begehrte Made in Italy durchzusetzen. Und in genau dieser Gegend befanden sie sich gerade: Via degli Scudari, das Königreich der Luxuswaffenverkäufer.

Nun stimmt es zwar, dass Leonardo ein Vorläufer des Dandys war und in Sachen Eleganz durchaus mitreden konnte, doch in einer Rüstung konnte ihn sich Trotti beim besten Willen nicht vorstellen.

»Wollt Ihr Euch eine Rüstung zulegen, Messer Leonardo?«

»O nein, keinesfalls, Messer Giacomo. Ich bin hier, um mit einem Handwerker zu sprechen, der sich mit Metallen auskennt. Habt Ihr etwas vor?«

»Ganz und gar nicht, ich würde Euch gern begleiten.«

»Dann lasst uns gehen. Kommt.« Leonardo schlüpfte durch ein dunkles Tor in einen engen Bogengang, aus dessen Nischen ihnen beißende Hitzeschwaden und das Klirren von gehämmertem Metall entgegenschlugen. Leonardo spähte in die erste Kammer.

»Ich suche Meister Antonio.«

Der schwitzende, schwarz verschmierte Junge am Amboss kniff die Augen zusammen, um den Besucher besser sehen zu können. Als er ihn erkannte, legte er den Hammer beiseite und schlüpfte ohne ein Wort auf den Gang hinaus.

Wenige Sekunden darauf trat aus dem Raum in der Mitte des Bogenganges ein in Grün und Gold gekleideter Kerl, der Trotti so groß wie ein Kleiderschrank vorkam und mit einem strahlenden Lächeln auf Leonardo zueilte.

»Messer Leonardo, welch große Freude! Was verschafft mir die Ehre Eures Besuchs?«

»Ihr seid es, der mich mit diesem Empfang ehrt, Meister Antonio.« Er wandte sich an seinen Begleiter. »Der Botschafter des Herzogs Ercole von Ferrara, Giacomo Trotti. Meister Antonio Missaglia.«

Giacomo Trotti verbeugte sich.

Antonio Missaglia tat es ihm gleich.

Es hieß, die Mailänder Rüstungsschmiede hätten sich in ganz Europa einen Namen gemacht. Das sei ihrem guten Geschmack zu verdanken, hieß es, aber auch den praktischen technischen Lösungen sowie der guten alten Konkurrenz. Auch damals gab es Marken, und jeder Rüstungsschmied drückte dem Metall seinen unübersehbaren Stempel auf. Der von Missaglia war der gefragteste von allen.

Missaglia trugen die Könige von Frankreich, der Kaiser Maximilian von Habsburg, die aragonesischen Könige von Neapel und zahllose andere Parvenüs, die weder ein Königreich zu verteidigen noch Turniere auszutragen hatten, sondern einfach nur einen Haufen Geld besaßen. Der Satz »Darf ich Euch Antonio Missaglia vorstellen«, war im Mailand des Jahres 1493 ungefähr so, als würde heute jemand sagen, »darf ich dir Giorgio Armani vorstellen«.

»Es ist mir eine Freude und Ehre«, sagte Trotti. »Ich wusste nicht, dass Ihr Euch kennt.«

»Seit seiner Anfangszeit in Mailand ehrt Messer Leonardo mich mit seiner Freundschaft, Exzellenz«, entgegnete Missaglia und zeigte sein beachtlich schwarzes Gebiss unter dem weißen Bart. »Von ihm Meister genannt zu werden, ist blanker Hohn. Wenn es hier einen Meister gibt, dann ist er es.«

»Ihr seid zu großzügig, Meister Antonio«, sagte Leonardo mit einem kleinen Lächeln, das anzudeuten schien, dass er dem nichts hinzuzusetzen hatte. »Meister Antonio hat mich viele Dinge über Metalle gelehrt und wie sie zu schmieden und zu hämmern sind. Zusammen haben wir die Rüstung für Galeazzo Sanseverino gefertigt.«

»Eine Rüstung aus schimmerndem Gold. Ihr habt sie erdacht, ich habe sie geschaffen.« Antonio Missaglia lachte zufrieden. »Und ein anderer hat sie glücklicherweise bezahlt.«

»Und wer hatte mehr Arbeit damit?«, fragte Trotti und blickte sich um.

»Ach, für mich war es einfach. Im Vergleich zu Eisen ist die Arbeit mit Gold ein Traum. Doch einen Ritter mit all diesem Gewicht im Sattel zu halten, ist nicht ohne. Gold ist weich, der Hammer formt es schnell. Doch es ist schwer. Schwerer als Eisen und Bronze, die ungefähr gleich viel wiegen.«

Trotti hob den Finger wie in der Schule.

»Apropos, verzeiht, Meister Antonio, aber wo ich nun einmal die seltene Gelegenheit habe, von Euch zu lernen, dürfte ich Euch eine Frage stellen?«

»Ich hoffe, ich kann Euch dienlich sein, Exzellenz.«

»Ich habe stets gehört, man könne keine kriegstauglichen Eisenkanonen herstellen, weil sie zu schwer und für den Transport nicht geeignet wären. Doch nun sagt Ihr, Eisen und Bronze haben das gleiche Gewicht. Ich verstehe nicht, wie das zusammenpasst.«

»Bei gleichem Gewicht ist Bronze sehr viel härter.« Missaglia hob eine Hand, die so groß und breit war wie ein Hackbrett. »Schaut, Exzellenz, Ihr habt drei Möglichkeiten.«

Missaglia nahm den schinkengroßen Daumen zwischen zwei Finger.

»Erstens, Ihr könnt eine Kanone aus daumendicker Bronze gießen, sie von Pferden ziehen lassen und in der Schlacht einsetzen.«

Missaglia griff seinen Zeigefinger.

»Zweitens, Ihr könnt eine Kanone aus daumendickem Eisen machen, sie unter ebensolcher Mühe transportieren, sie aber *nicht* in der Schlacht einsetzen. Sie würde Euch beim ersten Schlag vor der Nase explodieren.«

Missaglia umfasste den Mittelfinger.

»Drittens, Ihr könnt eine Kanone aus zweidaumendickem Eisen machen und sie in der Schlacht einsetzen, doch sie aufs Schlachtfeld zu ziehen, würde Euch einiges abverlangen. Sie wäre viel schwerer als eine Bronzekanone der gleichen Größe. Außerdem schmilzt Bronze bedeutend leichter. Man braucht nur halb so viel Hitze, oder fast. Bronze ist ein großartiges Material, doch für Rüstungen ist es nicht zu gebrauchen. Zu schwer zu hämmern. Für Kanonen ist es in Ordnung. Oder für Standbilder, nicht wahr, Messer Leonardo?«

Leonardo war wieder einmal in Gedanken versunken und stand mit gerunzelter Stirn und gesenktem Blick da. Wogegen vermutlich nichts einzuwenden war, weil ihm das, was Missaglia sagte, bereits bestens geläufig war.

Nach ein paar Sekunden des Schweigens riss er sich aus seinen Gedanken, und die tiefe Furche auf seiner Stirn verschwand.

»Ganz recht, absolut, Meister Antonio. Und genau deshalb bin ich hier. Seht, ich experimentiere gerade ein wenig mit dem Guss des großen Pferdes zum Gedenken an seine Herrlichkeit, den verstorbenen Herzog, und bräuchte eine winzige Menge Kupfer, um Bronze zu gießen. Drei oder vier Platten würden mir genügen.«

»Wie Ihr wünscht, Messer Leonardo. Braucht Ihr auch Zinn, um es zu legieren?«

»Nein, davon habe ich noch genug für drei oder vier Güsse. Ich müsste Euch bitten, mir das Kupfer auf Pump zu geben. Augenblicklich habe ich kein Geld, um Euch zu bezahlen, erwarte aber eine erkleckliche Zahlung für das Bild der Bruderschaft und …«

Während Trotti sich ein paar Schritte entfernte, um die unangenehme Situation zu entschärfen, hob Missaglia die Hände und tauchte damit einen Hektar des Hofes hinter sich in Schatten.

»Ich bitte Euch, Messer Leonardo. Für Euch ist das doch das Mindeste. Ihr müsst mir nur versprechen, nicht mit Blei zu bezahlen.« Missaglias Lachen riss jäh ab, als er sah, dass Leonardo dunkelrot anlief. »Das war natürlich ein Scherz, Messer Leonardo. Ich lasse Euch sofort das Kupfer holen. In Mailand sind es ganz andere Leute, die nicht zahlen. Kommt einfach wieder, wann und wie Ihr mögt, Ihr seid hier stets willkommen.«

»Oh, willkommen, Galeazzo. Wart Ihr in der Behausung des armen Teufels? Rambaldo Chiti?«

Ludovico il Moro saß auf dem Bett und spielte Karten mit Beatrice, die, dem Häuflein kleiner Silberlinge in ihrem Schoß nach zu urteilen, die Partie gewann. Was, dem Gesicht Seiner Herrlichkeit nach zu urteilen, nicht nur dem Glück und/oder Geschick der Gemahlin zu verdanken war.

»Wie Eure Herrlichkeit befahlen.« Galeazzo hob das Kinn, sodass es fast unmöglich war, das Funkeln in seinem Blick zu übersehen, welches beinahe noch augenfälliger war als der große und offenbar ziemlich schwere hölzerne Kasten in seinen Händen. »Wir haben Türen und Fenster verriegelt und verrammelt und die im Haus befindlichen Kleidungsstücke und Decken in einen Karren geladen, der jetzt draußen steht.«

»Gut.« Ludovico spielte gemächlich eine Karte aus, nach der Beatrice gierig schnappte und sie in ihr Blatt schob. »Seht zu, dass Ihr sie mit Holz und Kohle, aromatischen Kräutern und Weihrauch verbrennt. Magister Ambrogio sagt, die seien wichtig, um die Ansteckung zu vertreiben, die mit dem Rauch nach oben steigt und von den Winden nicht mehr übertragen werden kann.«

»Das werden wir tun. Doch ich glaube, Ihr möchtet sicher auch hören, was wir sonst noch gefunden haben. Und wie.«

»Ich kann Euch nicht folgen, Hauptmann.«

»Zunächst einmal war Rambaldo Chitis Heimstatt sehr ärmlich. Ebenso ärmlich wie die Kleidung und die wenigen Habseligkeiten ihres Bewohners. Doch diese wenigen Habseligkeiten lagen auf einem derart unordentlichen Haufen, dass man unmöglich glauben kann, jemand könne in einem solchen Puff hausen, wenn mir der Gebrauch eines so liederlichen Ausdrucks in Gegenwart einer Dame erlaubt ist.«

Das war eine Art Signal, das Galeazzo und Ludovico vereinbart hatten. Wenn Galeazzo ein unziemliches Wort benutzte und dann dafür um Verzeihung bat, bedeutete dies, dass er allein mit dem Moro sprechen wollte.

»Wenn das alles ist, lieber Galeazzo. Aber sei's drum, vielleicht ist es besser, wenn Euch solch finstere Geschichten nicht zu Ohren kommen, mein angebetetes Weib.«

Das hatte er ganz liebevoll gesagt und mit zärtlicher Stimme, keine Frage. Dennoch kam es selten vor, dass der Moro alleingelassen werden wollte, und wenn es vorkam, sollte man dem schleunigst nachkommen. Mit einem Lächeln und einer anmutig schwungvollen Reverenz verließ Beatrice d'Este das Zimmer, um sich womöglich für die täglichen vier, fünf Minuten um ihren Jungen zu kümmern. Jedoch nicht, ohne vorher mit zarter, zupackender Hand die Silberlinge aus ihren Rockfalten zu klauben.

»Also, Galeazzo, ich höre. Offenbar wart ihr nicht die Ersten, die in das Haus des armen Teufels eingedrungen sind.«

»Nein. Das Haus ist von oben bis unten auf den Kopf gestellt worden, wenn man bei diesen paar winzigen Kämmerchen denn von oben und unten sprechen kann. Wir waren nicht die Ersten, doch wir hatten mehr Glück.«

Galeazzo stellte den Holzkasten vor Ludovico auf den Boden.

»Wer in das Haus eingedrungen ist, hat nicht gründlich gesucht. Neben dem Bett stand eine Art Amboss, ein mächtiger Hauklotz. Der Hauklotz war hohl, jedoch gut gefüllt, damit kein Geräusch den Hohlraum verriet.«

»Und wieso hast du ihn bemerkt?«

»Was macht ein Maler mit einem Amboss? Wieso muss

ein so armer Mann in einem so kleinen Zimmer einen so sperrigen Gegenstand herumstehen haben?« Während er sprach, öffnete Galeazzo den Kasten und holte eine Art langen, eisernen Schuhlöffel daraus hervor.« Weil er ihn brauchte. Weißt du, was das ist?«

»Nein, weiß ich nicht. Es erinnert mich an etwas, aber ich weiß nicht genau an was.«

»Vielleicht wird es dir klarer, wenn ich dir dies hier zeige«, sagte Galeazzo und holte zwei kleine Silberbarren aus dem Kasten.

»Heilige Mutter Gottes.« Ludovicos Blick wanderte wieder zu dem Gegenstand. »Eine Eisenrinne, um Metall zu schmelzen. Chiti war ein Falschmünzer.«

»So sieht es aus«, bestätigte Galeazzo Sanseverino. »Der Amboss trägt Spuren von Prägestempeln, als wären darauf Münzen umgeprägt worden. Überdies enthält der Kasten Feilen, Zangen, eine Kupferplatte sowie einen kleinen Schmelztiegel.«

»Ist auch Geld in dem Hauklotz?«

»Münzen nicht, aber Geld schon. Und genau darüber wollte ich mit dir reden.«

»Du hast Chiti gesehen ...«, sagte Ludovico, während Galeazzo sich wieder zu der Kiste hinunterbeugte und darin herumkramte. »Es könnte also sein, dass dieser Unglücksvogel tatsächlich von einem seiner finsteren Spießgesellen umgebracht wurde. Am Ende hat Leonardo doch recht.«

Galeazzo schüttelte den Kopf und griff sich den gesuchten Gegenstand.

»Einen Augenblick Geduld, Ludovico. Gleich sprechen wir auch über Messer Leonardo.«

»Da sind wir, Messer Leonardo. Wenn ich darf, möchte ich Euch um einen Gefallen bitten.«

»Nur zu, Messer Giacomo«, sagte Leonardo und drückte die Tür auf. »Meine bescheidene Bleibe steht zu Eurer Verfügung.«

»Ich danke Euch, Leonardo. Ich hätte nämlich eine gewisse Dringlichkeit, mich zurückzuziehen, und habe mich gefragt, ob ...«

»Ich bitte Euch, Messer Giacomo«, sagte Leonardo und deutete zur Treppe. »Ihr könnt gern mein Zimmer benutzen. In der unteren Schublade neben meinem Lager findet Ihr, was Ihr braucht. Guten Abend, Caterina.«

»Ich bin in der Küche, Leonardo«, hörte Trotti auf dem Weg zur Treppe.

Trotti öffnete die Tür, blickte sich um, öffnete die Schublade, von der Leonardo gesprochen hatte, und zog einen schweren Messingnachttopf hervor.

Giacomo Trotti war immerhin siebzig Jahre alt, und in einem fremden Haus darum zu bitten, den Nachttopf benutzen zu dürfen, war niemals nur eine Ausrede, um sich in aller Ruhe ein wenig umzuschauen; doch während er sich mit der gebotenen Umsicht eines Siebzigjährigen darum bemühte, das eingeschränkte Sehvermögen und die allzu große Prostata miteinander in Einklang zu bringen, schaute Trotti sich um.

Der Raum sah aus wie das Zimmer eines beliebigen Menschen, wenn man von den zahlreichen Papieren absah, die überall herumlagen und nur im Kopf ihres Besitzers eine Ordnung hatten. Weder Röhrchen noch Glaskolben noch metallurgisches Gerät oder andere alchimistische Gegenstände, doch die konnten sich ebenso gut im Atelier befinden. Hier mochten höchstens ein paar Notizen herumliegen. Schwer zu sagen und unmöglich, die Blätter in Augenschein zu nehmen, zumal sie von rechts nach links beschrieben und damit auf die Schnelle nicht zu entziffern waren. Das brauchte Zeit, und die hatte Trotti nicht. Prostata hin oder her, er konnte unmöglich eine Viertelstunde in einem fremden Zimmer verbringen.

Nachdem er den Nachttopf mit einer höflichen, aber deutlich vernehmbaren Warnung aus dem Fenster geleert und zurück an seinen Platz gestellt hatte, zog Trotti sich den Rock zurecht, verließ das Zimmer und stieg wieder nach unten.

»Nun, Messer Leonardo, ich danke Euch für Eure Begleitung ...«, hob er an, als er die Küche betrat, und verstummte jäh, als er Caterina am Küchentisch sitzen sah, vor sich einen Korb Bohnen, die sie mit betrübter Miene enthülste. Als sie Trotti erblickte, legte sie die Schote beiseite, stand auf und strich sich die Schalenreste vom Rock.

»Entschuldigt, Messere, mein Sohn musste eilends fort. Ein Diener des Kastells ist mit dem Befehl gekommen, ihn zu seiner Herrlichkeit Ludovico Sforza zu bringen. Er bittet Euch um Verzeihung, weil er sich nicht von Euch verabschieden konnte.«

»Ich bitte Euch«, entgegnete Trotti und winkte beschwichtigend ab, »ich muss mich bei Euch bedanken, und ebenso bei Eurem Sohn, der mir ein wenig seiner wertvollen Zeit geschenkt hat.«

»Ja, ja, die Zeit. Davon hat Leonardo nie genug. Er kratzt sie zusammen, wo er nur kann. Er schläft anderthalb Stunden und ist dann wieder vier wach. Und er macht Tausende von Sachen gleichzeitig.«

»Er arbeitet also auch nachts?«

»Und ob. Wenn er wenigstens zu Hause arbeiten würde, dann fehlte es ihm nur an Schlaf. Aber er geht auch aus.«

»Er verlässt das Haus? Des Nachts?«

»Jawohl, mein Herr. Ich bin alt, wisst Ihr, und wenn ich des Nachts erwache, kehrt der Schlaf nicht wieder. Schon dreimal habe ich bemerkt, dass er nächtens nicht zu Hause war und erst vor Morgengrauen heimkehrte. Es ist gefährlich, bei Dunkelheit in der Stadt unterwegs zu sein, habe ich ihm gesagt, doch er schert sich nicht darum. Wenn Seine Herrlichkeit Ludovico es von mir verlangt, muss ich es tun, antwortet er.«

»Ludovico? Und was muss Euer Sohn des Nachts für Seine Herrlichkeit tun?«

»Wisst Ihr es vielleicht? Ich nicht.« Caterina wischte sich die Hände an der Schürze ab und warf einen raschen Blick auf den Berg Bohnen, die es noch zu enthülsen galt. »Jetzt verzeiht mir, mein Herr, doch ich muss mich wieder meiner Arbeit widmen. Es gibt so viel zu tun, und niemand hilft mir. Solltet Ihr vorn auf der Straße zufällig einen jungen Kerl mit weißem Wams und blauweißen Hosen sehen, schreit ihn an und schickt ihn hierher.«

»Messer Leonardo da Vinci ist eingetroffen, Eure Herrlichkeit.«

»Nur zu, Kastellan, lasst ihn eintreten.«

Der Kastellan führte Leonardo in die Sala degli Scarlioni, wo ihn drei Personen erwarteten: Ludovico il Moro, Galeazzo Sanseverino und Marchesino Stanga.

Beim Anblick des Dritten fiel Leonardo ein Stein vom Herzen. Trotz seines albernen Namens war Marchesino

Stanga ein überaus ernster Mensch, leitender Schatzmeister des Hofes und somit offizieller Zahlmeister. Er machte das Geld locker, wie man zu sagen pflegte. Und seine Gegenwart in diesem Raum konnte nur eines bedeuten. Dass Ludovico das Geld direkt von der Bruderschaft erhalten hatte und seinen finanziellen Nöten somit ein Ende bereiten würde.

»Da ist er ja, kommt nur, Messer Leonardo. Wir haben große Neuigkeiten für Euch. Ihr könnt uns jetzt allein lassen, Stanga. Für heute sind wir fertig.«

»Wie Eure Herrlichkeit wünschen«, antwortete der Mann mit einer angedeuteten Verbeugung und entfernte sich, um Leonardo in der Gesellschaft des Moro und Galeazzos, jedoch sehr viel einsamer als zuvor zurückzulassen.

»Nun, Messer Leonardo. Wie ich sagte, haben wir große Neuigkeiten. Kommt nur, tretet näher. Was habt ihr in diesem Sack?«

»Kupferplatten, Eure Herrlichkeit. Um einige kleine Probegüsse für das Pferd anzustellen. Der gute Meister Antonio Missaglia hat sie mir überaus großzügig geschenkt.«

Womit ich Euch, mein guter Herr, darauf aufmerksam machen möchte, dass Ihr mir eine Zahlung versprochen hattet, und jetzt sehe ich, dass Stanga fortgeschickt wird. Da möchte ich doch zu gern wissen, wieso Ihr mich einbestellt habt. Ihr wart es schließlich, der mich hat holen lassen, dabei war mein Tag schon beschissen genug. Das denke ich, Eure Herrlichkeit, aber ich sage es nicht laut. Bronzeplatten auf Pump und obendrein Missaglia. Bei ihm sitze ich in der Tinte, ganz gleich ob wegen Kupfer oder Blei. Ihr bestellt mich her. Na schön, jetzt werden sie mich bezahlen. Ich treffe Stanga an und Ihr schickt Stanga fort. Weshalb bin ich also hier?

»Schön, schön. Ein fleißiger Mann, unser Leonardo. Während er eine Sache tut, hat er zehn weitere im Kopf. Bisweilen würde ich für Eure Gedanken glatt etwas springen lassen.«

Bisweilen, aber nicht jetzt. Sie würden Euch nicht gefallen.

»Wie gesagt, große Neuigkeiten, Messer Leonardo. Hauptmann Galeazzo hat die Zimmer des Toten, des armen Rambaldo Chiti, räumen und durchsuchen lassen. Sie haben ein gewaltiges Durcheinander vorgefunden. Als hätte bereits jemand in Chitis Sachen herumgewühlt.«

»Womit sich, wenn Eure Herrlichkeit erlauben, meine Annahme bestätigt, dass Chiti ermordet wurde. Haben sie etwas Interessantes gefunden?«

»So einiges, Messer Leonardo, so einiges. Besser gesagt, wer gesucht hat, ist nicht fündig geworden. Der gute Galeazzo hingegen hat dies hier entdeckt, versteckt in einem Hauklotz. Wisst Ihr, worum es sich handelt?«

»Feilen, Stempel, Ton. Zangen. Grabstichel. Eine Eisenrinne zum Gießen. Das Werkzeug eines Goldschmieds oder eines Falschmünzers.«

»Ganz genau, Leonardo. Geht es Euch gut? Ihr seht blass aus.«

»Es geht mir gut, Eure Herrlichkeit. Ich hatte einen schweren Tag.«

»Und er ist noch nicht zu Ende, Messer Leonardo. Es gibt noch zwei Dinge, die ich Euch zeigen muss.«

Ludovico nahm Galeazzo ein paar Papiere aus der Hand und faltete eines auseinander. Es war ein mit gestochener Handschrift bedeckter Bogen feinsten florentinischen Papiers.

IHS 1493, am 24. Junitage in Florenz

1 000 Gulden

Zahlt gegen diesen Prima-Wechsel an Messer Rambaldo Chiti tausend Gulden zu tausendfünfundzwanzig Dukaten pro Gulden durch Messer Accerrito Portinari und Teilhaber in Mailand. Christus schütze euch.

Darunter eine Unterschrift. Eine Unterschrift, die Leonardo kannte. Doch war es nicht die Unterschrift, die zählte, sondern der ganze Brief.

Wenn ein Bankier einen Kreditbrief erhielt, war er angehalten, den im Brief genannten Betrag in bar auszuzahlen. Natürlich verfügte jeder Bankdirektor über eine Schriftprobe sämtlicher seiner Kollegen in den anderen Außenstellen. Und wenn man von der Banco Medici oder den ihr zugehörigen Außenstellen spricht, spricht man von solchen in ganz Europa, von Rom über Brügge bis hin nach London.

Der Kreditbrief war der geschäftliche Dreh- und Angelpunkt des Kontinents, schützte seinen Besitzer vor Dieben und ersparte ihm beschwerliche Reisen mit Schubkarren voller Zaster. Man hinterlegte das Geld in Florenz, nahm den Kreditbrief, reiste nach London und hob das Hinterlegte zum geltenden Wechselkurs ab: eine kleine finanzielle Einbuße für einen erheblichen Sicherheitsgewinn.

Ratlos starrte Leonardo auf das Papier.

»Ich begreife nicht.«

»Ich auch nicht. Dies ist ein Kreditbrief über tausend Gulden, in der Hand eines armen Schluckers, der sich als Maler verdingte. Wenigstens sind wir jetzt mit unserer

Verständnislosigkeit zu zweit. Was das andere Dokument betrifft, das ich Euch zeigen will, versteht Ihr vielleicht mehr als ich.«

Ludovico zeigte Leonardo ein weiteres Papier. Ein Papier, das mit verschiedenen Skizzen und Zahlen sowie mit einer winzigen Schrift bedeckt war, die man eigentlich kaum entziffern konnte.

Wie auch. Sie war von rechts nach links geschrieben.

Acht

»Rambaldo Chiti war bei mir Werkstattbursche. Er kam über den Kunden eines guten Freundes zu mir, Giovanni Portinari, der mich bat, ihn in meinem Haus und meiner Werkstatt aufzunehmen, und das tat ich.«

Ludovico hörte reglos zu, die Hände eine über der anderen vor den Mund geschlagen, als wollte er kundtun, dass er, solange Leonardo sprach, ganz Auge und Ohr war.

»Rambaldo war anstellig, er hatte Talent, lernte schnell, war aufgeweckt und wohlerzogen. Ich war mit ihm zufrieden, und schon bald ging er mir bei meiner Arbeit zur Hand.«

Leonardo tat einen tiefen Seufzer und blickte zu Boden. Er brauchte nicht aufzusehen, um zu wissen, dass Ludovico in unveränderter Haltung vor ihm saß.

»Dann, eines Tages vor zwei Jahren, ließ mich Meister Antonio Missaglia rufen. Er sagte, er habe in seinen Geldfächern Falschmünzen gefunden. Gulden aus Blei, bedeckt mit einer feinen Goldschicht, die perfekte Täuschung, solange man die Münzen nicht auf die hydrostatische Waage legte. Er hatte einige seiner Kunden im Verdacht. Deshalb bat er mich, die Münzen, die ich meinem Burschen gab, zu markieren.«

Galeazzo, der neben Ludovico stand, schien dem Dialog wider den natürlichen Verlauf zu folgen: Er musterte Ludovico, während Leonardo sprach, und richtete seinen Blick auf Leonardo, sobald dieser Atem holte und seine Gedanken ordnete.

»Nach einem Monat rief Meister Antonio mich zu sich. Am Morgen hatte ich Rambaldo Chiti vier markierte Dukaten gegeben. Doch die Dukaten, die ich ihn zur fünften Stunde aushändigen sah, trugen keine Markierung. Diese Tatsache ließ sich nicht bestreiten.«

Leonardo breitete die Arme aus. Ludovico rührte keinen Muskel. Unglaublich, wie ein derart regloser Mann zugleich so überaus lebendig sein konnte.

»Nachdem ich bei Meister Antonio demütigst um Verzeihung gebeten hatte, schleifte ich Chiti heim und ließ mir seine Vorgehensweise erklären. Ich will keine langen Reden machen, doch sie entspricht genau dem, was auf dem Papier geschrieben steht, das Ihr mir soeben gezeigt habt: ein Verfahren, um Blei mit Gold zu überziehen. Es beschreibt die Arbeitsschritte und Zeiten, an die man sich kleinlich halten muss, weil sonst nichts Gutes dabei rauskommt. Meister Antonio und ich hatten dieses Verfahren ersonnen, um die Rüstung des erlauchten Hauptmannes Sanseverino herzustellen, aus leichtem Metall, das wie Gold erscheint.«

Leonardo atmete tief durch.

»Eure erlauchte Herrlichkeit versteht meine Bestürzung und Beklommenheit. Ich selbst hatte diesen Nichtsnutz in dieser Kunst unterwiesen und musste feststellen, dass er sie missbrauchte, um Falschmünzen herzustellen und diese einem meiner teuersten Mailänder Kameraden unterzujubeln. Nicht einmal Vorwürfe konnte ich ihm machen, so beschämt und angewidert war ich von seiner Tat. Ich jagte ihn aus dem Haus und schrieb meinen wenigen mit der Gießkunst vertrauten Freunden Sangallo, Francesco di Giorgio und Pollaiuolo, diesem Schurken nicht die Tür zu öffnen, sollte er bei ihnen anklopfen, es wäre sonst ihr Ruin …«

Ludovico ließ die Hände vom Gesicht sinken, und Leonardo schwieg.

»Ihr hättet ihn bei mir und beim Geheimen Rat anzeigen müssen«, sagte Ludovico bitter.

»Ihr hättet ihn töten lassen, Eure Herrlichkeit.«

»Ich hätte meine Pflicht als regierender Herrscher dieser Stadt wahrgenommen und verhindert, dass Falschmünzen in Umlauf geraten. Das hätte jeden davon abgehalten, dergleichen noch einmal zu wagen. Ich hätte getan, was getan werden muss. Ihr seid es, Leonardo, der nicht getan hat, was Ihr hättet tun müssen.«

Ludovico erhob sich und überragte den Raum und die Anwesenden, durch und durch Herrscher.

»Ihr seid es, der seine Bürgerpflicht hätte erfüllen müssen. Eine Stadt fußt nicht nur auf ihren Wehrmauern, sondern auch auf dem Vertrauen derer, die sie bewohnen und in ihr arbeiten, Leonardo. Dieser Brief tut seine Wirkung, weil ich dem, der ihn ausgestellt hat, vertraue, Leonardo, und ich bin mir sicher, dass ich der Bitte nachkommen kann. Dank diesem Vertrauen können wir mit ganz Europa Handel treiben, unsere Seiden nach Brügge, unsere Rüstungen nach Paris, unsere Wollen nach Frankfurt verkaufen.

Würde ich seinem Verfasser nicht vertrauen, wäre er Altpapier.«

Leonardo und Galeazzo schwiegen, und ohne seine Rede zu unterbrechen, begann Ludovico im Kreis durch den Saal zu wandern.

»Eine Stadt ehrlicher Menschen wäre ein idealer Lebensort, doch es gibt einen Haken: Die Menschen sind nicht ehrlich. Nehmt hundert Bürger und fragt mich, ob der Großteil von ihnen anständig ist, und ich werde mit Ja antworten. Von hundert würden mindestens neunzig nie etwas Böses tun. Doch ein Einziger genügt, Leonardo, um alle hundert zu verderben, ebenso wie ein Löffel Exkremente in einem Weinfass den Inhalt ungenießbar macht. Meine Pflicht als Herrscher ist es, diesen neunundneunzig Ehrlichen Ruhe und Sicherheit zu gewährleisten, und nicht, mich um den einen zu kümmern, der einen Fehler begangen hat. Nur so wahrt man Vertrauen. Und nun sagt mir, Leonardo: Habt ihr Rambaldo Chiti wiedererkannt, als ihr die Leiche zu Gesicht bekamt?«

»Ja, Eure Herrlichkeit.«

»War es danach, dass Ihr Euch entschlossen habt, seine sterblichen Überreste zu untersuchen, um den Grund seines Todes festzustellen?«

»Ja, Eure Herrlichkeit.«

»Hattet Ihr die Absicht, mir früher oder später mitzuteilen, dass Ihr den Toten kanntet?«

»Ich bin mir nicht sicher, Eure Herrlichkeit.«

»Warum nicht?«

»Ich fürchtete, Ihr würdet aus meiner Beziehung zu dem Unglücklichen die falschen Schlüsse ziehen. Ihr könntet annehmen, dass ich bei den widerwärtigen Machenschaften, denen er frönte, sein Komplize und Spießgeselle gewesen sein könnte.«

»Genau das könnte ich auch jetzt denken. Jetzt noch mehr als zuvor. Ich könnte denken, dass Ihr bis vor Kurzem mit Eurem Werkstattlehrling Falschmünzen hergestellt habt und Euch nach seinem Fortgang das Kleingeld ausgegangen ist. Nun sagt mir, Leonardo, wieso sollte ich Euch trauen?«

»Aus diversen Gründen, die ich Euch, wenn Eure Herrlichkeit die nötige Güte und Geduld aufbringt, jetzt gleich darlegen werde.«

Mehr als alles andere war es der Ton, der Galeazzo überraschte. Der Hauptmann, der, seit Ludovico zu sprechen angehoben hatte, Leonardo im Auge behielt, konnte sehen, dass dieser, je länger der Herr von Mailand redete, nur noch an Gelassenheit gewann. Zuletzt hatte er respektvoll, aber ruhig geklungen, als wüsste er nicht nur, dass er recht hatte, sondern dass er auch recht bekommen könnte: zwei Dinge, die nicht immer miteinander einhergehen.

»Dann raus mit der Sprache. Ich höre.«

»Zunächst sind da die Briefe, die ich an meine wenigen zuvor genannten Zunftgenossen geschrieben habe. Es sind fähige Handwerker und Konstrukteure und gewissenhafte Menschen, und ich vertraue darauf, dass sie meine Briefe aufbewahrt haben wie ich die ihren.«

»In Ordnung. Und weiter?«

»Zweitens habe ich selbst Euch gesagt und darauf beharrt, dass Rambaldo Chiti umgebracht wurde und nicht an einer Krankheit oder göttlichem Zorn verstarb, wie andere behauptet haben. Es wäre wahrlich tölpelhaft, Eure Herrlichkeit, wenn ich in eine Falle tappte, die ich selbst ausgelegt habe.«

»Mag sein, das gestehe ich Euch zu. Gibt es sonst noch etwas, das Ihr mir mitzuteilen habt?«

»Zweierlei. Das Erste ist, dass ich auf Eure Gerechtigkeit vertraue, die Ihr so oft unter Beweis gestellt habt, insbesondere im Falle der beiden Deutschen von Capiago.«

Ende Mai hatte man zwei Deutsche, die unweit des Comer Sees in Capiago wohnten, Jacob de Pesserer und Jos Crancz, zusammen mit ihrem Diener unter dem Vorwurf der Falschmünzerei verhaftet. Ihre Behausung war durchsucht, sämtliche Gegenstände darin beschlagnahmt und erfasst und die Liste vom Moro selbst in Augenschein genommen worden. Nicht zuletzt mit Leonardos Hilfe war er zu dem Schluss gelangt, dass die beiden offenbar Alchemisten, aber keine Falschmünzer waren. Keine Möchtegern-Alchimisten, die Blei und Urin verrührten, um daraus Gold zu machen, sondern sie benutzten Zinksulfid, welches, wie nunmehr allseits bekannt, das vielversprechendste Mittel zur Goldgewinnung war. Sie verfügten über ein fortschrittliches Labor und erstklassiges Material, doch waren weder Prägestempel noch Hämmer noch umzuprägende Gegenstände gefunden worden. Nach elf Tagen Gefangenschaft und keinem einzigen Tag Folter waren die beiden mit einem vom Moro persönlich unterzeichneten Edikt auf freien Fuß gesetzt worden. Ende des fünfzehnten Jahrhunderts gab es nicht viele Orte, an denen dergleichen geschah.

»Und das Zweite?«

»Zweitens, Eure Herrlichkeit, verfüge ich über den Beweis, dass Chiti nicht nur Münzen gefälscht hat, sondern dass auch der Kreditbrief, den Ihr mir vorhin zeigtet, eine Fälschung ist.«

»Seht, Eure Herrlichkeit, der Brief ist von Bencio Serristori unterzeichnet worden, Gesellschafter von Accerrito Portinari und ein guter Florentiner Freund von mir. Und er ist deutlich auf den vierundzwanzigsten Juni dieses Jahres datiert.«

»Das sehe ich. Und?«

»Nun, Eure Herrlichkeit, am vierundzwanzigsten Juni feiert Florenz das Fest des Heiligen Johannes. Niemand arbeitet am Tag des Schutzheiligen. Und so, wie ich Bencio Serristori kannte, hätte er niemals das Haus und erst recht nicht die zum Johannistag gedeckte Festtafel verlassen, um in die Bank zu gehen.«

»Kannte?«

»Ganz genau, Eure Herrlichkeit. Serristori ist am ersten Juli dieses Jahres in Florenz gestorben. Meine Mutter Caterina, die kurz darauf zu mir zog, hat mir unter anderem diese Neuigkeit aus Florenz mitgebracht.«

Ludovico legte die Hände vor dem Gesicht zusammen und fing an, sich mit den Zeigefingerknöcheln über das Kinn zu reiben, immer auf und ab. Eine wenig herzogliche Haltung, doch in diesem Moment unabdingbar. Ludovico dachte nach.

Um ausgezahlt zu werden, musste jeder Brief mit der Schriftprobe und der Unterschrift, die jeder Bankdirektor bei sich aufbewahrte, übereinstimmen. Wenn Chiti diesen Brief gefälscht hatte, bedeutete das, dass er über die Schriftprobe eines echten Briefes verfügte. Doch wie konnte er darangekommen sein?

Und vor allem, wo befand sie sich jetzt?

»Ihr kanntet diesen Signor Serristori also gut?«

»Wir waren, wie ich bereits sagte, in Florenz beieinander zu Gast.«

»Und wisst Ihr, wer hier in Mailand Geschäfte mit ihm tätigte?«

»Da gibt es mehrere, an die ich mich erinnere. Doch kann ich Eurer Herrlichkeit nicht versichern, dass es alle sind.«

Die Fingerknöchel des Moro strichen noch immer über sein Kinn. Ein falscher Kreditbrief. Der echte fehlt. Und der Mann, der ihn täuschend echt nachgeahmt hat, wird auf diese absurde Weise umgebracht und mitten in meinem Kastell abgeladen. Im Zentrum der Stadt. Ich muss dieser Sache auf den Grund gehen.

»Messer Leonardo, erstellt eine Liste der Mailänder, von denen Ihr wisst, dass sie mit Eurem Freund Serristori Geschäfte gemacht haben.«

»Wie Eure Herrlichkeit wünscht. Darf ich also auf die Vergebung und das Vertrauen Eurer Herrlichkeit hoffen?«

»Meiner christlichen Vergebung dürft ihr stets gewiss sein, Messer Leonardo. Was das Vertrauen anbelangt, werden wir sehen, ob Ihr es Euch zu verdienen wisst. Vergesst nicht, dass wir eine strenge Abmachung haben und ich noch immer auf den Beweis Eurer Meisterschaft warte.«

Der Blick des Moro legte sich unergründlich, aber unübersehbar auf Leonardos Gesicht.

Ich spreche nicht nur von dem Bronzepferd, besagte er.

Das weiß ich sehr wohl, antworteten die Augen seines Gegenübers.

»Ich muss dieser Sache auf den Grund gehen, Galeazzo. Ich begreife zwar nicht, was da vor sich geht, aber es gefällt mir nicht.«

»Ich begreife es ebenso wenig, Ludovico. Was ich am wenigsten begreife, ist, warum jemand diese Leiche mitten auf dem Hof abgeladen hat, wie eine Katze, die einen toten Vogel heimbringt. Ich verstehe nicht, wieso er das getan hat und was er sich davon verspricht.«

»Du fragst dich, warum, Galeazzo, weil du wie ein Soldat denkst. Ich bin ein Herrscher und frage mich: Wer? Ich frage mich, wer es war. Und ich weiß nicht, wem ich wirklich trauen darf.«

Galeazzo und Ludovico waren allein in dem großen Saal zurückgeblieben und warteten darauf, dass die Mitglieder des Geheimrates eingelassen wurden und die Audienzen des Tages beginnen konnten. Heute kamen keine Bittsteller – Menschen, die mit dem Moro sprechen wollten –, sondern Einberufene. Menschen, mit denen der Moro an einem sicheren Ort und unter Zeugen sprechen wollte.

»Das musst du aber, Ludovico. Wenn du an Leonardo denkst, würde sein Verhalten keinen Sinn ergeben, wenn er etwas zu verbergen hätte. Entweder, du lässt dich auf ihn ein oder du tust es nicht.«

»Du erscheinst mir sehr sicher.«

Galeazzo schüttelte unmerklich den Kopf und blickte in die Ferne.

»Wie du schon sagtest, Ludovico, ich denke wie ein Militär. Wenn du mir beföhlest, diese Kanonenkugel zu nehmen und in die feindlichen Reihen zu werfen, was würde ich dann erwidern?«

»Du würdest mich für verrückt erklären. Und dich auf die Suche nach einer Kanone machen.«

»Doch die Kanone könnte mir um die Ohren fliegen.«

Ludovico grinste.

»Ohne Kanone könntest du die Schlacht nicht gewinnen.«

Galeazzo blieb ernst und blickte weiter in die Ferne.

»Und du kannst dieser Geschichte nicht ohne Leonardo auf den Grund gehen. Die Entfernung zwischen Mailand und Florenz ist zu groß, um allein und ohne seine Informationen weiterzumachen.«

»Die sich als falsch oder lückenhaft erweisen könnten.«

»Ludovico, so wie ich Krieger bin, bist du Politiker. Ich kann Krieg führen, und du weißt, an welche Menschen du dich halten kannst. Tu das auch weiterhin. Es ergibt keinen Sinn, dass du Leonardo in einigen geheimen Dingen vertraust und in anderen nicht.«

»Wovon redest du?«

»Ich bin nicht auf den Kopf gefallen, Ludovico. Du und Leonardo habt ein Geheimnis, das ihr zusammen ausheckt. Ich merke sofort, wenn zwei Menschen um etwas herumreden, was ein Dritter nicht mitkriegen soll.«

»Galeazzo, vertraust du mir?«

»Natürlich, Ludovico.«

»Dann tu dies auch weiterhin. Die Angelegenheit hat nichts mit dir zu tun.« Ludovico stieß einen Seufzer aus, der das Kohlendioxid, nicht jedoch die Spannung aus seiner Brust entweichen ließ. »Na schön. Lasst die Räte und den ersten Einberufenen eintreten. Wen haben wir zunächst?«

»Der Prior der Kongregation der Armen Brüder Jesu, Pater Diodato da Siena, und Bruder Gioacchino da Brenno von selbiger Kongregation«, verkündete der Kastellan mit fester Stimme.

»Kommt nur, Pater, kommt herein«, sagte Ludovico und blieb auf seinem Stuhl sitzen. »Ich bitte Euch, Bruder Gioacchino, tretet näher. Ich bin neugierig, den Jesuatenprediger kennenzulernen, von dem ganz Mailand spricht.«

»Würdet Ihr diese Neugier verspüren, könntet Ihr in die Messe kommen, Eure Herrlichkeit.«

Von den vielen Tugenden, die Bruder Gioacchino da Brenno besitzen mochte, stand Nettigkeit nicht gerade an oberster Stelle. Schönheit ebenso wenig. Er war ein unscheinbares Männchen mit Mönchstonsur, die dank beginnender Kahlköpfigkeit an Konturen verlor, was von den struppigen Augenbrauen und den dichten Haarbüscheln, die aus seinen Ohren wucherten, wieder wettgemacht wurde.

Bei diesen Worten schaute Pater Diodato wie ein Cockerspaniel drein, der soeben die Ming-Vase seiner Herrin zerdeppert hat.

»Eure Herrlichkeit muss Bruder Gioacchinos Ruppigkeit verzeihen. Er kommt aus den waldigen Landen unseres Valcamonica und ist es nicht gewohnt, mit Herrschaften zu sprechen.«

»Dafür ist er sehr gut darin, mit Landbewohnern zu sprechen, heißt es.«

»Ich bitte Eure Herrlichkeit um Verzeihung, wenn ich mich grob ausgedrückt habe«, sagte der Bruder ohne ein Lächeln. »Ich bin nur ein bescheidener Jesuat, ein Diener des Herrn, und den Prunk Eures herrschaftlichen Wohnsitzes nicht gewohnt.«

»Es gefällt mir, dass Ihr Eure Bescheidenheit mit dem gebührenden Stolz tragt«, entgegnete Ludovico lächelnd. »Und es würde mir noch mehr gefallen, von Euch zu erfahren, was ihr von der Regierung dieser Stadt haltet.«

Bruder Gioacchino warf Pater Diodato einen Blick zu.

Pass auf, was du sagst, warnte ihn sein Vorgesetzter. Das hier war ein zärtlicher Kuss auf die Kehle.

»Eure Herrlichkeit, ich würde es niemals wagen …«

»Es in meiner Gegenwart laut auszusprechen? Ich wüsste nicht, was Euch davon abhalten sollte. Ihr tut es vor den Untertanen des Herzogs Gian Galeazzo, dessen Vormund ich bin, und vor den Fremden, die nach Mailand kommen, das ich regiere.«

»Eure Herrlichkeit«, schaltete sich Pater Diodato ein, »Bruder Gioacchino ist ein Mann ungestümer Predigten, aber lauteren Herzens. Niemals würde er etwas sagen, das den Heiligen Schriften zuwiderliefe, und ich bin mir sicher, dass Euch selbst am meisten daran gelegen ist, wie Ihr so christlich bewiesen habt, als Ihr Bruder Giuliano da Muggia verziehen und ihn freigesprochen habt.«

Pater Diodato da Siena war nicht zufällig der Prior einer der mächtigsten Glaubenskongregationen Europas. Und so, wie er seinen Bruder gewarnt hatte, warnte er nun Ludovico. Wohlerzogen und respektvoll zwar, aber unmissverständlich. Mein lieber Moro, du magst der Herr von Mailand sein, aber ich sage es dir ganz offen, wiewohl mit untertänig flehendem Blick: Für die Kirche bist du ein Niemand.

»Gewiss, Pater. Ich bin kein Geistlicher wie mein Bruder Ascanio, doch auch ich kenne die Heiligen Schriften gut. Ich meine, dass in einem der Heiligen Evangelien geschrieben steht: ›Gebt dem Kaiser, was des Kaisers ist‹. Und wenn es im Heiligen Evangelium so steht, so heißt das, es muss von jedem guten Christenmenschen beherzigt werden, findet Ihr nicht?«

Damit hatte sich der Moro deutlich ausgedrückt. Ich bin kein Kirchenmann, aber mein Bruder, der zufälligerweise Kardinal ist, schon. Und der dürfte keinerlei Schwierigkeiten haben, die römische Obrigkeit einzuschalten, sollte er erfahren oder von mir zu hören bekommen, dass du Dinge von dir gibst, die in den Schriften nicht zu finden sind, mein lieber Freund mit den buschigen Ohren.

»Ich respektiere die Heiligen Schriften und alles, was darin geschrieben steht«, entgegnete Gioacchino mit kehliger Stimme, »doch in den Heiligen Schriften steht nicht alles geschrieben, Eure Herrlichkeit. Und das, was nicht darin geschrieben steht, versteht das Volk nicht, wenn man es ihm nicht mitteilt. In den Heiligen Schriften steht nicht, dass der Zorn des Herrn über Mailand niedergegangen ist, und doch ist es so.«

»Genau das wollte ich von Euch wissen. Weshalb dies geschehen ist. Es heißt, Ihr hättet behauptet, weil die Stadt schlecht regiert wird. Gut. Da die Regierung nun einmal von Menschen gemacht ist, erwarte ich von Euch, dass Ihr mir die Namen dieser Leute nennt. Namen und Nachnamen, die brauche ich, um gegen sie tätig werden zu können.«

Verdattert blickte der Bruder seinen Vorgesetzten an. Vergiss ein paar Minuten, dass du Jesuat bist, und sei Benediktiner, sagte Pater Diodatos Miene.

»Ihr seid am rechten Ort. Dies ist der geheime Rat, der sich um die Staatsräson kümmert, und dies sind meine Berater.« Ludovico lächelte. »Ihr habt nichts zu befürchten.«

Der erste und der zweite Satz passen nicht recht zusammen, schien der Blick des Bruders zu besagen.

»Eure Herrlichkeit, ich kann keine Namen nennen, sondern nur auf das allgemeine Gebaren dieser Stadt verweisen, in der das Geld nunmehr Anstoß und Ziel einer jeden Tat und eines jeden Interesses ist. Das, was ich predige ...«

»Das, was Ihr predigt, predigt Ihr außerhalb dieser Mauern. Dies ist ein Regierungsrat, und ich fordere Euch auf, die Namen jener zu nennen, die diese Stadt schlecht regieren, damit ich sie verfolgen kann. Könnt Ihr mir einige der Namen nennen?«

»Eure Herrlichkeit, wie Bruder Gioacchino bereits sagte …«, versuchte sich Pater Diodato abermals einzuschalten.

»Ja oder nein?«, fuhr Ludovico fort, den Blick auf den Mönch gerichtet, ohne im Mindesten auf den Prior zu achten.

»Kann ich nicht, Eure Herrlichkeit.«

»Dann bitte ich um Verzeihung, Euch einbestellt zu haben«, sagte Ludovico und breitete wohlwollend die Hände aus. »Wir haben beide unsere Zeit vertan. Kastellan, seid so gut und begleitet Pater Diodato und Bruder Gioacchino hinaus. Wer ist jetzt an der Reihe?«

»Seine Exzellenz Philippe Herzog von Commynes und Herr Perron de Basche.«

»Kommt näher, tretet vor, Exzellenz. Bitte, Signor de Basche. Ich hoffe, es geht Euch gut und das Kastell ist zu Eurer Zufriedenheit.«

»Eure Herrlichkeit, Eure Gastfreundschaft könnte nicht vortrefflicher sein. Und wir danken Euch, uns zur Audienz einbestellt zu haben, denn auch wir haben eine Frage an den Rat Eurer Herrlichkeit.«

»Nun denn, Eure Exzellenz, Signor de Basche, dann will ich keine wertvolle Zeit verlieren. Meine Einberufung betrifft die derzeitige Lage des Heeres Seiner Allerchristlichsten Majestät Karl VIII. Bitte bringt mich auf den neuesten Stand.«

»Die Lage ist ausgezeichnet, Eure Herrlichkeit. Zehntausend bewaffnete Männer stehen im Dienst seiner Exzellenz, dem Herzog von Orléans. Die Flotte Seiner Majestät zählt dreißig bewaffnete Galeeren, dreißig Galeonen und zehn Kaike, die zum sofortigen Auslaufen nach Neapel bereit sind.«

»Das höre ich gern. Zusammen mit den berühmten Kanonen, über die Euer Heer verfügt, scheint mir das eine exzellente Ausgangslage zu sein. Also können wir loslegen.«

»Wir können loslegen, sobald wir über eine letzte Sache verfügen, Eure Herrlichkeit. Die Fahrzeuge, um die Kanonen über die Alpen zu schaffen.«

»Um die Galeeren zu bestücken«, fuhr Perron de Basche fort, »war Seine Allerchristlichste Majestät gezwungen, nicht nur die Staatskassen, sondern auch seine Familienreserven zu belasten.«

Der weniger philologisch bewanderte Leser möge verzeihen, doch diese Klärung muss sein: Mit »belasten« war nicht »bis zum letzten Heller plündern« gemeint, sondern tatsächlich »verpfänden«. Karl VIII. hatte seine persönlichen Güter, Häuser, Schlösser sowie weitere Immobilien, die nicht wirklich ihm gehörten, als Pfand eingesetzt und damit zum schwindelerregenden Zins von zweiundsiebzig Prozent jährlich – 72 %, wenn euch Zahlen lieber sind, was es aber nicht besser macht – das Geld für die Unternehmung aufgetrieben. Wie König Karl Krieg führte, wussten die französischen Adeligen nicht zu sagen, aber es blieb zu hoffen, dass er sich darauf besser verstand als auf Geschäfte.

»Ich habe begriffen, Herzog. Es bräuchte also meine Unterstützung.«

»Ja, Eure Herrlichkeit.«

»Verstehe. Angesichts der geschätzten Anzahl Kanonen und Infanterie, dazu der Pferde, die bereits vorhanden sind und noch benötigt werden, und der einsatzfähigen Fortbewegungsmittel, von denen mir Belgioioso berichtet hat …«, der Moro tat so, als stellte er eine komplizierte Berechnung an, … »braucht Ihr mehrere zehntausend Gulden.«

Der Herzog von Commynes spürte das muntere Kribbeln der Erleichterung im Magen. Wenn der Moro zu zählen begann, war das ein Ja.

»Eure Herrlichkeit, die nötige Summe beläuft sich auf dreißigtausend Dukaten.«

Der Moro nickte bedächtig, als wäre es ein Trost, dass die erbetene Summe mit der von ihm geschätzten Zahl übereinstimmte.

»Kastellan, lasst den Schatzmeister rufen. Wir wollen uns bemühen, den Bitten unseres geschätzten Verbündeten nachzukommen, meine Herren.«

Bei Kerzenschein

Mein durchlauchtigster Herr, den einzig mein ich nennen kann,

als ich heut mit Meister Antonio gesonnen habe, goss ich aus Kupfer und Zinn eine Probe des Pferdes in kleiner Form. Ich goss das Tier auf der Seite liegend, da die geringe Tiefe und das Wasser des Grundes verhindern, es stehend zu gießen, ob nun aufrecht oder verkehrt herum.

Bis zum heutigen Tage ward es mein fester Glaube, dass die erheblichste Krux beim Schmelzen und Gießen des Pferdes die Druckkraft des verflüssigten Metalls wäre, wie sie Archimedes beschreibt, dass nämlich ein in Flüssigkeit getauchter Körper eine Kraft erfährt, die dem Gewicht der verdrängten Flüssigkeit entspricht. Solche Druckkraft strebt nicht nur nach oben, sondern gegen sämtliche Wände, darob die Flüssigkeit nach ihrer Natur versucht, wieder in die ihr gemäße Form zu gelangen, und wird sie zu sehr aufgetrieben, strebt sie hernieder, und um solches zu tun, gebraucht sie Kraft.

Setzt man ein Bötchen in einen Bottich, hebt sich das Wasser darin und will sich wieder senken, und zu diesem Behufe drückt es gegen die Wände des Bottichs als auch gegen des Bötchens Unterseite.

Handelt es sich bei solcher Flüssigkeit um geschmolzenes Metall, ist sie sehr viel schwerer als Wasser, und ihr Druck, wenn die Form des Pferdes, die sich im verflüssigten Metall befindet, darauf lastet, ist so groß, dass sie die Außenhülle, die ihr Form verleiht, zerbersten lässt.

Wie das Pferd gegossen ward, wollt ich es im Eiswasser kühlen, doch da Salajno das große Behältnis zerschlagen hat und im mittleren ein Kätzchen schlief, das ich nicht aufstören wollte, musste ich Wasser direkt mit dem Kruge von oben auf das Pferd gießen und darauf achten, dass es im Sieden sogleich in Dampf aufging und nicht zu Boden troff. Auf dass es besser ränne, ward ich bedacht, das liegende Pferd mit Wasser zu begießen, wie ich es auch mit dem Standbilde in seiner wahren Dimension zu tun gedenke.

Kaum ward es kalt, prüfte ich es mit dem Hämmerchen, ob es wohl einen dumpfen oder einen hellen, klaren Klang erzeugte, der Risse oder Sprünge verriete, und hörte, dass es einen verschiedenen Klang tat, wenn es auf das Haupt oder auf den Schweif getroffen ward. Um genauer zu horchen, klopfte ich länger und tat einen allzu wuchtigen Schlag, darob das Pferd entzwei ging, genau in der Mitte, an der Naht von der rechten und der linken Hälfte. Als ich sie in die Hand genommen, erschien mir die linke Seite leichter als die rechte, obwohl es nach dem Gegenteile aussah und die rechte kleiner als die linke anmutete. Ich legte die Teile ins Wasser, um Maß und Umfang festzustellen, und hatte darob Gewissheit. Ich nahm die beiden Teile und wog sie auf der Goldwaage. Die Rechte wog zwei Hundertstel Pfund mehr als die Linke, obzwar von leicht geringerem Umfange von zwei Haaresbreiten Wasser.

Ich glaube, deshalb ward mir das Geschilderte geschehen, da das Kupfer schwerer kühlt als das Zinn, sofern sie rein sind, und mehr Hitze braucht, um zu schmelzen. Als ich es liegend mit dem Wasser kühlte, kühlte ich es auf der rechten Seite, woselbst das Wasser flink verdampfte und die linke Seite kaum erreichte. Und so entfleuchte das Zinn, das ich mit dem Kupfer vermischt fand, von der kalten Seite und wurde vom Kupfer fortgedrückt, und da das Kupfer schwerer ist als Zinn, ward es, dass in der rechten Hälfte des Pferdes mehr Kupfer ist als in der linken, und sie darob dichter und somit schwerer ist, wiewohl von geringerem Umfange.

Wenn du willst, dass das Pferd in den Gelenken fest sei, welche die größte Last zu tragen haben, gebe Acht, dass sie mehr Kupfer denn Zinn enthalten. Sodann kühlst du sie zuerst und lässt zu diesem Behufe Eiswasser um die Gelenke fließen wie ich es dir sage. So lässt du Röhrenwerk um die Form laufen und legst viele Röhren nahe den Gelenken, da das Wasser dort früher und mannigfacher fließen soll als an anderen Stellen.

Ich grüße Dich und suche Dich wieder auf, Dein und immer Dein
Leonardo

Von Giacomo Trottis Schreibtisch

An Ercole d'Este, Herzog von Ferrara, ferre cito

Illustrissimo Domino meo et observandissimo,
heutigen Tags verbrachte ich den Morgen in erquicklicher Begleitung Messer Lionardo da Vincis, da Durchlauchtigster Signor Lodovico mich hießen, den obig genannten Messer Lionardo in seiner geldlichen Lage zu erkunden, dieweil er fürchtet, die Franzmänner könnten ihm diesen vor oder während oder nach dem Kriege abwendig machen. Mir scheint, Signor Lodovico hat ein waches Auge auf Lionardos Betragen, und dieser Verdacht sei nicht eitel oder ohne Grund. Er behauptet, ipso Lionardo sei angespannt und unruhigen Gemütes, und ich selbst habe davon manifesten Erweis gehabt. Nichtsdestoweniger glaube ich, dass Lodovico nicht gänzlich ehrlich mit mir ist, und Lionardo cum observatione stellen will, doch in Wahrheit nicht denken kann, dass Lionardo ohne Geld ist, was mich nach dem, was ich Euch nun berichten will, ganz anders deucht.

Das Tageslicht war noch weit davon entfernt, den Himmel

zu erobern, doch in jener Nacht hatte Giacomo Trotti nicht geschlafen. Zum einen wegen der ersten Kälte, zum anderen, weil er seit seinem sechzigsten Lebensjahr nicht mehr schlafen konnte, und dann wiederum, weil er nervös war. Er war nervös, weil er glaubte, etwas verstanden zu haben. Etwas sehr Wichtiges. Er hatte es verstanden, dessen war er sich gewiss. Und nun wusste er nicht genau, wie er sich verhalten sollte.

Als ich mit selbigem Lionardo im Hause des erlauchten Waffenschmiedes Antonio Missaglia weilte, beliebte diesem zu spaßen, dass die Gefahr bestehe, Lionardo könnte cum Plumbum bezahlen wollen. Seine Kundgabe lautete verbatim: »Ihr müsst mir nur versprechen, nicht mit Blei zu bezahlen«. Vorgenannter Lionardo wurde ex improviso rot wie Glut, und sogleich lenkte Missaglia seine Rede in anderes Gefilde. Es gilt zu bedenken, dass vorgenannter Missaglia den Lionardo seit langer Zeit kennt und die beiden große Vertraulichkeit miteinander hegen.

Lionardos Fertigkeit in allerlei Künsten und Wissenschaften tam clare quam obscure ist allseits bekannt, und wie er geschickt darin ist, Metalle zu schmelzen und zu verwandeln, dies weiß Eure Durchlauchtigst wohl.

Das wussten wirklich alle. Den ganzen Tag lang hatte er mit Leonardo über Metalle gesprochen, und es war klar, dass der sich bestens damit auskannte. Doch dieses Notizbuch, von dem Leonardo sich niemals trennte und dessen Gegenwart er sich mit den unterschiedlichsten Gesten zwanghaft versicherte, indem er sich über den Rock strich oder den Bauch betastete, war geheim.

Ebenso geheim war, was er für Ludovico tat. Was es war, wusste Trotti nicht, doch ganz gleich, worum es sich handelte, es war nichts, was man unter aller Augen tun konnte.

An jenem Abend hatte er beim üblichen Abendgespräch mit dem Moro versucht, ihn wie nebenbei danach auszufragen.

»Messer Leonardo ist schon recht zerstreut«, hatte er obenhin eingeworfen. »Ich frage mich, wie er sich gefahrlos durch die Straßen bewegen kann.«

»Ich sehe zu, dass er stets von jemandem begleitet wird«, hatte der Moro geantwortet und lächelnd den Kopf geschüttelt. »Messer Leonardo brächte es sonst fertig, sich zwischen der Küche und dem Schlafzimmer zu verlaufen.«

»Lasst Ihr ihn auch begleiten, wenn er des Nachts unterwegs ist?«

»Ich glaube nicht, dass Messer Leonardo nachts das Haus verlässt«, hatte Ludovico versetzt, und seine Pupillen hatten sich verengt. »Jedenfalls will ich das für ihn hoffen.«

Ludovico il Moro verstand sich aufs Lügen, und er tat es ganz selbstverständlich.

Doch Giacomo Trotti war ein alter Fuchs.

Diese beiden, Leonardo und Ludovico, heckten etwas aus. Etwas, das niemand wissen durfte, nicht einmal Trotti.

Sehr viel ist in Mediolanum von Lionardos Wissenschaft die Rede, und von der großen Ästimation, die Lodovico für ihn hegt, gleichwohl selbiger Lionardo mit Arbeiten aller Art kargt, excepto der Trockenlegung von Vigevanum und einigen vortrefflich gemalten Tafeln, und in den vielen Jahren im Dienste der Sforza kein einzig Ding geschaffen hat.

Groß ist Messer Lionardos Klage, dass Durchlauchtigster Lodovico ihn wenig und schlecht entlohnt, nicht weil er im Geben geizt und im Lob spendabel ist, sondern weil die Staatskassen leer sind. Die von Seiner Hoheit Kaiser Maximilian verlangte Mitgift ist so hoch, dass sie das Herzogtum um jedes Geld gebracht hat, wie vorgenannter Lionardo sagt.

Nichtsdestoweniger sprach ich heut selbst mit Messer Marchesino Stanga, welcher mit großer Entrüstung mir berichtete, ihm ward aufgetragen, Briefe über dreißigtausend Golddukaten auszufertigen, um sie Seiner Allerchristlichsten Majestät, dem König der Franzosen zuzuwenden.

Die Zeilen, die er jetzt würde schreiben müssen, waren von allerhöchster Wichtigkeit.

Sie mussten klar und ausgewogen sein, war doch die Vermutung, die Trotti dem Herzog Ercole zu Ohren kommen lassen wollte, zwar unerhört, aber für damalige Zeiten alles andere als unbegründet. Zugleich musste man sie mit allergrößter Vorsicht vorbringen, um nicht für verrückt erklärt zu werden; Giacomo Trotti zu sein und den Ruf zu genießen, den er sich im jahrelangen Dienst der Estense erworben hatte, war an diesem Punkt von entscheidender Bedeutung.

Wenige Monate zuvor hatte Trotti kundgetan, ein geheimnisvoller Genueser Seefahrer habe vier Karavellen klargemacht, da, wie sein Kollege Annibale Gennaro schrieb, *die Welt rund ist und sich zwangsläufig umrunden lässt*, und eine große, von halbnackten Menschen mit olivfarbener Haut bewohnte Insel entdeckt. Viele in Ferrara hatten sich vor Lachen ausgeschüttet, bis ihnen eines Tages klar geworden war, dass Trotti mit seiner Behauptung vollkommen richtiggelegen hatte.

Als Trotti abermals zur Feder griff, schrieb er den Satz, den er im Sinn hatte, probehalber zweimal auf einen Zettel, den er dann, obwohl Papier kostbar war, zusammenknüllte und über die Kerzenflamme hielt. Dann, als er sich sicher war, was er schreiben musste, griff er erneut zur Feder und wandte sich wieder dem Brief zu.

Nach meinem Dafürhalten, Eure Excellentia, ist es nicht unmöglich, dass Lionardo die Manier gefunden haben könnte oder zu finden im Begriffe ist, Blei in Dukatengold zu verwandeln. Und dies sei ausreichender et item gewichtiger Ansporn, ihn in großem Ansehen zu halten.

Giacomo Trotti dachte an seine Unterredung mit Ludovico zurück, und an dessen Reaktion, als er ihm erzählt hatte, wie Leonardo fünf Denari rausgeschmissen hatte, um zwei Nachtigallen zu befreien. Statt sich zu entrüsten oder zu wundern, dass ein Mensch, der sich über den Mangel an Geld beklagte, dies auf so blödsinnige Weise verplemperte, hatte Ludovico gelacht. Er hatte gelacht und etwas noch Ärgeres gesagt.

»Er hat es schon wieder getan? Ihr seid nicht der Erste, der mir dergleichen berichtet. So ist Leonardo nun einmal, mein lieber Trotti.«

So ist Leonardo nun einmal, mein lieber Trotti. Das war die Erklärung gewesen. Von wegen. Die Möglichkeit, Blei in Gold zu verwandeln – das könnte die Erklärung sein. Die Erklärung für vieles.

Dafür, dass sich Leonardo wegen seiner scheinbaren Geldknappheit kaum den Kopf zerbrach.

Dafür, dass Ludovico sich von haarsträubenden Ausgaben nicht aus der Ruhe bringen ließ, ohne mit der Wimper zu zucken ein Darlehen von dreißigtausend Dukaten gewährte und Maximilian von Habsburg seine Nichte zur Frau gab, sie mit einer Mitgift von vierhunderttausend Dukaten ausstattend.

Seufzend legte Trotti die Feder beiseite.

Die Banken haben den Herrschenden seit jeher Geld geliehen, weil die Herrschenden herrschen. Darum können sie ihre Schuld stets begleichen: entweder mit Geld oder mit Zugeständnissen in Form von Steuereinnahmen.

Und so waren die Florentiner Bankiers hundertfünfzig Jahre zuvor hocherfreut gewesen, den König von England Edward III. mit Geld versorgen zu dürfen und die Wollsteuereinnahmen als Garantie zu erhalten. Doch der Krieg, den König Edward neu befeuert hatte, war der Hundertjährige Krieg gewesen, der fast hundertzwanzig Jahre dauern und zuallererst zum Zusammenbruch des Wollmarktes führen sollte.

Trotti ließ den Blick durch sein Arbeitszimmer wandern und blieb an Villanis *Chronik* hängen, anhand derer er die Geschichte von Florenz studiert hatte: wohlwissend, dass sich die Geschichte bisweilen wiederholte.

Den Florentiner Bankiers ging auf, dass sie von den 1 400 000 Gulden, die ihnen der Souverän schuldete, keinen einzigen wiedersehen würden. Im südlichen Neapel war jemand einen Moment eher darauf gekommen: Aus Sorge, seine Ersparnisse und die seiner Bürger zu verlieren, die bei den Florentiner Banken der Bardi und der Peruzzi angelegt waren, schickte König Robert von Anjou sofort Adelige und hohe Prälaten los, um ihre Depots zu räumen.

Was kam dabei heraus? Die Krise. In Florenz versiegte das Geld. Die Kaufleute, Handwerker und Bauern konnten weder verkaufen noch kaufen. Eine schwarze, blutige Krise, von der sich Florenz erst hundert Jahre später erholen sollte, nachdem es von neunzigtausend auf vierzigtausend Einwohner geschrumpft war. Sicher, die Pest war ebenfalls dazwischengekommen und hatte das ihrige getan, doch hatte sie auch nur verarmte, verhungerte und geistig wie körperlich geschwächte Florentiner vorgefunden.

Das war allerdings nicht alles gewesen. Kam noch der Handel mit Wertpapieren hinzu. Die bis dahin nicht übertragbaren Schuldtitel wurden bankfähig. Die Menschen fingen an, ihre Schulden für einen geringeren Betrag an andere zu verkaufen, die hofften, sie ihrerseits eintreiben zu können. Weil sie mächtiger, böser, unerschrockener waren.

Wie Ludovico il Moro, der kein Bankier, sondern Staatsmann war, aber für andere Länder den Bankier gab. Er selbst hatte Schulden bei den Banken, was ihn jedoch nicht davon abhielt, in alle Richtungen Geld zu verleihen.

Der Moro war Bank und Regierung in einem. Als würde ein Auftraggeber sich selbst dafür bezahlen, das Bild zu malen, welches er gerne hätte. Trotti ahnte, dass die Rechnung nicht aufgehen könnte.

Sich mit einem solchen Verbündeten auf einen Krieg einzulassen, war einstweilen beruhigend. Aber in Zukunft womöglich gefährlich. Als Botschafter im Herbst des Lebens hatte Trotti weder die Pflicht noch die Hoffnung, an diese

Zukunft zu denken, doch ein guter Regent hatte sich allemal darum zu sorgen.

Er, Giacomo Trotti, hatte seine Pflicht getan, und was er meinte schreiben zu müssen, hatte er geschrieben. Nun musste sich jemand anderes darum kümmern. Jemand, der die Macht dazu besaß, und auch die Möglichkeit und den Willen, sie auszuüben. Jemand wie Herzog Ercole von Ferrara,

dessen Gunst ich mich stets empfehle,
Mediolanum, XXI octubris 1493
Servus Jacomo Trotti

Neun

»Contessa, Messer Leonardo ist eingetroffen.«

»Oh, Messer Leonardo, willkommen. Ich hatte gehofft, Ihr würdet auf einen Sprung vorbeischauen.«

»Verzeiht, verzeiht. Einige durchaus nicht unerfreuliche Angelegenheiten nötigten mich, länger im Kastell zu verweilen als vorgesehen. Ihr wisst, Seine Herrlichkeit schätzt keine halben Sachen …«

Cecilia Gallerani, verheiratete Contessa Bergamini, nahm Leonardo da Vinci beim Ellenbogen und führte ihn in den Salon.

»Kommt nur, kommt herein. In wenig mehr als einer Stunde werden wir mit dem Musizieren beginnen, sobald die Gesandten Seiner Allerchristlichsten Majestät eingetroffen sind, die sich hocherfreut zeigten, bei der Darbietung zugegen sein zu können. In der Zwischenzeit haben wir ein wenig Salon gehalten. Ich hoffe, Ihr kennt meine Gäste dieses Nachmittags? Pater Diodato da Siena, Prior der Kongregation der Armen Brüder Jesu …«

»Es ist mir eine große Ehre«, sagte Leonardo mit einem leichten Kopfnicken in Richtung des älteren Jesuaten, eines Mannes mit grau meliertem Bart und gütigem Blick.

»… Bruder Gioacchino da Brenno von derselben Kongregation …«

»Es ist mir eine große Ehre«, fuhr der Künstler/Konstrukteur/Architekt/Genius fort und neigte den Kopf nun in Richtung des jüngeren Mönchs, eines Mannes mit schütterem schwarzem Haar und Arschgesicht.

»… und Messer Josquin Desprez.«

»Oh, was für eine Ehre, was für eine Ehre«, erwiderte Leonardo mit weitaus aufrichtigerem Lächeln und ging mit offenen Armen auf den Mann zu, um ihn herzlich zu umarmen. »Messer Josquin, es ist mir wirklich eine Ehre, Eure Bekanntschaft zu machen, und eine echte Erquickung der Seele, Euren Kompositionen zu lauschen. Ihr versteht es wie kein anderer, die Seiten des menschlichen Verstandes und Herzens zum Klingen zu bringen.«

Josquin Desprez lächelte knapp, als sei er gewisse Komplimente gewohnt und wisse genau, dass er sie auch verdiente. Er war ein kräftiger blonder Mann, der entfernt Ähnlichkeit mit Galeazzo Sanseverino aufwies, sofern man von seinen Händen absah – die waren weiß, feingliedrig und an Feder und Notenblätter gewöhnt, ganz anders als die des Schwiegersohnes Seiner Herrlichkeit Ludovico il Moro, der sich mit den Linien des Fußvolks besser auskannte als mit Notenlinien.

»Bitte, Leonardo, macht es Euch bequem. Was gibt es, Tersilla?«

»Nun, Contessa, ich habe mich gefragt … ob ich wohl, solltet Ihr einem Eurer Gesellschaftsspiele frönen, daran teilnehmen dürfte? Der Tag war unerquicklich, und wenn die Signora Contessa es mir gestatten und ich nicht allzu lästig fallen …«

Besagte Gesellschaftsspiele waren eine wahre Attraktion des Hauses Gallerani. Wortspiele, Scharaden, Bilderrätsel, von denen die gelungensten fast immer von Leonardo stammten. Rätsel wie »Die Wälder gebären Kinder, die ihren Tod erwirken« (die Axtstiele), und fast immer löste Cecilia sie als Erste.

»Freilich, Tersilla, bleib nur. Doch heute werden wir keine Wortspiele oder Scharaden spielen, das würde sich in Gesellschaft zweier Kirchenmänner nicht schicken. Meister Josquin erzählte uns gerade, wie er sein nächstes Musikstück zu komponieren gedenke. Wenn du uns Gesellschaft leisten willst und es Euch nichts ausmacht …«

»Vielmehr wären wir entzückt über die Gesellschaft des gnädigen Fräuleins Tersilla«, sagte Pater Diodato, von dem allgemein bekannt war, wie sehr er weibliche Gesellschaft schätzte. »Leider werde ich mich in Kürze verabschieden müssen, doch ich würde liebend gern hören, was Meister Josquin uns erklären wollte.«

»Es ist ganz einfach«, sagte der Komponist mit starkem französischem Akzent. »Angeregt durch die Wortspiele, an denen mich die Signora Contessa in diesen Wochen teilhaben ließ, kam mir die Idee, dass man Melodien komponieren könnte, deren Noten aus dem Namen einer Person abgeleitet sind. Das Beispiel, das ich im Sinn hatte, ist der Name Ercoles aus dem Hause d'Este, der sich im Lateinischen *Hercules Dux Ferrariae* schreibt. Trennt man die Silben und übersetzt die darin enthaltenen Vokale in Noten, kann man Her-Cu-Les Dux Fer-Ra-Ri-Ae in der Musik mit Re-Ut-Re-Ut-Re-Fa-Mi-Re ausdrücken. So enthält die Melodie den Namen der Person, der die Komposition gewidmet ist.«

»Und Ihr glaubt, jemand würde ein derart verstecktes Lob verstehen?«

»Man muss es nicht verstehen, um die Komposition zu mögen«, sagte Josquin. »Doch ich muss sagen, ja, ein feines Ohr könnte es gewiss heraushören.«

»Und wieso ist euch Ercole d'Este eingefallen? Schließlich seid Ihr in Mailand. Könnt ihr Euch nicht am Namen des Herrn von Mailand versuchen?«

»Nicht mit dem gleichen Ergebnis. Lu-Do-Vi-Cus würde zu Ut-Sol-Mi-Ut.« Josquin sang es mit hübscher Tenorstimme vor. »Da fehlt es an Spannung, hört ihr? Es strebt nicht nach Auflösung, sondern klingt eher wie eine Feststellung.«

»Vielleicht solltet Ihr es mit dem *wahren* Herrn von Mailand versuchen«, sagte Bruder Gioacchino ernst.

Für einen kurzen Moment stockte der Gesellschaft der Atem.

Es sei daran erinnert, dass Ludovico il Moro nicht der tatsächliche Herzog von Mailand war; der wahre Herzog war sein lieber Neffe, der überaus tölpelhafte Gian Galeazzo, Sohn seines Bruders Galeazzo Maria, der die unkluge Idee gehabt hatte, sich umbringen zu lassen, als Gian Galeazzino erst sieben Jahre alt gewesen war, indem er sich geweigert hatte, ein Kettenhemd zu tragen, das nicht zu seinem neuen Rock passte: Schon Ende des fünfzehnten Jahrhunderts ließ man sich der Mode wegen zu Blödsinnigkeiten hinreißen. Das Herzogtum war in den unfähigen Händen von Bona di Savoia verblieben, der topfguckerischen, penetranten Schwägerin, die glaubte, sie könne nach dem Tod des Gatten anstelle ihres Söhnchens regieren. Ludovico hatte einige Mühe gehabt, Bona dazu zu bringen, ihm zu vertrauen, statt auf ihren Berater Cicco Simonetta zu hören. Die lange, schwierige Überzeugungsarbeit hatte schließlich nach der Enthauptung Simonettas verlangt, um sicherzugehen, dass er nicht zu viel redete, sowie nach sicherer Verwahrung Bonas, die man in die höchste Kammer des entlegensten Turms in der entferntesten Ecke des Kastells gesperrt hatte. Doch am Ende hatte die Vernunft des Moro gesiegt, und die Ruhe war nach Mailand zurückgekehrt.

Blieb das Gespenst von Gian Galeazzo, der sich, um die Wahrheit zu sagen, einen Dreck ums Regieren scherte; solange es genügend Wein und mit der freundlichen Genehmigung des Onkels bereitgestellte Zuchthengste gab, fand er das Leben alles in allem recht angenehm, was ihn aber keinesfalls zum bevorzugten Gesprächsthema des Moro machte.

Gian Galeazzo im Hause der Gallerani zu erwähnen, war allemal unschicklich, von wegen Wortspiele in der Gegenwart Geistlicher.

»Was meint Ihr damit, Bruder Gioacchino?«, fragte Tersilla aufgekratzt, weil sie dem Influencer der Stunde lauschen und miterleben durfte, wie er im Haus ihrer Herrin einen Skandal vom Zaun brach.

»Ich meine den Solidus, gnädiges Fräulein Tersilla«, entgegnete Bruder Gioacchino. »Das Geld, das Gold, das Mittel, das zum Zweck wird, den Kot des Teufels, mit dem alle sich bekleckern. Der wahre Herr von Mailand ist nicht der Moro, sondern der Solidus.«

»Solidus. Sol-dus. Sol-do«, sagte Leonardo nach kurzem

Schweigen mit bierernster Miene. »Nein, das klingt nicht gut. Eine fallende Quint. Das klingt endgültig, nicht nach Anfang. Es ist, als würde man auf der obersten Treppenstufe über eine Katze stolpern.«

Abermaliges Schweigen folgte. Dann brach Tersilla in Gelächter aus, einem wiehernden Pferd gleich, und das war so ehrlich, dass es den ganzen Salon ansteckte wie Applaus in einem Theatersaal.

Auch Cecilia lachte auf ihre elegante, vornehme Weise, erleichtert, dem Gespräch nicht eine neue Wendung geben zu müssen.

Pater Diodato lachte, wurde rot und schlug sich die Hand vor den Mund, als dürfte er sich über gewisse Dinge nicht amüsieren, obwohl es alle anderen tun.

Josquin Desprez lachte mit zusammengekniffenen Augen und offenem Mund und hieb Leonardo, der ebenfalls lachte, die Hand auf die Schulter.

Nur Bruder Gioacchino lachte nicht.

»Seht, Bruder Gioacchino, die musikalischen Intervalle erwecken Gefühle, die von ihren Verhältnissen herrühren. Davon, wie lang die Saiten oder Pfeifen sind, die sie hervorbringen. Das erzeugt Harmonie. Es ist nicht der Ton an sich, der Gefühle vermittelt, sondern das Verhältnis der Töne zueinander, ihr Zusammenklang.«

»Wenn Ihr recht hättet, Messer Leonardo«, warf Pater Diodato ein, während Bruder Gioacchino dreinblickte wie ein knurrender Hund, »dann müsste der erhabenste Klang derjenige sein, der dem Namen Unseres Herrn entspricht. Deus. De-us. Re-Ut.«

»Wenn der Name Unseres Herrn in allen Sprachen der Welt derselbe wäre, könnte ich mich mit Eurer Hypothese anfreunden. Doch in der semitischen Sprache, also jener, in der Unser Herrgott sich den Menschen offenbarte, gibt es gar keine Vokale.«

»Das bedeutet, dass das Wort und die Musik weit auseinander sind«, ätzte Bruder Gioacchino. »Und der Herr, der entschieden hat, uns von den Tieren zu trennen, indem er uns das Wort schenkte und mit der Aufgabe betraute, die Schöpfung mit Namen zu versehen, hat uns sicher nicht aufgetragen, Musik zu machen. Der Mensch ist Herr über die Schöpfung, weil der Allmächtige ihm das Wort geschenkt hat, und gewiss nicht, weil er die Leier zu spielen vermag. Auch ein Hund kann dem Cembalo Töne entlocken, wenn er über die Tastatur läuft.«

»Ein Hund kann seiner Kehle auch Laute entlocken, was das betrifft.«

»Das sind Laute, keine Worte.«

»Oder Worte, die wir nicht verstehen. Nein, Bruder Gioacchino, ich bin einverstanden, dass das Wort uns zu Herrschern über die Welt macht, doch ist das weder ein Geschenk des Himmels, noch unterscheiden wir uns dadurch von den Tieren. Wenn dem so wäre, wieso hätte der Herr uns die Gabe geschenkt zu lügen?«

Leonardo breitete die Arme aus, als hätte er eine einfache Wahrheit ausgesprochen.

»Tiere lügen nicht. Menschen schon. Das ist die eigentliche Macht unserer Sprache, die uns von den Tieren unterscheidet. Wir können lügen. Das heißt, wir können Dinge behaupten, die es nicht gibt. Und über Dinge reden, die es nicht gibt. Ich kann einen Hund mit acht Beinen zeichnen oder einen Menschen mit zwei Köpfen, doch um das zu tun, muss ich sie nicht gesehen haben oder wissen, dass es sie gibt.«

Leonardo hob einen Zeigefinger, derweil Gioacchino ihn anstarrte, als hätte der Künstler vorgeschlagen, einen Christus im Minirock zu malen.

»Ein großer Philosoph, der deutsche Nikolaus von Kues, erkennt darin die Gottgleichheit des Menschen: dass er Dinge erfinden kann, die es zuvor nicht gab, und ihnen eine Bedeutung zu geben vermag. Jeder Mensch kann in seinem Kopf Gegenstände erschaffen, die es nicht gibt, und den anderen einreden, dass sie existieren oder existieren werden. Denkt an Drachen oder Einhörner.«

Während Leonardo redete, hatte sich Bruder Gioacchino mit einer Miene, die noch hässlicher war als ohnehin schon, von seinem Platz erhoben.

»Ihr behauptet also, dass der Herr uns die Fähigkeit zu lügen geschenkt habe, Leonardo? Und dass die Lüge das größte Geschenk des allmächtigen Gottes an seine Schöpfung sei? Das, Messer Leonardo, ist Gotteslästerung! Nehmt Eure Behauptungen zurück.«

»Ich denke gar nicht daran, Bruder Gioacchino. Erst sage ich etwas und dann nehme ich es zurück? Das wäre, als würde ich ein Loch buddeln und es dann wieder zuschaufeln. Ich habe ohnehin schon zu wenig Zeit für all das, was ich tun muss, da wäre es eine Schande, sie auf diese Weise zu vergeuden, meint Ihr nicht?«

Voller Entrüstung, die ihm (zusammen mit den Haarbüscheln) zu den Ohren herauszuquellen schien, drehte sich Bruder Gioacchino zu seinem Prior um.

»Verzeiht mir, Pater, aber ich habe nicht die Absicht, mit einem üblen Gotteslästerer in einem Raum zu bleiben.«

Es folgte ein Augenblick bleiernen Schweigens, das von einem Diener gebrochen wurde, der in der Tür erschien.

»Signora Contessa …«

»Ja bitte, Corso.«

»Die Musiker der herzoglichen Kapelle und die Herren Botschafter Seiner Allerchristlichsten Majestät sind eingetroffen. Der Herzog von Commynes, Signor Perron de Basche und zwei Herren, deren Namen ich nicht kenne.«

»Danke, Corso. Geleitet sie in das Musikzimmer.«

»Leonardo, Leonardo, wann lernt Ihr endlich, den Mund zu halten?«

Eine Stickarbeit im Schoß blickte Cecilia Gallerani ihn kopfschüttelnd an. Leonardo, der ihr auf dem üblichen Armstuhl aus Holz und Tuch gegenübersaß, hatte die gefalteten Hände auf die geschlossenen Knie gelegt. Außer ihnen war nur noch Tersilla im Zimmer. Die beiden Glaubensmänner waren ohne ein Wort verschwunden, Bruder Gioacchino mit gerecktem Kinn. Pater Diodato hatte sich bei der Hausherrin entschuldigt, und Josquin Desprez war in den Salon gegangen, um die Musiker und die französischen Gesandten mit einem ausgewogenen Cocktail aus Eile und guten Manieren zu begrüßen.

»Ich bitte ergebenst um Verzeihung, Contessa, aber niemals hätte ich geglaubt, man könne solcherlei geistige Ausführungen als Lästerei gegen den Allmächtigen verstehen. Seit Monaten verkehre ich in Eurem Salon und habe die tiefe Aufrichtigkeit und den Frohmut Eurer Gäste im philosophischen Gespräch stets zu schätzen gewusst. Zudem schien es mir, als sei Pater Diodato in Eurem Kreise nicht neu.«

»Ganz recht. Er war nicht das erste Mal zugegen und hat sich stets als kluger Mann und wackerer Verteidiger der

Heiligen Römischen Kirche erwiesen, doch neigte er nie zu Bigotterie. Vielleicht ist es meine Schuld. Ich war einfach neugierig, diesen Bruder Gioacchino, von dem die ganze Stadt spricht, kennenzulernen. Und da war ich nicht die Einzige, nicht wahr, Tersilla?«

»O nein, ganz und gar nicht, Signora Contessa. Im Broletto spricht man von nichts anderem als seinen Predigten. Doch ich hätte nicht gedacht, dass er so ... so ...«

»Ich weiß, ich weiß«, sagte Leonardo und legte die Handflächen aneinander. »Es befriedigt unseren Gerechtigkeitssinn, wenn Pfeile gegen Missetäter abgeschossen werden, vorausgesetzt, diese Missetäter sind die anderen. Doch dieser Mann ist einer von den Christenmenschen, die jenes Gleichnis des Evangeliums nicht gelesen haben, und so wollte er den Splitter in meiner Rede entdecken, während der Balken in seinem Auge ihm die Sicht vernebelte. Als gäbe es in Mailands Mauern nicht schon genug Niedertracht, ohne dass man welche erfinden müsste.«

»Bezieht Ihr Euch auf den armen Mann, der von Gottes Zorn getroffen wurde?«

»Der Zorn Gottes hat damit nichts zu tun, meine liebe Tersilla. Dieser Mann ist von menschlicher Hand erstickt worden, und zwar vermutlich aus Gründen, die alles andere als edel sind. Ebenso glaube ich, dass mich die Angelegenheit in den Ruin treiben kann, wenn ich keine Erklärung für diese Tat finde.«

Das Mädchen errötete heftig, und Cecilia erschauderte – um dieses Verb kommt man nicht herum, will man in einem historischen Roman die Reaktion einer Dame beschreiben. Erst recht nicht, wenn der Roman in der Renaissance spielt.

»Meint Ihr das ernst?«

»Leider ja, Contessa. Der Mann, dem man die Sinne genommen hat, war Schüler in meiner Werkstatt.«

»Euer Schüler?«

»Er war es jedenfalls. Rambaldo Chiti war sein Name.«

»Rambaldo Chiti. Den kenne ich nicht. Habt Ihr mir je von ihm erzählt?«

»Nicht namentlich, Signora Contessa.«

»Jetzt verstehe ich. Das war dieser Nichtsnutz, der in Eurem Namen mit Falschmünzen zahlte, richtig?«

»Ganz recht, Contessa, der und kein anderer. Wie ich Euch vielleicht bereits sagte, habe ich Anlass zu glauben, dass er sein frevelhaftes Treiben fortgeführt und einen Kreditbrief gefälscht hat, der in seinem Besitz gefunden wurde. Deshalb war ich heute nach dem Mittagessen bei Seiner Herrlichkeit, zusammen mit dem ehrenwerten Bergonzio Botta.«

»Ehrenwert, Messer Leonardo?«, sagte Tersilla mit zusammengekniffenen Augen. »Verzeiht, aber Ihr nennt einen dieser raubgierigen Hunde ehrenwert, die sich damit über Wasser halten, dass sie den Handwerkern den letzten Scudo aus den Taschen klauben, indem sie Steuern eintreiben …«

»Tersilla!«

»Verzeiht mir, Signora Contessa, aber so werden diese Leute in der Stadt genannt. Raubgierige Hunde. Wären sie anständig, müssten sie nicht mit Geleitschutz unterwegs sein.«

»Lass uns bitte allein, Tersilla.«

»Wie Ihr wünscht, Signora Contessa.«

Mit feuchten Augen und bebender Brust stand Tersilla auf, raffte ihre Röcke, verschwand aus dem Zimmer und schloss lautlos die Tür. Cecilia beugte sich leicht zu ihrem Gast.

»Verzeiht die Frechheit meiner Dame, Messer Leonardo. Sie ist ein gutes Kind, das viel Unbill in der Familie erfahren musste. In einem Jahr haben Überschwemmungen die Ernte zerstört, und ihre Mitgift ist in Rauch aufgegangen. Ich habe sie zu mir ins Kastell genommen, damit sie auf den kleinen Cesare aufpasst. Mein kleiner Kaiser, wie ich ihn zu nennen pflege.«

»Ich verstehe. Und warum habt Ihr sie dieser Pflicht enthoben?«

»Woher wisst Ihr das?«

»Euer Cesare, Contessa, ist gerade erst zwei Jahre alt geworden. Ein Kind dieses Alters braucht seine Amme zu jeder Stunde, doch seit einigen Monaten beobachte ich, dass sich das gnädige Fräulein Tersilla vor allem um Euch kümmert.«

Ganz recht. Cesare Sforza, das uneheliche Kind von Cecilia und Ludovico, war erst im Mai zwei Jahre alt geworden. Zwar galt der Junge als frühreifer Fratz und sein Vater würde sogar versuchen, ihn mit sechs zum Erzbischof von Mailand ernennen zu lassen, doch vier Jahre zuvor tat der kleine Cesare nicht viel mehr als essen und umgekehrt, und jeder, der sich um sein Wohlergehen zu sorgen hatte, war von der Laudes bis zur Vesper im Dienst.

»Ihr habt recht«, sagte Cecilia und errötete leicht. »Seht, Tersilla ist ein gutes Mädchen, wenn auch ein wenig kokett mit den Männern, doch sie stammt aus einer Familie von außerhalb der Mauern und hat ein offenherziges Wesen. Häufig ist ihre Wortwahl anstößig, manchmal gar unvorsichtig, wie Ihr soeben bezeugen durftet. Ich wünsche nicht, dass mein Kleiner mit einer derart vulgären Sprache groß wird, für die ich abermals um Verzeihung bitte.«

»Ich wüsste nicht, weshalb Aufrichtigkeit etwas sein soll, das man verzeihen müsste. Alle hier in Mailand wissen, dass das Herzogtum die Abgaben maßlos in die Höhe getrieben hat, und was die neue Salzsteuer betrifft …«

Cecilia seufzte, als hätte sie ihren Ex-Freund aus Schulzeiten samt Gattin, Plauze und über die Glatze gekämmtem Haar vorbeigehen sehen.

»Ihr werdet mich nicht schlecht von Seiner Herrlichkeit Ludovico il Moro reden hören, Messer Leonardo. Lasst uns lieber zu Euch zurückkommen.«

»Verzeiht, Contessa. Ich hatte nicht die Absicht … Nun gut, der Bankier, dessen Brief gefälscht wurde, war ein Florentiner Freund von mir und …«

»War? Er ist also tot?«

»Ja, Contessa, er starb im letzten Sommer. Damit Chiti seinen Namenszug und seine Handschrift fälschen konnte, muss jemand hier in Mailand eine Vorlage besessen haben, einen Kreditbrief, den er kopieren konnte. Zusammen mit Botta habe ich versucht, die Namen der Personen hier in Mailand aufzulisten, mit denen er, wie er mir schrieb, Geschäfte machte. Einige kennt Ihr womöglich ebenfalls: Es sind Wollkämmer oder Wollverarbeiter wie Giovanni Barraccio oder Clemente Vulzio …«

»Barraccio kenne ich gut, von ihm beziehe ich Decken und Umhänge.«

»… oder Juwelen- und Edelsteinhändler wie Candido Bertone oder auch Verkäufer von Nadeln und Material, um Brokatstoffe und Seiden zu verarbeiten, wie Costante an der Porta Ticinese. Wie dem auch sei, wir versuchen dahinterzukommen, ob einem dieser Herren einer dieser Briefe abhandengekommen ist oder entwendet wurde. Der Gerichtsvogt wird ihnen heute einen Besuch abstatten, um sie nach ihren Kreditgeschäften zu fragen, und morgen wird er sich zu Accerrito Portinari in die Bank begeben, um die Register nach Übereinstimmungen zu überprüfen.«

»Und Ihr?«

»Ich werde Euch jetzt begleiten, um guter Musik zu lauschen und mich ein wenig abzulenken.«

»Vergiss es, der lässt sich nicht ablenken.«

»Wenn er sich nicht ablenken lässt, müssen wir uns was anderes ausdenken«, sagte Robinot. »Behalt ihn derweil im Auge.«

Der Musiksaal um sie herum war von den festen, volltönenden Stimmen der herzoglichen Kapelle erfüllt, die unter der sicheren Leitung Josquins in hohen, machtvollen, wieder verebbenden und verschmelzenden Wogen zu einem Meer klanglicher Schönheit zusammenflossen.

Hinter dem Pikarden, der die Sänger leitete und die Luft nach seinem Willen zu komprimieren und in Schwingung zu versetzen schien, saßen über zwanzig Menschen und lauschten mehr oder weniger aufmerksam und ergriffen. Zu den weniger Aufmerksamen gehörte Leonardo, der dem Konzert augenscheinlich eher physisch denn geistig beiwohnte, und zwei Schergen des Herzogs von Commynes, die sich in gebührlichem Abstand von ihrem Herrn flüsternd über ihr Ziel berieten.

»Ich bin noch immer der Ansicht, man könnte es auf die gute alte Art bewerkstelligen«, sagte Mattenet, wenngleich eine gewisse Skepsis mitschwang. »Ein hübsches dunkles Gässchen, und *zack*!«

»Hör mal, du dämlicher Grützkopf, *zack* mach ich gleich mit dem Schwengel zwischen deinen Beinen«, zischte Robinot zwischen den Lippen hervor. »Du hast unseren Herrn von Commynes gehört. Ihm darf kein Haar gekrümmt werden.«

»Unser Herr Commynes hat gut reden, den möchte ich mal an unserer Stelle sehen. Schau, wie er dasteht, eingerahmt von zwei hübschen Damen. Siehst du die Rechte?«

Robinot linste verstohlen zu seinem Herrn hinüber. Neben ihm saß Tersilla und ließ träge ihr Füßchen hin und her schwingen.

»Klar sehe ich die.«

»Die zieht mich mit den Augen aus.«

»Hör auf. Wir müssen uns auf die Arbeit konzentrieren.«

»Das tue ich doch. Und sie genauso. Wie lange soll dieses Geleier eigentlich noch dauern?«

Als wollte sie Mattenets Worte bestätigen, drehte sich das gnädige Fräulein um und warf dem jungen Franzosen einen durch und durch italienischen Blick zu, der keiner Worte bedurfte. Dann wandte sie sich nach einem schmachtenden Zögern wieder den Sängern zu.

»Was hab ich gesagt? Hast du gesehen?«

Robinot drehte sich zu seinem Spießgesellen um und musterte ihn. Groß, aufrecht, mit breiten Schultern, schmalen Hüften und einem noch vollständigen Gebiss, das er mit einem schalkhaften Lächeln zeigte. Tatsächlich war er ein richtig hübsches Kerlchen.

Robinot betrachtete ihn einen Moment, ehe er den Blick wieder langsam durch den Saal wandern ließ und sich ein bedächtiges, übel verunstaltetes Grinsen auf seinem Gesicht breitmachte.

Just in dem Moment endete die Musik, die Musiker wurden mit Beifall überschüttet, und Josquin verbeugte sich vor der kleinen und dennoch zahlreichen Zuhörerschar.

Während alle applaudierten, trat Robinot zum Herzog von Commynes und murmelte ihm etwas ins Ohr. Sogleich wandte sich der Herzog seinem abstoßenden Helfer zu, lächelte und nickte bedächtig. Dann legte er die Lippen an das Ohr des Mädchens und flüsterte ihm etwas zu. Das gnädige Fräulein drehte sich flüchtig zu Mattenet um, errötete und ließ ihr Gesicht hinter dem Fächer verschwinden, der ihr Lächeln jedoch nicht zu verbergen vermochte.

Der Herzog von Commynes blickte ebenfalls herüber und nickte noch nachdrücklicher, als wäre er stolz auf seinen so ansehnlichen zweiten Handlanger.

Robinot rieb sich die Hände und kehrte zu seinem Kumpan zurück.

»Und? Was hast du dem Herzog erzählt?«

»Verrat ich dir gleich.«

»Nein.«

»Anders geht's nicht.«

»Auf gar keinen Fall.«

»Der Herzog ist auch einverstanden. Er findet die Idee großartig.«

»Na klar! Wenn andere den Kopf hinhalten müssen, ist es leicht, den Helden zu markieren. Nein, nein und nochmals nein.«

»Hör mal, das ist ein Befehl des Herzogs. Wenn du mit

dem Notizbuch zurückkommst, gehört das Fräulein dir, der Herzog hat mir sein Wort gegeben.«

»Und wenn ich ohne Notizbuch zurückkomme?«

»Dann heißt das, dass Messer Leonardo dich zweimal beschissen hat. Das dritte Mal ist der Herzog dran.« Robinot knuffte seinen Gesellen mit dem Ellenbogen in die Seite und hielt ihm einen vollen Weinkelch hin. »Na los, stell dich nicht an. Leonardo ist allein. Lass deinen Charme spielen und frag ihn, ob du ihn nach Hause begleiten darfst.«

Mattenet blickte sich um. Wenige Meter von ihm entfernt erhaschte der Herzog von Commynes seinen Blick, hob eine Braue und schaute zu Leonardo hinüber, der gedankenversunken an einer Säule lehnte und aussah, als hätte er Besseres zu tun.

Mürrisch griff Mattenet nach dem Kelch, setzte ihn an die Lippen, leerte ihn in zwei Schlucken und drückte ihn seinem Kumpel wieder in die Hand, ohne ihn anzusehen.

»Wenn ich zurückkomme, bringe ich dich um.«

Zehn

»Und ihr droht das alles wirklich zu verlieren?«

»Leider ja, Messer Leonardo«, sagte Pater Diodato mit niedergeschlagenem Blick. »Ich weiß nicht genau, ob es dazu kommen wird, doch es liegt in Gottes Händen. Und in denen der Herrschaft.«

Leonardo nickte langsam, ohne den Blick von den Fresken des großen Refektoriums abzuwenden. Nichts Besonderes, das sei klargestellt: Heute würden wir dergleichen als »lombardische Schule des ausgehenden fünfzehnten Jahrhunderts« bezeichnen, eher für eine Doktorarbeit denn für ein zahlendes Publikum geeignet. Werke von Bernardino Butinone und Bernardo Zenale, dazu ein paar Kapellen und Überarbeitungen von fremder Hand, die Leonardo auf den ersten Blick erkannte und keines zweiten zu würdigen gedachte.

Doch ganz offensichtlich machte sich der gute Pater Diodato Sorgen. Nicht ob der Vorstellung, die Fresken zu verlieren, die er zum Teil selbst in Auftrag gegeben hatte, als vielmehr ihre Malgrundlage – nämlich das Gebäude.

»Das neue Gesetz Seiner Herrlichkeit Ludovico lässt

keine Zweifel«, fuhr Pater Diodato fort. »Wer immer seinen Laden oder seine Werkstatt erweitern und vergrößern will, darf die anliegenden Gebäude enteignen, sofern sie nicht bereits zu anderen Werkstätten oder Läden gehören.«

»Doch auch Ihr betreibt Handel, wenn ich mich nicht irre«, sagte Leonardo und ließ seinen Blick weiter über die Fresken schweifen. Frische Fresken.

Leonardo hatte für die Freskentechnik nichts übrig. Zu schnell, zu endgültig. Sie erlaubte kein Umdenken, keine Korrekturen, keine Nuancen.

»Kaum der Rede wert«, wiegelte Pater Diodato ab. »Wir sind kleine Handwerker. Wie Ihr wisst, stellen wir Branntwein und Malerpigmente her. Zum Glück war unser Mitbruder Eligio da Varramista in seinem weltlichen Leben mit doppelter Buchführung betraut und hält jede Ausgabe peinlich genau fest, um kein Geld zu verplempern. Bruder Eligio ist pingeliger als all unsere Mitbrüder zusammen. Doch unsere Kongregation ist nun einmal aus Widerstand gegen jedweden Handel innerhalb der Heiligen Römischen Kirche geboren. Als Kaufleute sind wir zu klein und als Kongregation zu bedeutungslos.«

Leonardo nickte abwesend und blickte sich unvermindert um.

Das dem heiligen Hieronymus gewidmete Kloster der Armen Brüder Jesu stand am Naviglio unweit der Porta Vercellina. Würde heute jemand danach suchen, müsste er den Corso Magenta bis zur Kreuzung mit der Via Carducci entlanggehen (die früher San Girolamo hieß), dieser bis zu dem Häuserblock zwischen der Via Mellerio und der Via Marradi folgen und dann zu graben anfangen. Von dem Kloster ist nämlich kein Fitzel mehr übrig.

»Die Entscheidung liegt bei Kardinal Ascanio, also bei des Moros Bruder«, fuhr Pater Diodato fort. »Und wenn er sich gegen uns entscheidet, wird unser Kloster Teil einer Hosenmanufaktur, und uns wird nichts bleiben als eine allzu große Kirche für die wenigen Seelen, die uns der Kirche von San Francesco Grande vorziehen.«

»Wie viele Mönche zählt das Kloster gegenwärtig?«

»Fast vierzig. Es ist nicht groß, aber auch nicht klein. Doch kommen wir auf uns zurück, Messer Leonardo. Was verschafft mir die Ehre Eures Besuches?«

Leonardo spielte mit seiner rosa Kopfbedeckung, die perfekt zu seinem lachsfarbenen Rock passte und sich aufs heftigste mit dem Rest des Refektoriums biss.

»Ich bin gekommen, um mich zu entschuldigen, sollte ich Euch oder Bruder Gioacchino gestern Abend beleidigt haben, Pater. Es war nicht meine Absicht, gotteslästerliche Dinge zu sagen, wie Ihr mir hoffentlich abnehmt.«

Pater Diodato zuckte mit den Schultern.

»Ihr müsst Euch nicht entschuldigen, Leonardo. Vielmehr tut es mir leid. Doppelt leid. Zunächst, weil Bruder Gioacchinos Reaktion überzogen und gänzlich unangebracht war. Zudem hat das, was Ihr sagtet, mich sehr interessiert. Bruder Gioacchino ist nicht in der Lage, präzise Gedankenfolgen von Provokationen zu unterscheiden. Für ihn gibt es keine Zwischentöne, alles ist schwarz oder weiß. Ganz im Gegensatz zu Eurer Malerei. Es hat mich stets beeindruckt, wie Ihr aus Dutzenden feiner Farbschleier Gesichter entstehen lasst.«

Leonardo sah mit leicht zusammengekniffenen Augen auf. Ständige Komplimente konnten zuweilen lästig sein – vor allem, wenn man sie statt Geld bekam –, doch gibt es für einen Künstler nichts Schmeichelhafteres, als für das gewürdigt zu werden, was er selbst als seine wahrhaftige und unverwechselbare Handschrift erachtet.

»Seht, Pater, ein guter Maler muss zwei Dinge malen, den Menschen und seine Geisteshaltung. Wenn wir einen Menschen sehen, so sehen wir nicht eine Nase, einen Mund, eine Zahnreihe. Wir sehen eine Absicht, ob friedlich oder boshaft, einen Gegenstand, auf den seine Aufmerksamkeit gerichtet ist, oder den Frieden, den er bei der Kontemplation seines eigenen Wohles empfindet. All das erkennen wir in seinen Taten, in den mehr oder weniger offenkundigen Gesten, die er vollbringt. Ein Bild bewegt sich nicht: Und dennoch muss es diese Bewegung und diese Absichten für seinen Betrachter sichtbar machen.« Leonardo lächelte. »Es wäre ein großer Fehler, das alles in klare, unverrückbare Linien zu bannen. Die Grenze zwischen einem Ding und dem nächsten, zwischen einem Antlitz und der Wand dahinter, verändert sich, sobald ich mich bewege oder sich eines der Dinge bewegt, denn diese Grenze gibt es nicht. Sie existiert nur in meinem Blick, in meinem Verstand.«

»Und genau dieser Gedanke hat mich fasziniert«, sagte Pater Diodato nach kurzem Schweigen. »Ihr seid der Ansicht, die Macht des Menschen liege in seiner Sprache, weil sie ihm erlaubt, Dinge zu beschreiben, die es nicht gibt.«

»Alle Sprachen ziehen daraus ihre Macht. Stellt Euch vor, wie schwer es mir fiele, eine Szene zu erschaffen, die die Hochzeit zu Kana würdig darstellte.« Leonardo deutete auf die Fresken ringsum, die besagte Szene zeigten. »Ich müsste Dutzende Gäste nehmen, einen Tisch, Speisen, und dann müsste ich in der Lage sein, Wasser in Wein zu verwandeln. Das übersteigt meine Fähigkeiten, und ich fürchte, nicht einmal Bramante wäre dazu in der Lage. Doch ein Pinsel, ein paar verquirlte Eier und ein wenig von Euren erstklassigen Pigmenten genügen, und siehe da«, Leonardo deutete mit der offenen Hand auf die von Zenale bemalten Wände, »schon ist man fertig. Das ist doch was, findet Ihr nicht?«

»Gut, meine Herren, wir sind mit unserer Aufgabe fast fertig. Es gibt keinen Grund, noch länger in Mailand zu verweilen. Keinen offiziellen Grund, meine ich. Habt Ihr mich verstanden, Robinot?«

Der Herzog von Commynes hatte die Ellenbogen auf den Tisch gestützt und trommelte mit den Fingerspitzen der einen Hand gegen die der anderen. Rastlos tigerte Robinot neben dem Tisch auf und ab.

»Ich verstehe vollkommen, Herzog. Wie ich bereits sagte: Mattenet ist heute Nacht nicht in seine Unterkunft zurückgekehrt, was ich als gutes Zeichen werte.«

»Vielleicht ist er unterwegs abgemurkst worden«, sagte Perron de Basche und blickte an die Decke. »Oder der göttliche Zorn hat ihn niedergestreckt. Für einen Sünder ist es in letzter Zeit offenbar gefährlich, in Mailand unterwegs zu sein.«

»Dann müsste dieses Kastell bereits seit Jahrzehnten in Flammen stehen, und wir mit ihm. Verzeiht, es hat geklopft.«

Die drei verstummten. Nach ein paar Sekunden vernahm man tatsächlich ein hastiges, geradezu verstohlenes Pochen an der Tür. Mit langen Schritten eilte Robinot hin:

»Wer da?«

»Ich, ich bin's«, erklang Mattenets Stimme.

»Ich habe verstanden, Pater. Der Prior seid Ihr.«

»Ganz genau, Messer Leonardo. Ich verstehe, wenn Bruder Gioacchinos Betragen Euch verärgert hat, doch ich versichere Euch, dass Ihr nichts von ihm zu befürchten habt.«

»Er hat also nicht die Absicht, dem Bischof zu schreiben, um mich der Gotteslästerung zu bezichtigen?«

»Das kann ich nicht ausschließen. Doch ich kann ausschließen, dass der Brief abgeschickt wird.« Pater Diodato betrachtete Leonardo wohlwollend. »Kein Brief verlässt dieses Gemäuer, ohne dass ich ihn zuvor gelesen habe, Messer Leonardo. Und keiner gerät in die Hände meiner Mitbrüder, ohne dass ihm das Gleiche widerfährt. Geschriebene Worte reisen weit, haben ein langes Leben und können Schaden anrichten. Meine Macht besteht wie jede Macht darin, mehr zu wissen als meine Herde.«

Leonardo und Pater Diodato schlenderten durch den bereits mehrfach umrundeten Kreuzgang. Beim Refektorium blieb der Prior stehen, blickte Leonardo abermals an und sprach mit einer Stimme, die ebenso fest war wie sein Schuhwerk.

»Noch in einer anderen Sache hat Bruder Gioacchino unrecht. Seht, Leonardo, es trifft natürlich zu, dass meine Kongregation gegründet wurde, um gegen das Übermaß an Geld, den Handel und die ständige, geradezu inflationäre Art vorzugehen, mit der die Kirchenmänner das Wort Gottes im Munde führen. Deshalb nennen wir uns Arme Brüder Jesu.«

Leonardo nickte. Er kannte die Geschichte von Colombini, dem Händler aus Siena, der sich bekehrt hatte, nachdem er die Heiligenlegenden des Jacobus de Voragine gelesen hatte. Er hatte alles aufgegeben und sich für ein Leben in Armut entschieden. So wie er stammten fast sämtliche Brüder der Kongregation aus Siena oder der Toskana. Abgesehen von Bruder Gioacchino, war Leonardo noch nie einem lombardischen Jesuaten begegnet.

»Geld muss man fliehen, doch der wahre Herr Mailands ist nicht das Geld. Geld dient als Machtmittel, nicht zum Selbstzweck. Und das gilt für den Moro, der die Mitgift seiner Nichte benutzt, um zum Herzog ernannt zu werden, ebenso wie für den letzten Stadtschreiber, der seinen Vorgänger dafür bezahlt, seine Stellung übernehmen zu dürfen. Nicht das Geld ist der teuflische Götze, den sie anbeten, sondern die Macht.«

Während er sprach, betrat der Prior das Refektorium, und Leonardo folgte ihm.

»Doch diese Macht ist flüchtig und sterblich. Einzig der Allmächtige kann wahre Macht über die Menschen ausüben. Der Mensch, jeder Mensch, ganz gleich, welchen Platz er in der Welt innehat, spottet dem Allmächtigen und nimmt sich Rechte heraus, die Ihm allein zustehen.«

»Ihr tut es ebenso«, bemerkte Leonardo leise.

»Ja, ich tu es ebenso«, entgegnete der Prior und blickte sich um. »Doch ich weiß darum. Ich kenne die sterbliche Natur, deretwegen unsere Macht nur eine Illusion ist. Wir sind vergängliche Blätter an dem vom Stamm am weitesten entfernten Zweig.«

»Ja, Pater. Darüber denke ich in den letzten Tagen häufig nach.«

Pater Diodato musterte ihn mit einem eher beichtväterlichen, denn mönchischen Blick.

»Gewiss habt Ihr von dem armen Burschen gehört, der ermordet und im Hof des Kastells abgeladen wurde, Gott sei seiner armen Seele gnädig.«

»Er hieß Chiti. Rambaldo Chiti. Ein Schüler von mir, den ich vor vielen Monaten vor die Tür zu setzen gezwungen war.« Leonardo tat ein paar Schritte und ließ seinen Blick erneut über die Fresken wandern. »Vielleicht kanntet Ihr ihn ebenfalls.«

»Nein, das glaube ich nicht. Wieso fragt Ihr?«

Leonardo schüttelte den Kopf, als wollte er einen Zweifel verscheuchen.

»Mir ist eingefallen, dass er nicht weit von hier wohnte, in einem Kämmerchen in San Vittore. Doch tatsächlich war er kein Mensch, der die Messe besucht.«

»Soweit ich weiß, seid Ihr das ebenso wenig, Leonardo.«

»Nein, ich habe auch nicht viel geschlafen«, fing Mattenet an, der mit seinen tiefen Augenringen aussah, als hätte er kaum und schlecht geruht. »Wir sind zu später Stunde eingetroffen, selbst in den großen Straßen war es bereits dunkel. Auf dem Weg versuchte ich Konversation zu treiben, doch es war mehr als offensichtlich, dass er mit den Gedanken woanders war und meine Einladung nur aus Höflichkeit angenommen hatte.«

Der Herzog von Commynes und Perrone de Basche saßen ihm am Tisch gegenüber. Robinot fuhr fort, den Tisch mit bedächtigen und gleichwohl unruhigen Schritten zu umrunden.

»Schließlich sind wir bei ihm eingetroffen, und ich habe ihn gefragt, ob ich mit raufkommen und sehen dürfe, an was er gerade arbeite. Ich habe gesagt, ich sei ein Bewunderer seiner Werke. Er hat geantwortet, er sei sehr müde und wolle sich zu Bett legen.«

»Also habe ich all meinen Mut zusammengenommen und gesagt: ›Maestro, ich bin hier, um Euch meinen Körper anzubieten. Tut damit, was Ihr wollt.‹«

»Und er?«

»Er hat mich angesehen. Und gelächelt.«

Das war der Moment, in dem Mattenet angefangen hatte, sich Fragen zu stellen. Denn Leonardos Lächeln war unendlich sanft gewesen. Weder lasziv noch spöttisch noch lüstern; einfach sanft und heiter, als könnte er sein Glück kaum fassen. So sanft und schön, dass man beinahe … Nun ja, ich mag gar nicht daran denken. Mir gefallen Frauen. Ich erfülle hier nur meine Pflicht.

»Und dann?«

»Er hat mich angeschaut, als sähe er mich zum ersten Mal. Von Kopf bis Fuß. Dann hat er die Tür geöffnet, mich bei der Hand genommen und hineingebeten. Wieso feixt du so blöd, Grindschädel?«

»Nichts, nichts«, sagte Robinot. »Red weiter, bitte.«

Mattenet holte tief Luft und fuhr sich mehrmals mit den Händen über die Hose, als wollte er etwas Abstoßendes fortwischen.

»Er hat mich in ein Zimmer geführt. Ich glaube, es war seines. Dort stand eine Bettstatt, und überall lag Papier herum. Er hat mir die Hände auf die Schultern gelegt und dann ganz langsam meinen Rock aufgeschnürt. Immer noch lächelnd ist er mir mit den Händen über die Brust gefahren. Im nächsten Moment war ich nackt.«

»Nackt und unsicher, was zu tun ist«, sagte der Herzog und konnte sich ein Grinsen nicht verkneifen.

»Ganz genau. Nackt und unsicher, was zu tun ist. Sobald ich mich rühre, habe ich gedacht, schließe ich ihn entweder in die Arme oder ramme ihm die Faust ins Gesicht. Also habe ich ihn machen lassen. Und er …«

»Und er?«

Mattenet legte die Hände auf den Tisch und knetete sie, als müsste er eine unaussprechliche Sünde beichten.

»… er hat mich gezeichnet.«

Perfekte Proportionen, siehst du, perfekte Proportionen. Ein Siebtel, ein Fünftel. Doch der Mittelpunkt ist nicht derselbe, das ist das Geheimnis. Der Mittelpunkt ist nicht derselbe. Das Quadrat und der Kreis dürfen nicht denselben Mittelpunkt haben, sonst geht es nicht auf. Ich muss sofort Francesco di Giorgio davon schreiben.

Leonardo betrachtete das Blatt auf seinem Schreibtisch. Ein Mann mit geöffneten Armen und geschlossenen Beinen, der in einem Quadrat stand, und darunter derselbe Mann mit gereckten Armen und gespreizten Beinen, eingefasst in einem Kreis. In Perfektion. Da war sie, die Vollkommenheit des Menschen.

Das macht den Menschen zum Menschen, die Proportionen. Der Abstand zwischen Schulter und Ellenbogen ist genauso groß wie zwischen Ellenbogen und Handgelenk. So kann sich der Arm beugen, und die Hand kann all das erreichen, was sich in ihrem Radius befindet, ohne tote und unerreichbare Winkel, die es gäbe, wenn der Unterarm länger oder kürzer wäre als das Stück dahinter. Proportionen, Proportionen. Der Mensch hat perfekte Proportionen, das unterscheidet ihn vom Hund oder vom Pferd. Wir könnten gar nicht ohne diese Vollkommenheit. Wir könnten keine Gegenstände greifen. Wir könnten nicht einmal aufrecht stehen. Unseren Kopf halten, den gewichtigsten und schwersten Teil unseres Körpers, der so weit vom Boden entfernt ist. Das beherrschen nur wir. Es ist nur eine Frage der Proportionen. Das beherrschen weder die Fliege noch der Elefant …

»Leonardo!«

»Ich bin oben, Caterina.«

»Kannst du mir zur Hand gehen? Die Eier müssen eingesammelt werden, und ich bin allein!«

»Ich komme, ich komme.«

Kannst du mich nicht einmal in Ruhe lassen.

»Nicht ein einziges Mal!«

Die Hand sauste auf den Tisch.

»Nicht ein Mal!«

Die Hand sauste wieder auf den Tisch.

»Nicht ein einziges Mal seid ihr in der Lage, das zu tun, was man von euch verlangt!«

Der Herzog von Commynes war puterrot aufgesprungen. Überrumpelt vom Zornesausbruch des Herzogs, der herumbrüllte wie der Trainer eines Drittligisten und jeden Satz mit einem Schlag auf den Tisch bekräftigte, standen Mattenet und Robinot wie erstarrt da.

Neben ihm saß oder vielmehr hing Perron de Basche auf seinem Stuhl, lachte Tränen und trommelte ebenfalls mit der Faust auf den Tisch.

»Und Ihr hört auf zu lachen, de Basche. Himmelherrgott noch mal!«

»Ich kann nicht … Wie kann man nur so hohlköpfig sein …«

Die Hand sauste nieder. Diesmal nicht auf die Tischplatte, sondern in den Nacken von Perron de Basche, der mit den Zähnen auf die Tischkante knallte.

»Es reicht, verdammt! Schluss mit dem Gewieher! Schluss mit den Albernheiten! Morgen, spätestens übermorgen müssen wir von hier aufbrechen. Wir haben keinen Vorwand, unseren Besuch zu verlängern. Das würde Verdacht erregen. Und deshalb will ich das Notizbuch noch heute Abend haben. Mir ist völlig gleich, wie ihr das anstellt, aber bringt mir dieses Notizbuch!«

»Ganz gleich was?«

»Ganz gleich was.«

»Auch ...«

Der Herzog von Commynes ging mit seinem Gesicht so dicht an Robinot heran, dass er die Grenze der Höflichkeit und des guten Geschmacks bei Weitem unterschritt.

»Hör zu, Holzkopf, und schreib dir meine Worte hinter die Ohren. Wenn du mir dieses Notizbuch nicht bringst, hacke ich dir die Rübe ab. Du bringst mir das Notizbuch, und was auch immer du Leonardo antust, werde ich auch dir antun. Verstanden?«

Robinot drehte sich langsam zu Mattenet um.

Diesmal hast du die Arschkarte wirklich allein gezogen, sagte Mattenets Blick.

»Leonardo ...«

»Hmm.«

»Leonardo, stimmt das?«

Leonardo saß am Küchentisch, vor sich ein Blatt Papier. Als ihm die Stimme seiner Mutter ein zweites Mal ans Ohr gedrungen war, hatte er sich umgedreht und das Blatt instinktiv mit der Rechten bedeckt. Dann hatte er sie wieder weggezogen, das Blatt erneut in Augenschein genommen und seiner Mutter geantwortet, ohne sie anzusehen.

»Ja, Caterina.«

»Du weißt doch gar nicht, was ich fragen wollte!«

Leonardo drehte sich abermals um, sah seine Mutter an und knüllte das Blatt mit der Linken zusammen. Das Papier knisterte mit dem brennenden Kaminfeuer im Takt.

»Etwas, das Euch Sorgen bereitet, Caterina. Ihr macht Euch Sorgen um mich. Und weil ich mir ebenfalls Sorgen mache, antworte ich, ja, es stimmt. Es gibt Grund, sich Sorgen zu machen.«

»Heilige Mutter Gottes noch eins! Musstest du diese Torheiten ausgerechnet vor einem Kirchenmann von dir geben?«

»Torheiten? Kirchenmann? Ich verstehe nicht, Mutter.«

»Heute hat Bruder Gioacchino in seiner Predigt gesagt, als er gestern bei einer Edelfrau zu einer musikalischen Darbietung geladen gewesen sei, habe ein Mann, der sich für eine große Leuchte hält, aber nur ein kleines Licht ist, behauptet, Gott hätte den Menschen die Sprache geschenkt, um zu lügen, und das größte Gottesgeschenk sei die Lüge.«

»Caterina, hört zu ...«

»Gestern warst du zu einer musikalischen Darbietung bei der Contessa Bergamini, der Favoritin des Moro, die du die Gallerani nennst ...«

»Sie war die Favoritin des Moro ...«

»... und ich wette, du warst es, der diese absurden Lästerungen von sich gegeben hat. Oder irre ich mich, Leonardo?«

Bedächtig erhob sich Leonardo vom Tisch, das zerknüllte Blatt in der Hand.

»Ihr irrt Euch, Mutter. Ihr liegt genauso falsch wie er.« Leonardo warf den Papierball ins Feuer. »Bruder Gioacchino da Brenno ist von Unserem Herrn dermaßen erleuchtet, dass er zuweilen geblendet ist und danebentrifft. Ich habe in übertragenem Sinn gesprochen, und er hat mich wörtlich genommen.«

»Red dich nur raus, Leonardo. Du machst dir trotzdem Sorgen, und du tust gut daran. Dieser Mann könnte dich anzeigen und bei der Heiligen Kirche in Bedrängnis bringen.«

»Tja, gewiss. Wahrscheinlich hat er das bereits getan.«

»Und wie gedenkst du dich zu verteidigen?«

»Ich? Gar nicht, Mutter. Bruder Gioacchino kann herumfaseln wie er will, doch wir sind hier nicht in Florenz, Mutter, oder in Rom, wo sie denkende Menschen wie Reisigbündel verbrennen. Wir sind in Mailand, im Hause Ludovico il Moros.«

»Und weshalb sorgst du dich dann?«

Leonardo blickte leer ins Feuer.

»Eben deshalb, Mutter. Eben weil wir im Hause von Ludovico il Moro sind.«

»Ich verstehe dich nicht, Leonardo.«

Leonardo trat auf Caterina zu, legte ihr die Hände auf die Schultern und drückte sie sanft.

»Nein, ich weiß. Und das ist auch besser so, vertraut mir.«

Nachdem Leonardo hinausgegangen war, starrte Caterina einen Moment lang auf die Tür. Dann wanderte ihr Blick zur Feuerstelle zurück, wo die Flammen an dem zusammengeknüllten Papier leckten, das der Sohn in die Flammen werfen wollte, ohne recht zu treffen.

Wieso hatte er es zusammengeknüllt? Weil er etwas Ungebührliches geschrieben hatte. Etwas, das ihm Schwierigkeiten bereiten könnte. Wie damals, als er geschrieben hatte, dass die Sonne sich nicht bewegt. Salaì hatte ihr erzählt, wie er und Marco d'Oggiono ihn lange damit gefoppt und sich erkundigt hatten, ob sich dann wohl die Erde bewegt, worauf Leonardo gelächelt und den Kopf geschüttelt hatte.

Instinktiv trat Caterina zum Kamin und riss das zerknüllte Papier mit einer hastigen Geste aus den Flammen. Sie kehrte zum Tisch zurück, faltete es auseinander und strich es auf der Tischplatte glatt.

Zeichnungen. Eine Maus, eine Katze, ein Elefant. Und ein paar geschriebene Zeilen, die für sie unentzifferbar waren. Caterina konnte nicht einmal von links nach rechts lesen, von spiegelverkehrter Schrift ganz zu schweigen.

»Ich grüße dich, Caterina«, sagte Salaì fröhlich und trat ein. »Was gibt es heute Abend zu essen? Bitte nicht schon wieder Rüben.«

»Mein lieber Giacometto, kannst du die Schrift meines Sohnes lesen?«

»Gewiss, Caterina.«

»Könntest du mir sagen, was hier steht?«

Salaì beugte sich über das Blatt und runzelte die Brauen. Dann fing er an zu entziffern.

Nimm zwei mal zwei, und du erhältst vier.
Nimm drei mal drei, und du erhältst neun.

Nimm vier mal vier, und du erhältst sechzehn.
Nimm fünf mal fünf, und du erhältst fünfundzwanzig.
Und wenn du neunundvierzig durch sieben teilst, erhältst du sieben.
Dies gilt für die Rüstung wie für die Schale, und ebenso für den Knochen und die Kanone.

Caterina schaute Salaì verdattert an. Dann blickte sie wieder auf das Blatt mit den Skizzen einer Maus und eines Elefanten, die so lebensecht aussahen, dass man meinte, sie bewegten sich.

»Nimmst du mich auf den Arm, Giacometto?«

»Nein, Monna Caterina. Da steht genau das, was ich vorgelesen habe.«

»Und was zum Teufel soll das heißen?«

»Woher soll ich das wissen?«

Was zu tun ist

Sprich mit Bankier Accerrito, ob er Falschbriefe erhalten hat und wie er sie erkennt.

Sprich mit Hauptmann Galeazzo, wie man einen Toten auf dem Waffenplatze des Castello Giovio abladen kann, ohne dass jemand es sieht.

Sprich noch einmal mit Meister Antonio dem Schmied, wie viel Kraft es braucht, um einen Mann in einer Rüstung zu ersticken. Geh diesmal allein zu ihm.

Wenn du diese drei Dinge weißt, wirst du begreifen, wie es zu dieser Tat kommen konnte, da Taten Ursachen entsprießen wie Äste einem Stamme und ein Baum nicht aus Ästen wächst, die sich in der Luft gebildet haben. Je mehr Tatsachen du kennst, desto besser wirst du die Ursache erkennen, die sie hervorgebracht hat, da die Tatsachen sämtlich am selben Stamme zusammenlaufen, und wenn man eine kennt, kennt man alle, ist aber der Stamm in dichtem Unterholz versteckt, ist es besser, mehrere Äste zu haben, um ihn zu finden.

Ich notiere meine Pflichten, und ich kenne meine Pflichten, doch andere tun dies nicht. Die Pflicht des Malers ist es zu malen, die Pflicht des Schmieds zu schmieden. Die Pflicht des Auftraggebers ist es, die Arbeit zu zahlen, sobald sie nach den Regeln der Kunst ausgeführt ist, und das ist sie. Und die Pflicht des Malers ist es zu leben und zu essen und seine Lehrlinge bei guter Gesundheit zu halten, denn wenn man nicht isst, so lebt man nicht, und wenn man nicht lebt, so malt man nicht. Und so frage ich mich, weshalb ich hier in Mailand bleibe, bei all den anderen Orten, die es in der Welt gibt.

Und lass es fürs Erste mit dem Pferd bewenden.

Elf

Also. Jeder Nebenarm trägt Wasser zum Fluss, und jeder Pflanzenzweig ist mit dem Stamm verbunden.

Sieht man eine Pflanze wachsen und sich gabeln und misst den Umfang des Stammes und den Umfang der beiden Verzweigungen, wird man feststellen, dass ihre Summe mit dem Umfang des Stammes gleich ist. Nimmt man die Zweige eines Baumes in einer beliebigen Höhe zusammen, wird dieses Bündel ebenso dick sein wie der Stamm.

Wenn zwei Äste sich an einem Punkt treffen, muss dieser Punkt größer sein als die aus ihm sprießenden Äste. Noch nie sind aus einem Stamm Äste erwachsen, die dicker sind als er. Das Gleiche tut der Mensch, dessen Finger zusammengenommen so dick sind wie die Handfläche, und die geeinten Beine sind so breit wie das Becken, und hebt man die Arme über den Kopf, ist alles zusammen, Arme und Kopf, so breit wie die Brust.

Der Mann, der neben Leonardo saß, blickte ihn verwundert an, und erst in dem Moment wurde Leonardo bewusst, dass er die Arme mit aneinandergelegten Händen in die Höhe gestreckt hatte wie ein olympischer Kunstspringer auf dem Sprungbrett. Mit angespannter Miene, als spürte er einem lästigen Wehwehchen in den Gelenken nach, ließ Leonardo die Arme wieder sinken und seufzte.

Er wartete seit fast einer halben Stunde. Und in dieser halben Stunde in diesem mit einem kunstvoll verzierten Marmorportal geschmückten Raum an der Porta Comasina hatte sein Gehirn wie üblich an Fahrt aufgenommen. Und wie üblich schweifte es ständig vom Hauptproblem ab und zwang Leonardo, es mit Gewalt zu sich zurückzuschleifen. Wenn er es denn bemerkte. Denn manchmal verlor sich sein Verstand in einem so mächtigen und vielversprechenden Gedanken, dass es schon einiges brauchte, um sich der Abschweifung überhaupt bewusst zu werden. Dabei hatte dieses Schweifen um die Äste einen handfesten Grund. Wenn zwei Äste sich an einem Punkt treffen, muss dieser Punkt ebenso dick sein wie die Summe der beiden Äste. Und also muss er dicker sein als jeder der beiden Äste für sich genommen. Und da dieser Punkt eine Tatsache war …

»Messer Leonardo da Vinci?«

»Ja«, sagte Leonardo und stand auf.

»Hier entlang. Messer Accerrito wird Euch persönlich empfangen.«

»Oh, Leonardo, welch eine Freude. Kommt nur, kommt herein. Verzeiht das Warten, doch dieser Morgen hat es in sich. Vielmehr bin ich bereits seit zwei Tagen überaus beschäftigt. Ihr müsst deshalb entschuldigen, dass ich Euch nicht allzu viel Zeit widmen kann.«

»Grämt Euch nicht, Messer Accerrito. Es ist nicht meine Art, bei einer Abfuhr zu insistieren: Ich bin nicht hier, um Euch um Geld zu bitten. Worum ich Euch ersuche, ist viel wertvoller als das.«

Ein halb besorgter, halb entnervter Ausdruck huschte über Messer Accerritos Gesicht.

»Nicht über die klingende Münze möchte ich mit Euch sprechen, sondern über das raschelnde Geld.« Leonardo lächelte, insgeheim erfreut über das offensichtliche Unbehagen seines Gegenübers. »Ihr seid ein Zauberer, der für die Obrigkeit der Kirche und ihre Tribunale keinen Schrecken birgt: Ihr verwandelt Papier in Geld und umgekehrt. So will ich denn nichts anderes als ein paar Antworten.«

»Sehr gern, wenn ich sie Euch denn geben kann«, sagte Accerrito mit wachsender Unruhe. »Doch bedenkt, dass Schweigen Gold ist, wenn es um Kredite geht.«

»Davon bin ich überzeugt. Gold ist Gold, und Papier ist Papier. Papier in Gold zu verwandeln, ohne die Möglichkeit dazu zu haben, mag die Heilige Römische Kirche vielleicht nicht schrecken, doch Seiner Herrlichkeit Ludovico il Moro ist dies zweifellos ein Ärgernis.«

Accerrito erblasste leicht. Wer Falschmünzerei betrieb oder falsche Münzen wissentlich in Umlauf brachte, wurde mit dem Tode bestraft.

»Gut.« Accerrito schluckte. »Stellt mir eine klare, bündige Frage, und ich werde klar und bündig antworten.«

»Ach herrje, Ihr seid recht optimistisch, Messer Accerrito. Häufig ist die Antwort auf eine klare Frage umso vertrackter und nebulöser. Aber wir wollen nicht abschweifen. Die erste Frage lautet: Habt Ihr je mit gefälschten Kreditbriefen zu schaffen gehabt?«

Accerrito Portinari schien kurz der Atem zu stocken. Sein Blick glitt auf den Schreibtisch, als könnte der ihm eine Antwort eingeben.

»Wieso fragt Ihr mich das?«

»Weil der arme Rambaldo Chiti, der ermordet und auf dem Waffenplatz abgelegt wurde, in seinem Zimmer einen von Bencio Serristori unterzeichneten Kreditbrief aufbewahrte. Eine Fälschung.«

»Woher wisst Ihr, dass es eine Fälschung ist?«

»Er war auf den vierundzwanzigsten Juni datiert und gezeichnet.«

Accerrito Portinari schwieg einen Augenblick, dann brach er in ein herzliches, geradezu hysterisches Gelächter aus. Es brauchte einige Sekunden, ehe er sich wieder beruhigte.

»Auf den vierundzwanzigsten Juni? Nicht zu fassen! Bencio, der am Johannistag arbeitet. Wie dumm muss ein Fälscher sein, um so einen derben Schnitzer zu begehen?«

»Ich glaube, es war Chiti selbst, Messer Accerrito.«

Accerritos Miene verfinsterte sich.

»Aber war dieser Chiti nicht ein Werkstattjunge von Euch?«

»Das war er. Ich habe ihn vor langer Zeit davongejagt, als ich dahinterkam, was für ein Schlitzohr er ist. Doch verzeiht, Accerrito, Ihr habt meine Frage noch nicht beantwortet.«

Accerrito Portinari vergrub das Gesicht in den gefalteten Händen, dann legte er die Hände auf den Bauch und lehnte sich in seinem Armstuhl zurück.

»Ihr fragt mich, ob ich je mit gefälschten Kreditbriefen zu schaffen hatte. Ja, schon möglich. Gewiss sogar.«

»Und was tut Ihr, wenn Ihr einen bekommt, der Euch gefälscht erscheint?«

»Ich zahle ihn aus.«

»Ihr zahlt ihn aus?«

»Sicher zahle ich ihn aus. Es sei denn, die Fälschung ist so offenkundig wie in dem von Euch genannten Fall. Oder die Summe ist schwindelerregend hoch, weshalb ich zuvor durch einen privaten Brief in Kenntnis gesetzt werden müsste, dass eine Außenstelle einem Herrn X oder Y einen Kredit von sagen wir zwanzigtausend Dukaten gewährt hat. Dann brauche ich nämlich genügend Zeit, um das nötige Geld zusammenzukratzen.«

»Wäre es nicht geboten zu überprüfen, ob er gefälscht ist oder nicht?«

»Mir ist mehr daran gelegen, dass die Christenmenschen ihr Vertrauen in das Kreditsystem nicht verlieren. Seht, Messer Leonardo, wenn ich bei jedem Kreditbrief, den ich für eine Fälschung halte, Haarspalterei betreiben würde, würden sich die Menschen von unserer Bank abwenden und woanders hingehen. Kreditbriefe werden von Reisenden benutzt, von Auswärtigen, die sich nicht lange aufhalten wollen. Wenn ich denen sagte, sie sollen eine Woche in Mailand verweilen, würden sie mich zum Teufel jagen.«

»Könnte nicht jemand anders als der Begünstigte ihn einlösen?«

»Nur, wenn er von selbigem bevollmächtigt ist. Dieser Dienst, der von meiner Bank als einer der ersten angeboten wurde, ist alles andere als neu.« Accerrito lächelte kurz und wurde wieder ernst. »Schaut, mit eben dieser Schwierigkeit habe ich es diese Woche zu tun. Einer meiner Kunden ist gestorben, und sein Leichnam ist noch nicht kalt, da werde ich schon von seinen Erben belagert, die wissen wollen, ob und wie viele Penunzen er auf dem Konto hatte. Nun muss ich mir Klarheit darüber verschaffen, wer von ihnen sie mit Recht von mir fordert. Der Ärmste ist ermordet worden, und die kratzen an meiner Tür und halten die Hände auf. Apropos, wenn Ihr mich jetzt entschuldigen mögt, ich sollte nun …«

»Aber gewiss doch, Messer Accerrito, gewiss. Ermordet, habt Ihr gesagt?«

»Erstochen, als er eine Osteria verließ. Unfasslich.«

»Vielleicht Spielschulden? Oder Streit um ein Weib?«

»I wo! Ein redlicher Alter, der stets das Rechte tat. Der arme Signor Barraccio.«

»Barraccio? Doch nicht Giovanni Barraccio?«

»Eben jener. Der Wollhändler. Ihr kanntet ihn?«

»Ja, gewiss kenne ich ihn«, sagte Cecilia Gallerani und blickte Leonardo ungläubig an. »Just am gestrigen Nachmittag sprachen wir noch von ihm. Und Ihr sagt, er ist tot?«

»Ermordet, Contessa. Vor einer Osteria erstochen.«

»Aber das ist entsetzlich. O Heilige Mutter Gottes, ein so … so …«

»Redlicher Mann?«

»Ja, Messer Leonardo. Ein guter, großzügiger, bienenfleißiger Mensch. Ich mag nicht glauben, dass jemand bis aufs Messer mit ihm streiten könnte. Seid Ihr den ganzen Weg hierhergeeilt, um mir das zu sagen?«

»Ja, Signora Contessa. Denn Giovanni Barraccios Name ist gestern gefallen, weil ich wusste, dass er Geschäfte mit meinem Bankiersfreund machte, dem man einen Kreditbrief gefälscht hat … Ja?«

Leonardos Verblüffung war nicht überraschend. Urplötzlich hatte Cecilia ihn mit einer unerwarteten, unangemessenen und dennoch alles andere als unangenehmen Geste beim rechten Arm gepackt.

»Kreditbrief? Hört zu, Messer Leonardo. In diesem Sommer mitten im August traf ich Giovanni Barraccio, um Verschiedenes bei ihm in Auftrag zu geben. Wie immer plauderten wir ein wenig, und er fragte mich, ob ich mich wohl je des Mittels der Kreditbriefe bedient hätte. Ich sagte, dass ich weder die Notwendigkeit noch die Möglichkeit dazu gehabt hätte, doch wenn ich ihm helfen könne, täte ich dies liebend gern. Daraufhin fragte er mich, ob ein solcher Brief auch dann noch gültig sei, wenn derjenige, der ihn ausgestellt habe, verstorben sei.«

Leonardo sagte nichts. Was nicht hieß, dass er nichts zu sagen hätte. Doch Cecilia musste man nicht auf die Sprünge helfen.

»Ich antwortete ihm, auf solcherlei Dinge verstünde ich mich nicht, doch wüsste ich mehr als einen Menschen, der ihm vielleicht helfen könnte. Ich nannte ihm den Namen einer gewissen Person. Wir beide kennen sie. Und heute teilt Ihr mir mit, dass Messer Barraccio ermordet wurde.«

»Verzeiht, Contessa, ich glaube, ich weiß sehr wohl, von welcher Person Ihr sprecht. Doch würde ich meinen Verdacht gern bestätigt wissen.«

»Dann habt Ihr ebenfalls einen Namen im Sinn?«

»Einen ganz bestimmten, Signora Contessa. Wenn ich ihn nenne, nennt Ihr ihn dann ebenfalls?«

Cecilia wurde rot und wandte sich ab. Eine peinliche Stille hatte sich niedergesenkt, die fast mit Händen zu greifen war, so erdrückend wie eine von Meister Missaglias Rüstungen, wenngleich bedeutend schwerer abzulegen.

»Wir muten wie zwei Verliebte an, Messer Leonardo.«

Leonardo, der bis zu diesem Augenblick die Farbe seines Rockes gehabt hatte, verschmolz nun mit dem Purpur seines Hutes.

»Verzeiht, Signora Contessa, es war nicht meine Absicht, Euch in Verlegenheit zu bringen. Zuweilen vergesse ich, wer ich bin und mit wem ich spreche. Es ist wohl besser, wenn ich den Namen ausspreche.«

»Accerrito Portinari, Leiter der Bank von Porta Comasina.«

»Kommt nur, Messer Portinari, kommt herein«, sagte Ludovico und blieb sitzen. »Wie ist Euer Befinden?«

Accerrito Portinari blickte sich um. Er hatte sich in diesem Saal nie unwohl gefühlt, im Gegenteil. Dies war ein Ort der Macht. Doch an diesem Tag schienen ihn Ludovico, die Mitglieder des Rates und selbst die Zickzackmuster an den Wänden mit einer Mischung aus Unwillen und Argwohn zu beäugen.

»Gut, Eure Herrlichkeit, gut.«

»Und wie laufen Eure Geschäfte? Ich hoffe, wieder in Eurem historischen Sitz zu weilen, ist sowohl Eurem Gemüt als auch dem Zulauf von Kunden zuträglich.«

»Genau darüber wollte ich mit Euch sprechen, Eure Herrlichkeit. Heute hat sich zweierlei begeben. Zwei voneinander unabhängige Dinge, die es vielleicht gar nicht sind.«

»Drückt Euch deutlicher aus, Portinari.«

»Nun ja, heutigentags bin ich um die Einlösung zahlreicher Kreditbriefe ersucht worden.«

»Das ist doch gut, oder? Immerhin ist das Euer Beruf.«

»Ja, richtig, doch da ist ein Haken. Diese Briefe weisen eine Merkwürdigkeit auf.«

»Was für eine Merkwürdigkeit?«

»Nun, sie sind samt und sonders von demselben Bankier unterzeichnet. Einem Bankier aus Florenz, Bencio Serristori.«

»Bencio Serristori«, sagte Ludovico und schob den Namen im Munde herum wie eines dieser Anisbonbons, die seine Frau so gern mochte und die er, obschon sie ihm zuwider waren, ihr zu Gefallen aß. »Was für ein Zufall.«

»So ist es. An einem Tag zwei Briefe desselben Bankiers zu erhalten, kommt bisweilen vor. Das ist kein Wunder, denn die Menschen machen sich aus Marseille, Konstanz oder Brügge gemeinsam auf den Weg, um weniger gefährlich zu reisen, und treffen gleichzeitig ein.«

»Aber hier handelt es sich, wenn ich recht verstehe, um mehr als zwei Briefe.«

»Ja, Eure Herrlichkeit. Und sie sind sämtlich von einem Bankier unterzeichnet, der im Hochsommer verstorben ist. Florenz ist weit und die Überprüfung der Bücher somit schwierig. Zumal, wenn der Bankier, der nämliche Briefe unterzeichnet hat, vor Monaten gestorben ist.«

»Gestorben?«, fragte Ludovico in gespieltem Erstaunen.

»Gestorben, ja. Versteht Ihr, was ich meine?«

»Ihr befürchtet, diese Briefe könnten gefälscht sein.«

»Es ist mehr als eine Befürchtung, Eure Herrlichkeit. Obendrein ist dies ein denkbar schlechter Augenblick, um solcherlei Schwierigkeiten zu meistern. Ich ersticke förmlich in Wechseln und Darlehen. Außerdem ...«

»Außerdem?«

»Nun, heute gegen die dritte Stunde ist Messer Leonardo da Vinci, mit dem ich befreundet bin, bei mir gewesen. Wir kennen uns aus Florentiner Zeiten, als ich noch jung und er ein Knabe war. Als er sich nach Mailand begab, war ich einer seiner ersten Weggefährten …«

»Ich bin überzeugt, Ihr und Messer Leonardo kennt einander gut«, sagte Ludovico knapp. Tatsächlich hegte er den Verdacht, Accerrito könnte in dieser Sache ein wenig übertreiben. Ein vertrauliches Verhältnis zwischen den beiden erschien ihm schwer vorstellbar. Früher einmal vielleicht, doch heute nicht mehr.

»Ausgerechnet heute also ist Leonardo zu mir gekommen und hat mich gefragt, ob ich in meiner Bankierslaufbahn je mit gefälschten Kreditbriefen zu schaffen gehabt hätte. Er sagte, er fürchte, sie seien von einem gewissen Rambaldo Chiti angefertigt worden, einem einstigen Schüler seiner Werkstatt, den Leonardo angeblich fortgejagt hat, nachdem er seinen üblen Machenschaften auf die Schliche gekommen war. Wenn ich recht verstanden habe, handelt es sich bei diesem Chiti um eben jene Person, die tot auf Eurem Waffenplatz gefunden wurde.«

Ludovico musterte Accerrito Portinari von Kopf bis Fuß. Bis zu diesem Tag war ihm der Leiter der Mailänder Kommandite der Banco Medici immer wie ein Frosch erschienen. Doch Frösche hatten keine Schuppen.

»Der Platz ist nicht der meinige, er gehört dem Kastell, und das Kastell gehört dem Herzogtum Mailand«, sagte Ludovico und ließ den Blick umherwandern. »Was das Übrige betrifft, kann ich nicht verhehlen, dass das von Euch Gesagte zutrifft.«

»Und ich bin nur gekommen, um Eure Herrlichkeit

davon in Kenntnis zu setzen. In meiner Bank gab es heute allzu viele Zufälle, und so empfand ich die Pflicht, Euch darüber getreulich zu berichten.«

»Ich danke Euch, Messer Portinari.« Auf ein Handzeichen Ludovicos schlug der Diener mit dem Fingerknöchel gegen die Tür.

Die Tür öffnete sich, und der Kastellan trat ein.

»Kastellan, wartet, ehe Ihr den nächsten Bittsteller einlasst. Guten Abend, Messer Portinari.«

»Der Herr schütze Eure Herrlichkeit.«

Während Accerrito Portinari davonschwänzelte, rieb sich Ludovico mit beiden Händen übers Gesicht.

Leonardo war Florentiner. Bencio Serristori war Florentiner. Die Banco Medici war florentinisch. Wer konnte sich mühelos einen Kreditbrief eines Florentiner Bankiers verschaffen? Jemand, der ständig mit Florenz zu tun hatte. Wie Leonardo. Aber.

Tatsächlich Leonardo? *Der* Leonardo? Konnte sich Ludovico so übel in ihm geirrt haben?

Ludovico hob den Kopf und begegnete Galeazzo Sanseverinos Blick.

»Lasst mir Leonardo herholen, Hauptmann, wärt Ihr so gut?« Dann, ein wenig lauter: »Kastellan, die heutige Audienz ist beendet.«

»Es warten nur noch zwei, Eure Herrlichkeit …«

»Sagt ihnen, sie sollen morgen wiederkommen. Wir werden eine außerplanmäßige Sitzung anberaumen, um diejenigen anzuhören, die heute außen vor geblieben sind.«

»Ich erachte es für wichtig, Eure Herrlichkeit …«

»Für den Betroffenen ist alles wichtig, selbst der Qualm aus dem Kamin des Nachbarn.« Ludovico erhob sich, raffte sein Gewand und wandte dem Saal den Rücken zu.

»Erklärt ihnen, sie sollen morgen früh wiederkommen oder sich zum Teufel scheren.«

»Erklärt es mir selbst, wenn Ihr dazu imstande seid«, sagte eine freundliche, aber feste Stimme. Eine Frauenstimme.

Ludovico drehte sich um und sah einige seiner Notabeln erröten.

Auf der Schwelle stand, vornehm und stolz, Cecilia Gallerani.

An ihrer Seite stand Leonardo da Vinci.

»Contessa, allerliebste Cecilia. Warum sucht Ihr mich wie eine Bittstellerin auf?«

»Weil ich heute eine Bittstellerin *bin*, Eure Herrlichkeit«, antwortete Cecilia mit geröteten Wangen und befangenem Blick. »Heute komme ich als Mailänderin und Untertanin des Herzogs von Mailand zu Euch, demjenigen, der das Schicksal dieser Stadt lenkt. Messer Leonardo und ich müssen Euch höchst dringliche Neuigkeiten überbringen, damit Gerechtigkeit geübt wird und diese Stadt nicht dem Ruin anheimfällt.«

»Tatsächlich«, sagte Ludovico, um einen leichtherzigen Ton bemüht, was ihm nicht recht gelingen wollte. Die Gewichtigkeit eines Wortes bemisst sich danach, wer es ausspricht, und dass Leonardo und Cecilia Gallerani vor ihm standen, konnte ihn schwerlich kaltlassen. Diese beiden hatten mehr Grips als sämtliche Bewohner seines Kastells zusammen, die Anwesenden eingeschlossen.

»Urteilt selbst, Eure Herrlichkeit.«

»Nun gut.« Ludovico wandte sich den Ratsherren zu. »Da ich es selbst zu beurteilen habe, fordere ich euch auf, euch zu entfernen, meine Herren.«

»Ich verstehe«, sagte Ludovico mit gefalteten Händen, die Fingerknöchel an den Lippen, die Augen geschlossen, wie er es in der Öffentlichkeit nie zu tun pflegte.

»Nun, Ludovico ... ich meine, Eure Herrlichkeit«, sagte Cecilia, plötzlich verlegen, weil sie ihn beim Vornamen genannt hatte. »Hatte ich recht? Handelt es sich um eine überaus dringliche Angelegenheit oder nicht?«

»Ja, Cecilia.« Ludovico öffnete die Augen und schien ebenfalls erst jetzt gewahr zu werden, dass auch Leonardo im Raum war. »Ja, Contessa. Das ist es. Das war es zuvor schon und ist es nun umso mehr. Doch ich muss sichergehen. Was Ihr sagt, hat Hand und Fuß und klingt schlüssig und plausibel. Jetzt muss ich dahinterkommen, ob es stimmt.«

»Aber Eure Herrlichkeit ...«

»Ich habe mit Euch gesprochen. Und ich habe vorhin mit Accerrito Portinari gesprochen. Nun muss ich Eure Schilderungen vergleichen und mir Klarheit darüber verschaffen, wie zutreffend sie sind. Ihr bleibt derweil im Kastell, Leonardo. Ihr habt mir gegenüber noch eine Pflicht zu erfüllen, und hier seid Ihr weniger abgelenkt.«

Verdrossen senkte Leonardo den Kopf. Ersteres war zutreffend, Letzteres hintersinnig. So verhinderte Ludovico, dass Leonardo sich mit irgendjemandem absprechen und etwas verschwinden lassen konnte. Offenbar misstraute er ihm immer noch.

»Gut. Da ist noch eine Person, mit der ich sprechen

muss, danach kann ich eine wohlüberlegte Entscheidung treffen.«

Ludovico strebte zur Tür.

Na bitte, das war doch die richtige Entscheidung, dachte Leonardo. Tatsächlich gab es da einen Menschen, der zu dieser Angelegenheit unbedingt befragt werden musste.

»Kastellan!«, rief Ludovico und klopfte an die Tür.

Das schwere Portal öffnete sich, und das kränklich gelbe Gesicht Bernardino da Cortes schob sich ins Zimmer.

»Lasst Magister Ambrogio da Rosate rufen. Ich brauche den Rat der Sterne.«

An den hatte ich allerdings nicht gedacht.

Von Giacomo Trottis Schreibtisch

An Ercole d'Este, Herzog von Ferrara, ferre cito! cito!! cito!!!

Illustrissimo Domino meo et observandissimo,
ich sende Eurer Excellentia Kunde der Ereignisse des Tages und der Nacht, damit Ihr das Neue vernehmt und mir mit Eurem Rat zur Seite stehen möget.

Diese vergangene Nacht wurde Messer Lionardo da Vinci, nachdem er das Castello Giovio zur Seite des Broletto Nuovissimo am Ende der Contrada del Mayno verlassen hatte, angegriffen. Zwei Männer mit vermummten Zügen hielten ihn an und wollten im Gewalt anthun.

Während vorgenannter Lionardo zu fliehen suchte, setzte ihm ein Jüngling nach, schrie wie des Teufels und erteilte ihm Hiebe und Streiche mit dem Schwerte. Item kamen andere von der Contrada Cusani und weitere zwei mit Schwert und Hammer aus Richtung der Contrada Nirone hinzu, und alle vier stürzten sich mit solchem Lärm und Schalle ins Getümmel, dass aus dem Hause des Giovanni del Mayno Schreie, Schmähungen und dergleichen drangen, vom dem ich Euch nicht sagen kann.

Zu diesem Durcheinander stießen die Diener des Mayno und versuchten, solchem wüsten Rummel, in dem jeder blindlings um sich schlug, ein Ende zu bereiten, derweil Messer Lionardo sich verzweifelt aus der laokoonischen Verschlingung zu befreien mühte.

Als man ihn aufforderte, sich zu zeigen, wurde der junge Schreihals von Lionardo als Jacomo Caprotti, genannt Salajno, erkannt, Lehrjunge apud seiner Werkstatt. Zwei der Bewaffneten nannten sich Graziano und Ottolino, im Dienste des Illustrissimo Bernardino da Corte, Kastellan des Herzogs, welcher ihr Wort bestätigte. Weitere zwei entpuppten sich als Franzmänner, Gasparo Robinotto und Goffredo Mattenetto genannt und dem Herzog de Comminè zu Diensten. Schließlich, und dies ist der dringliche Grund dieses meines Schreibens, erklärten sich die letzten beiden als Veniero del Balzo und Coriolano Ferrari, gesandt von Eurer durchlauchtigsten Herrlichkeit, dem Herzog von Ferrara.

Die drei bewaffneten Paare begannen einander zu beleidigen und des Angriffs auf den vorgenannten Messer Leonardo zu bezichtigen, derweil zuvor erwähnter Salajno mit Vehemenz und auch mit zotigen Worten behauptete, sein Herr und Meister sei von den Franzosen angegriffen worden, und auf die Frage, wie er sie hätte erkennen können, sagte er, an ihrem recht üblen Gestanke. Darob entbrannte eine neuerliche Rauferei, die sogleich von den hinzugeeilten neun Wachen Seiner durchlauchtigsten Herrlichkeit Lodovico erstickt wurde. Sämtliche genannten Herren sind zu dieser Stunde im Kerker des Castello Giovio eingeschlossen, ausgenommen Lionardo und Salajno, die sich im Hause des vorgenannten Lionardo befinden.

Ich schreibe Euch, weil Seine Herrlichkeit Lodovico mich zur heutigen Morgenstunde zu sich rief, um dem Streit ein Ende zu bereiten und im Urteil über die beiden, die sich Eure Gesandten nennen, einen Vertreter des Hofs Eurer durchlauchtigsten Herrlichkeit zugegen zu haben, und so erbitte ich den Rat Eurer durchlauchtigsten Herrlichkeit.

Im Klartext: Du hast Soldaten nach Mailand geschickt, ohne mir etwas davon zu sagen, und jetzt ist es mal wieder an mir, dich aus der Scheiße zu ziehen. Trotzdem solltest du dich schleunigst hier in Mailand melden, mein lieber Herzog Ercole von Ferrara,

dessen Gunst ich mich stets empfehle,
Mediolanum, XXIII octubris 1493
Servus Jacomo Trotti

Zwölf

»Signor Giacomo Trotti, Botschafter Seiner durchlauchtigsten Herrlichkeit Herzog Ercole von Ferrara.«

»Lasst ihn ein«, sagte Ludovico ohne großes Gewese.

Und ohne zu zögern, trat Giacomo Trotti ein, den Hut in der Hand und einen recht konfusen Aktionsplan im Kopf.

Äußerlich gelassen saß Ludovico auf seinem Stuhl in der Mitte der Sala degli Scarlioni und erwartete ihn.

Wie Leonardo hinsichtlich der Malerei zu sagen pflegte, muss der Maler das Äußere des Menschen und seine innere Absicht über die Haltung und Bewegung seines Körpers einfangen. Um Ludovicos Absichten in einem Porträt zu offenbaren, hätte es in diesem Fall genügt, auf seine Sitzhaltung zu achten.

Der Oberkörper entschlossen gegen die Rückenlehne gestemmt, das Kinn erhoben, der Kiefer fest, die Hände entspannt auf den Armstützen seines Sessels ruhend. Dieser Platz gehört mir, sagte Ludovico. Der Sessel, der Saal und die ganze Stadt ringsum. Hier bin ich der Herr, das steht außer Frage. Jetzt werden wir miteinander Aussprache halten, doch vergiss das ja nicht, während wir reden.

Andernfalls? Es gibt kein Andernfalls, ich lasse mich gar nicht erst dazu herab, ein »Andernfalls« in Erwägung zu ziehen. Ich gebe hier die Befehle. Vergiss das nicht. Punkt.

»Ich bringe Euch meine Verehrung, Eure Herrlichkeit«, sagte Giacomo Trotti, als er sich näherte.

»Schade«, sagte Ludovico.

»Verzeiht?«

»Schade«, wiederholte Ludovico, ohne sich zu rühren. »Ich hatte gehofft, Ihr würdet mir die Entschuldigungen meines Schwagers Ercole bringen, weil er, ohne zuvor meine Erlaubnis einzuholen, Soldaten in die Stadt geschickt hat, die ich leite und regiere.«

Giacomo Trotti rieb hinter seinem Rücken die Hände aneinander. Die Situation war nicht sonderlich angenehm. Auf der einen Seite Ercole, auf der anderen Ludovico, und dazwischen exakte Befehle, die es zu überbringen galt. Hier musste man zu Leim werden: flüssig einsickern, sich an beide Seiten des Schraubstocks schmiegen und dann trocknen, unlöslich in seiner Position verharrend und beide Seiten zu der Einsicht zwingend, dass es keine andere gab.

»Eure Herrlichkeit hat vollkommen recht. Bei den Beziehungen zwischen Familienmitgliedern, zumal sie Macht besitzen, sollte gegenseitiges Vertrauen an oberster Stelle stehen. Um das Betragen meines durchlauchtigsten Herrn zu entschuldigen, bleibt mir nur vorzubringen, dass er mit guten Absichten gehandelt und die gleichen Vorkehrungen getroffen hat wie Eure Herrlichkeit selbst.«

»Ich begreife nicht. Welche Vorkehrungen sollte ich getroffen haben?«

»Ihr habt Messer Leonardo da Vinci zwei Männer zum Schutz zur Seite gestellt, genau wie es mein Herr getan hat.«

»Ihr irrt, Messer Giacomo. Die beiden Wachen sind während ihres nächtlichen Rundganges am Kastell eingeschritten, als sie aus Richtung der Contrada del Mayno Radau und Lärm vernahmen.«

»Dann erlaube ich mir, Eurer Herrlichkeit vorzuschlagen, diese beiden Herren im Kriegsfall als Kurier und Boten zu verwenden. Sie müssen einen äußerst flinken Fuß besitzen, um vom Kastell noch vor Ercoles Männern ans Ende der Contrada gelangt zu sein.«

»Was wollt Ihr damit sagen?«

Giacomo Trotti atmete tief durch. Einem Mächtigen zu zeigen, dass er jenseits aller begründeten Zweifel Unrecht hat, war weder leicht noch hilfreich.

»Ich nehme an, Eure Herrlichkeit, dass die Männer meines Herrn die Anweisung hatten, für die Sicherheit Messer Leonardos zu sorgen, und dass sie ihm deshalb mit einigen Schritten Abstand folgten, um Unauffälligkeit bemüht. Nichtsdestoweniger sind Eure Soldaten vor den Ferraresern am Ort des Übergriffes eingetroffen.«

»Ihr nehmt es an?«

Trotti hob den Blick. Das war der Moment des *All In*, wie Pokerspieler des Texas Hold'em sagen würden, hätten sie die Szene miterlebt – was unmöglich war, da Amerika kaum ein Jährchen zuvor entdeckt worden war und die Eroberer in diesen Monaten anderes zu tun hatten als sich Kartenspiele auszudenken. Eingeborene ausrotten, beispielsweise.

»Ich bin mir sicher, Eure Herrlichkeit, dass Ercole Messer Leonardo zu schützen beabsichtigte, nachdem ich selbst ihn von dem Geheimprojekt, an dem Ihr arbeitet, in Kenntnis gesetzt habe.«

»Geheimprojekt?«

»Nennt es, wie Ihr wollt. Jedenfalls der Grund, weshalb Leonardo des Nachts das Haus verließ, um sich heimlich zum Kastell zu schleichen, und dies jede Nacht. Der Grund, weshalb er in Gefahr schwebte, und zwar so sehr, dass dieser Junge, den er Salaì nennt, ihm bewaffnet folgte. So sehr, dass auch Ihr beschossen habt, ihn unter Schutz zu stellen. So sehr, dass selbst Ercole sich nach meinem Schreiben entschloss, ihn unter Schutz zu stellen.«

Ludovico blickte Trotti mit steinerner Miene an.

»Ich hatte meine guten Gründe, Messer Leonardo überwachen zu lassen, und wie Ihr seht, waren sie nicht aus der Luft gegriffen. Messer Leonardo ist heute Nacht überfallen worden, und die Arbeit, die er gerade für mich ausführt, ist etwas zwischen ihm und mir und hat nichts damit zu tun.«

»Woher wollt Ihr das wissen?«

»Weil es etwas ist, das außerhalb des Kastells niemanden schert.«

Trotti wollte sich zurückhalten, doch er ließ sich nicht gern für dumm verkaufen.

»Eure Herrlichkeit, verzeiht, aber die Sache ist sehr wohl von höchstem Interesse. Ich verstehe Euer Bestreben, die Angelegenheit geheim zu halten, doch wäre das gewiss nicht von langer Dauer. Die Menschen würden es rasch durchschauen. Sie würden es durchschauen und sich entsprechend verhalten. Wie Ihr erahnen werdet, kann ich eine solche Entdeckung vor meinem Herrn nicht verbergen. In Ferrara wie auch im übrigen Europa wäre der Teufel los.«

Jetzt war es an Ludovico, Trotti anzustarren, als wäre er verblödet.

»In Ferrara, Botschafter, gewiss. Aber ehrlich gesagt, verstehe ich nicht, was das übrige Europa damit zu schaffen haben soll.«

»Ihr wollt also abstreiten, dass Leonardo da Vinci ein Verfahren entdeckt hat, um einfaches Metall in Gold zu verwandeln?«

Einen Moment lang brachte Ludovico keinen Ton heraus. Sein Gesicht wurde dunkelrot.

Dann brach er in schallendes Gelächter aus.

Er lachte aus voller Kehle wie ein Kind, das einen Mann auf dem Eis ausgleiten sieht oder eine Frau dabei beobachtet, wie sie ihre Karre in sechsundzwanzig Zügen in eine Parklücke manövriert, die groß genug für zwei wäre.

Der Herzog von Bari und Herr von Mailand lachte so heftig, dass ihm die Tränen kamen.

Derweil stand Trotti stumm, reglos und einigermaßen ratlos da.

»Verzeiht mir, Messer Giacomo, doch dies sind und waren schwierige Tage. Offenbar stand ich unter großer Spannung, wie die Sehne einer Armbrust, und Ihr habt den Abzug berührt.«

Ludovico holte tief Luft, wischte sich eine Träne fort und wurde wieder ernst.

»Nein, Herr Botschafter, Ihr habt recht, ich schulde Euch eine Erklärung. Es stimmt, Leonardo arbeitet für mich. Könnt Ihr ein Geheimnis bewahren?«

»Eure Herrlichkeit, ich bin Botschafter. Es ist mein Beruf, Geheimnisse zu bewahren.«

»Es könnte Euch schwerfallen, doch es wäre unerlässlich. Seht, ich habe Euch einst gestanden, dass mir schwangere Frauen missfallen.«

»›Schwangere Frauen erregen meinen Abscheu‹, hat Eure Herrlichkeit gesagt.«

»Ja, ja.« Ludovico blickte Trotti verschwörerisch an. »Nun, als meine hochverehrte und innig geliebte Frau, die Tochter Eures Herrn, schwanger ward, habe ich bei einer ihrer Gesellschaftsdamen Zeitvertreib und Ablenkung gesucht. Ihr wisst ja, Männer müssen Dampf ablassen.«

»Ich verstehe«, erwiderte Trotti, der siebzig Jahre alt war und sich eher vage erinnerte, als verstand. »Und wer wäre diese Dame, wenn ich …«

»Lucrezia. Lucrezia Crivelli.«

»Handelt es sich um das holde Fräulein mit dem dunklen Haar und dem recht gewöhnlichen Aussehen?«

Der Moro lächelte. Die Traube hängt wohl zu hoch für dich, mein lieber, alter Fuchs?

»Recht gewöhnlich seid Ihr, Botschafter. Ich finde Lucrezia recht anziehend. Und auch Messer Leonardo ist meiner Ansicht, weshalb er einwilligte, ihr Porträt anzufertigen.«

»Ah.«

»Ganz recht. Aus diesem Grund hat sich Leonardo des Nachts mehrfach ins Kastell begeben. Schließlich konnte er das Fräulein Lucrezia schwerlich des Tags posieren lassen, während sie womöglich gerade Konversation mit meiner Frau trieb, meint Ihr nicht?« Ludovico erhob sich von seinem Stuhl und zeigte sich Trotti mit seinen ganzen imposanten ein Meter neunzig, um einmal mehr klarzustellen, wer von beiden Seine Hoheit war. »Kann ich auf Eure Diskretion zählen, Botschafter?«

»Die kannst du dir sonst wohin stecken, widerlicher Dreckskerl!«

Ludovico war wie vom Donner gerührt.

Nicht, dass Trotti diese Worte gesagt hätte, das hätte er nicht im Traum gewagt. Nein, was Ludovico dermaßen aus der Fassung brachte, war die Tatsache, dass diesen Worten ein dumpfer Knall und ein plötzlich aufstrahlendes Licht vorausgegangen waren, als hätte jemand von draußen ein Kohlenbecken gegen den schützenden Vorsetzrahmen des Fensters geschleudert und ihn mit einem bronzenen Scheppern fortgerissen.

Was tatsächlich geschehen war.

Im leuchtenden Rechteck des von seinem matten Schutz entledigten Fensters zeichnete sich stolz und fuchsteufelswild die edle Silhouette Beatrice d'Estes ab.

»Meine innig vergötterte Frau …«

»Innig vergötterte Frau einen Scheißdreck! Ich hatte mich hier versteckt, um Euch zu belauschen, weil ich davon überzeugt war, Ihr würdet dem Botschafter mitteilen, dass mein Vater zum Oberbefehlshaber ernannt worden sei. Stattdessen erfahre ich, dass ich gehörnt wurde! Und Ihr vertraut es ausgerechnet dem Botschafter meines Vaters an, Ihr mieses Stück …«

»Hört zu, Beatrice, ich halte es nicht für angebracht, vor aller Augen eine solche Szene zu machen.«

Ludovico hatte versucht, eine souverän distanzierte Haltung anzunehmen, etwa wie eine Katze, die einem Vogel nachjagt, dabei vom Tisch purzelt und sich, krampfhaft um vornehme Gelassenheit bemüht, wieder aufrappelt. Doch obschon der eigene Adel und Anstand einen daran hindern mag, sofort loszubrüllen, kann er andere leider nicht knebeln.

»Ach nein? Es ist nicht angebracht, dass ich vor allen losbrülle, während Ihr seelenruhig meine Dienerin vögelt und es überall herumerzählt? Dass ich laut werde, ist unschicklich, aber dass Ihr die Magd schwängert, ist in Ordnung? Was für eine beschissene Moral ist das?«

»Aber Beatrice, hört zu. Ihr seid die Herzogin von Bari, Ihr könnt nicht …«

Abermals konterte Beatrice das Standesbewusstsein mit Dezibel.

»Es reicht mir! Meine Schwester war für Euren Messer Leonardo nicht adelig genug für ein Porträt? Isabella, Tochter des Ercole d'Este, ist kein interessantes Sujet, aber kaum läuft ihm eine Eurer Dirnen über den Weg, schnappt er sich den Pinsel?« Beatrice schnaubte heftig. »Im Übrigen kann ich sehr wohl. Ich fange gleich damit an, indem ich nach Ferrara zurückkehre.«

»Eure Herrlichkeit, wenn ich Euch einen Rat geben darf, an einem Tag wie diesem ist es womöglich nicht ratsam, nach Ferrara aufzubrechen«, versuchte es Trotti in honigsüßem Ton.

Beatrice fuhr zu Trotti herum, als hätte sie ihn erst jetzt bemerkt.

»Ausnahmsweise kann ich Euch auch einen Rat geben, an welchen Ort Ihr Euch begeben könnt.«

»Ich danke Euch, Eure Herrlichkeit, doch ich würde lieber hierbleiben.«

In einem Wirbel aus Röcken und Faltenwürfen wandte Beatrice sich ab und strebte davon.

Ludovico blickte seiner Gemahlin, die sich gemessenen Schrittes entfernte, ein paar Sekunden lang nach und schlug dann die Hände an die Wangen, als betrachte er einen kostbaren Gegenstand, der zu Boden gefallen und zu Bruch gegangen war. Schließlich wandte er den Blick langsam vom Fenster ab und kehrte scheinbar ruhig und ungerührt, jedoch gesenkten Hauptes zu seinem Stuhl zurück.

»Nun denn, Botschafter«, sagte er und setzte sich. »Mein Tag hat zur dritten Stunde mit einem Angriff auf meinen bedeutendsten Konstrukteur und Künstler begonnen, sich mit einer diplomatischen Irreleitung fortgesetzt und gipfelte nun darin, dass ich mich vor dem Botschafter meines Schwiegervaters von meiner Frau beleidigen lassen musste. Jetzt wollen wir versuchen, ihn wieder in ordentliche Bahnen zu lenken.«

»Das Schlimmste sollte vorüber sein, Eure Herrlichkeit.«

»Sobald der erste Landsknecht der Pest erlegen ist, herrscht die Pest, das weiß ich aus Erfahrung. Ich brauche jemanden, der mir einen Rat zu geben weiß. Dabei hatte mir Magister Ambrogio einen überaus erfolgreichen Tag vorausgesagt.«

»Der Tag ist noch nicht zu Ende, Eure Herrlichkeit«, sagte Trotti mit wissender Miene.

»Ihr habt recht, Messer Giacomo. Was gibt es?«

»Der Herzog von Commynes und Herr Perron de Basche«, verkündete Bernardino da Corte mit bebender Stimme. »Sie bitten darum, vorgelassen zu werden, Eure Herrlichkeit.«

»Jetzt ist nicht der rechte Zeitpunkt«, versetzte Ludovico barsch.

»Wenn ich mir erlauben darf, Eure Herrlichkeit, ich halte es für ratsam, sie zu empfangen«, sagte der Kastellan und warf einen alamierten, sichtlich angewiderten Blick nach links.

»Na schön, dann lasst sie ein.«

In der Tür erschien die Silhouette des Herzogs von Commynes und verharrte auf der Schwelle.

»Herzog, meine Ehrerbietung. Tretet ein, ich bitte Euch. Ich wollte mit Euch sprechen.«

»Auch ich wollte mit Euch sprechen, Eure Herrlichkeit«, sagte der Herzog und griff nach links, um etwas hinter der Tür hervorzuholen.« Ich wollte mit Euch über dies hier sprechen.«

Nachdem er den fraglichen Gegenstand gepackt hatte, betrat der Herzog den Raum und schleifte das, was er in der Hand hielt, hinter sich über den Boden, derweil die Panik in Bernardino da Cortes Gesicht nun eindeutigem Ekel wich.

Giacomo Trotti hatte recht. Der Tag war noch nicht zu Ende.

Die Leser mögen mir an dieser Stelle verzeihen, doch Berichterstattung zwingt zu Genauigkeit, auch wenn die nun geschilderte Szene nicht nur unwahrscheinlich, sondern auch einigermaßen widerlich erscheinen mag.

Der Gegenstand, den der Herzog von Commynes hinter sich her zog, war nämlich ein mit Scheiße bedeckter Zwerg.

»Ich möchte, dass Ihr mir dies hier erklärt«, wiederholte der Herzog von Commynes und schleifte den Zwerg, der eine Bremsspur auf dem Fußboden hinterließ, auf den Moro zu.

Ludovico verfolgte den Zwerg mit den Augen. Es war nicht irgendeiner, sondern ein alter Bekannter von uns, nämlich der gute alte Catrozzo, der am ersten Abend vor den Botschaftern Karls VIII. ein Spektakel abgezogen hatte.

Ein Zwerg, der französisch sprach, wie es Ludovico von Galeazzo Sanseverino verlangt hatte. Zwei unerlässliche Eigenschaften, um sich in dem dicken, quadratischen Fuß zu verstecken, auf dem die Platte des Tisches mit dem Schriftzug HERCULES DUX FERRARIAE ECCETERA ECCETERA im Botschaftersaal ruhte, und ungeniert die Unterredungen der beiden französischen Gesandten und ihrer Schergen zu belauschen. So hielt es Ludovico mit den diplomatischen Vertretungen sämtlicher italienischer Städte; er zwängte einen Zwerg in den hölzernen Hohlraum und ließ ihn heimlich wieder heraus, um sich von ihm die privaten – oder vermeintlich privaten – Unterredungen berichten zu lassen und ihn dafür auf unterschiedliche Art zu entlohnen.

Nachdem er sich tags zuvor von seiner analogen Wanze die Unterredungen der Franzosen hatte schildern lassen, hatte Ludovico den Zwerg zur Belohnung in die Küche geschickt, wo er sich nach Herzenslust bedienen durfte; der gute Catrozzo hatte sich den Bauch mit Pflaumenkompott, getrockneten Feigen, Datteln und anderen Köstlichkeiten vollgeschlagen, die prompt dem Dickdarm den Krieg erklärt hatten. In der Folge hatte ihn, als er an diesem Morgen seinen Dienst im Fuß des Tisches angetreten hatte, ein leichtes Bauchgrimmen samt Blähungen beschlichen, das sich allmählich zu einem entsetzlichen Schmerz ausgewachsen und für ein waschechtes Desaster gesorgt hatte.

Als die beiden Botschafter den unzweifelhaften Geruch wahrgenommen hatten, hatten sie einander misstrauisch beäugt; nachdem klar geworden war, dass keiner der beiden ein Problem hatte, war es nicht schwer gewesen, die Quelle ausfindig zu machen. Und nachdem ein in einen

Spalt gerammtes Kurzschwert einen Schrei ausgelöst und ihnen die Gegenwart eines menschlichen Wesens bestätigt hatte, war der arme Catrozzo nach einem langen und schmutzigen Kampf aus dem Tischfuß gezerrt worden.

»Ich will es Euch sogleich erklären, Herzog«, sagte Ludovico und deutete auf den zitternd am Boden liegenden Catrozzo. »Ganz offensichtlich traute ich Euch nicht.«

Ludovico erhob sich von seinem Stuhl und zeigte sich abermals in seiner vollen Größe.

»Ich vertraute Euch nicht und tat gut daran, wenn man bedenkt, dass jemand den in meinem Dienste stehenden Konstrukteur Leonardo da Vinci seiner privaten Aufzeichnungen berauben wollte.«

»Niemand hat je etwas Derartiges in Erwägung gezogen«, sagte Perron de Basche mit prahlerischer Stimme. »Der Zwerg befindet sich im Irrtum.«

»Dann sagt mir, wo Eure beiden Diener sind?«

Die beiden Franzosen, der echte und der übergetretene, sahen einander an. Wenn nicht klar ist, wer von zweien das Wort ergreifen soll, ist das niemals ein gutes Zeichen, dachte Trotti.

»Wer, Robinot und Mattenet?«, sagte der Herzog von Commynes. »Die sind noch nicht wieder zurück. Gewiss haben sie die ganze Nacht gelottert. Man kann nur hoffen, dass sie nicht in irgendeinen Schlamassel geraten sind.«

»Unbedingt. Nun sind sie allerdings sicher verwahrt, in einer gemütlich warmen Zelle im Kellergeschoss.«

Perron de Basche und Commynes starrten Ludovico ins Gesicht.

»Sie sind verhaftet worden«, fuhr der Moro seelenruhig fort. »Heute Nacht haben sie Leonardo in meiner Stadt angegriffen, nur wenige Schritte von meinem Kastell entfernt, und wollten ihm etwas entreißen, das er bei sich trug. Sein Notizbuch, nehme ich an. Nur das Eingreifen von Leonardos persönlicher Wache und zweier meiner eigens darauf angesetzten Wachleute …«

Trotti hüstelte, um ein Lachen zu unterdrücken.

»… haben verhindern können, dass Leonardo den Angreifern zum Opfer fiel.«

Jetzt vermieden es die beiden Franzosen, einander anzusehen. Es folgten einige Sekunden bleiernen, übelriechenden Schweigens, denn Catrozzo lag noch immer dort, wo man ihn hingeschleift hatte.

»Eure Herrlichkeit werden verstehen, dass ich mich mit meinem Gesandten austauschen muss«, sagte der Herzog von Commynes so erhaben und respektvoll wie möglich.

»Ich bin ganz Eurer Meinung«, sagte der Moro ernst. »Und ich halte es in unser aller Interesse für das Beste, wenn Ihr das außerhalb dieser Kastellmauern tut.«

»Gleich bei den Kastellmauern, versteht Ihr, Caterina? Jedoch haben es diese Flegel kaum geschafft, ihn anzurühren. Ich war zehn Schritte entfernt und sogleich zur Stelle. Sie waren zu zweit, doch damit hatten sie nicht gerechnet. Dem Ersten habe ich eins mit dem Schwertgriff übergezogen, hierhin, mit voller Wucht.« Salaì deutete in seinen Nacken, nachdem er einen weit ausholenden Schlag mit einem nicht vorhandenen Schwert gemimt hatte. »Der Zweite hat sich den Griff geschnappt und mir die Klinge weggezogen. Er war größer als ich und stärker, aber ich habe meinem Nachnamen alle Ehre gemacht und ihm wie ein Ziegenbock den Kopf in den Magen gestampft …«

»Gerammt. Du hast ihm den Kopf in den Magen gerammt«, sagte Caterina, nahm Leonardo das feuchte Tuch von der Stirn und legte ein neues auf, das mit eiskaltem Wasser getränkt war.

Stumm und mit geschlossenen Augen lag Leonardo auf seinem Lager. Es war kein leichter Tag gewesen, und jetzt, da er wieder zu Hause und in seinem Bett war, wünschte er sich nur noch ein wenig Ruhe und Frieden.

»Das spielt doch keine Rolle, Hauptsache, ich habe ihn erwischt. Bestimmt hat er sogar seine Muttermilch ausgekotzt. Und dann …«

»Giacomo, bitte«, flehte Leonardo mit matter, aber strenger Stimme. »Ich war heute Nacht auch dabei. Du magst ordentlich ausgeteilt haben, aber ich habe eingesteckt. Lass uns bitte nicht mehr darüber sprechen.«

»Jedenfalls hättet ihr das Tohuwabohu sehen sollen, als die Wachen aufgetaucht sind! Alle haben sich mit allen geprügelt, Schreie, Gebrüll, *attensión!,* Stehenbleiben!, *sacré, merde!* Aber wenn ich nicht da gewesen wäre …«

»Unbedingt, Giacometto. Wenn du nicht da gewesen wärst, hätte es übel enden können«, sagte Caterina und legte dem Jungen eine Hand auf die Stirn.

»Wäre es hell gewesen, hättest du so viele Schläge kassiert, dass du nach deiner Mama hättest rufen müssen, um sie in römischen Zahlen zu zählen«, sagte Zanino. »Du bist ein kleiner Junge, die anderen waren Soldaten.«

Zanino da Ferrara war einer von Leonardos zahlreichen Schülern, die, kaum hatten sie von dem Unglück erfahren, aus dem Atelier und der Werkstatt ins Haus gestürzt waren, um zu sehen, wie es dem Meister ging.

»Und wenn Ihr, Maestro, nicht so spät aus dem Kastell

gekommen wärt, hätte Euch vielleicht niemand angegriffen«, sagte Giulio der Deutsche, der letzte Neuzugang im Hause Leonardos, mit hartem Akzent.

Ein bärtiger Hüne, der an die Tür des Meisters geklopft und gesagt hatte, er sei gekommen, um zu dienen und zu lernen. Und was kannst du, hatte Leonardo gefragt? Ich bearbeite Eisen mit Feuer, hatte der Mann geantwortet und mit seinen schwarzen Händen die Luft traktiert. Schmiede oder Männer, die sich mit der Verarbeitung von Metall auskannten, brauchte Leonardo wie die Luft zum Atmen. Deshalb immer herein mit dir, Giulio, niemand ist unerlässlich, aber jeder ist nützlich.

»Der Meister hat gearbeitet und sich nicht verlustiert«, antwortete Zanino unwirsch. Vom ersten Tag an ging ihm dieser bärtige Grobian auf die Nerven. Außerdem hatte Leonardo bereits einen Metallexperten. Ihn selbst nämlich. Obendrein gab es Meister Antonio und, wenn es sein musste, auch noch Sangallo … Unbegreiflich, was der Meister mit diesem Barbaren wollte.

»Arbeiten tut man am Tag, des Nachts tut man schlafen«, meinte Giulio mit teutonischer Überzeugung.

»Man schläft, wenn überhaupt«, sagte Salaì, zufrieden, zur Abwechslung auch einmal jemanden verbessern zu können. »Außerdem weißt du, dass der Meister schläft und arbeitet, wie es ihm passt. Wenn er will, legt er sich eine Stunde hin und arbeitet dann wieder vier am Stück.«

»Keiner weiß besser als du, wann der Meister zu Bett geht, stimmt's, Giacomino?«

»Wenn du mir auf den Sack gehen willst, du Metallspezialist, dann solltest du mal fühlen, aus was für hartem Eisen mein Schwert geschmiedet ist …«

»Es reicht!«

Leonardo hatte sich so abrupt im Bett aufgesetzt, dass der nasse Lappen aus dem Fenster flog. Unter anderen Umständen wäre diese Szene komisch gewesen, doch in diesem Augenblick war niemandem nach Lachen zumute.

»Es reicht, Herrgott noch mal!«, wiederholte Leonardo und stand auf, derweil alle anderen im Zimmer sofort verstummten.

Wie man weiß, war Leonardo ein guter Mensch. Und wie alle guten Menschen fuhr er nur selten aus der Haut. Doch wenn er wütend wurde, bekam man es mit der Angst zu tun.

Unten klopfte jemand an die Tür, und Caterina nutzte die Gelegenheit, um nachzusehen, wer es sei. Derweil redete sich Leonardo in Rage.

»Man hat mich beschuldigt, beleidigt, angegriffen, und nun kann ich mich nicht einmal in meinem eigenen Haus ausruhen! Raus hier!«

»Verzeiht, Meister, wenn …«

»Raus! Raus, Himmel noch eins!«

Von unten war Caterinas Stimme zu hören.

»Leonardo, hier ist Besuch …«

»Noch mehr?«, rief Leonardo wutentbrannt und stürzte zur Zimmertür. »Wer geht mir jetzt schon wieder auf die Eier?«

Und mit dem drohenden Ungestüm eines Menschen, der kurz davor ist, in die Luft zu gehen, beugte er sich über die hölzerne Brüstung gegenüber von seinem Zimmer und starrte hinunter.

So hatte er womöglich zum ersten Mal in seinem Leben die Gelegenheit, auf Ludovico il Moro hinabzusehen.

»Eure Herrlichkeit müssen mir verzeihen, niemals würde ich es wagen, mich auf solch unflätige Weise an Eure Herrlichkeit zu wenden.«

Ludovico schloss die Zimmertür hinter sich. Sein Kopf stieß fast an die Decke. Nachdem er sich umgeblickt hatte, nahm er auf dem einzigen Stuhl im Zimmer Platz.

»Es ist nicht die Form, die zählt, Leonardo, sondern der Inhalt. Ich bin mit einer Bitte zu Euch gekommen.«

Leonardo hatte sich wieder aufs Bett gesetzt und schwieg.

»Eine Bitte, die ich als Herrscher des Herzogtums von Mailand und nicht als Euer Auftraggeber an Euch herantrage. Und die Ihr erfüllen oder ablehnen könnt.«

Leonardo lächelte, doch das Herz schlug ihm bis zum Hals. Dies war kein freundliches Küsschen, sondern eher die Seife am Galgenstrick.

»Doch wenn Ihr ablehnt, gebt Ihr mir Anlass zu glauben, dass Ihr mein Vertrauen beleidigt. In dieser Nacht haben Euch ein paar Schergen des französischen Botschafters angegriffen. Wisst Ihr, weshalb sie versucht haben, Euch Gewalt anzutun?«

»Ja, Eure Herrlichkeit. Ich glaube, das weiß ich. Sie wollten mein Notizbuch.«

»Sie wollten Euer Notizbuch.«

»Ja, Eure Herrlichkeit. Bereits in den vergangenen Tagen unternahmen sie einen täppischen Versuch dazu, und wenn ich es recht überlege, vielleicht sogar einen zweiten.«

»Und weshalb wollen sie dieses Notizbuch? Was ist an diesem verdammten Notizbuch so wichtig? Was steht darin?«

»Nichts, was für irgendjemanden außer mir von Wichtigkeit wäre.«

»Und wieso wollen es dann andere außer Euch in die Hände bekommen?«

»Eure Herrlichkeit fragen mich zu viel. Ich weiß nicht, was in den Köpfen anderer vorgeht.«

»Ihr habt recht, Leonardo. Daher will ich es Euch verraten. Louis, der Herzog von Orléans, hat den Botschaftern Frankreichs den Floh ins Ohr gesetzt, Ihr würdet in Eurem Notizbuch Pläne für eine Geheimwaffe verbergen. Eine Kriegsmaschine, die die Stadtgrenzen verteidigt.«

Leonardo schüttelte lächelnd den Kopf.

»Giacomo Trotti, der Botschafter von Ferrara, ist der Ansicht, es verberge sich das Geheimnis darin, unedle Metalle in Gold zu verwandeln, und dies sei auch der Grund dafür, weshalb das Herzogtum so reich sei.«

Diesmal lachte Leonardo herzlich.

»Nicht im Traum würde ich meine Zeit darauf verplempern, unedles Metall in Gold verwandeln zu wollen, Eure Herrlichkeit. Ich habe schon vor langer Zeit begriffen, dass das Perpetuum mobile und König Midas' Traum Ammenmärchen sind. Damit gebe ich mich nicht ab.«

Leonardo setzte sich auf dem Bett zurecht, um sein Unbehagen zu überspielen. »Sehr viel mehr Kopfzerbrechen bereitet mir, was wohl Eure Herrlichkeit denkt. Was, glaubt Eure Herrlichkeit, könnte wohl in diesem meinem sehr persönlichen Notizbuch enthalten sein?«

»Deshalb bin ich hier, Leonardo. Wenn das, was ich denke, falsch ist, gereicht mir das nicht zur Ehre, doch wenn es wahr ist, wäre es eine große Schande für Euch. Ich will es nicht aussprechen, aber ich möchte, dass Ihr es mir zeigt.«

»Ich werde es Euch zeigen, Eure Herrlichkeit, Euch allein, wenn Eure Herrlichkeit gewillt ist, mir zu sagen, was Ihr darin zu finden gedenkt oder nicht zu finden hofft.«

Ludovico blickte zum Fenster und sprach gedämpft, fast flüsternd.

»Ich hoffe, ich werde darin nicht von Bencio Serristori oder anderen Florentiner Bankiers unterzeichnete Kreditbriefe finden, die von Euch oder von anderen Mitarbeitern Eurer Werkstatt zur Herstellung gefälschter Briefe verwendet werden können.«

Einen Moment lang saß Leonardo reglos da. Dann zog er bedächtig am Lederriemen seines Rocks und lockerte die Schnürung. Ebenso bedächtig schob er die Hand zwischen Stoff und Brust und zog ein dickes Heftchen voller mehr oder weniger vergilbter Blätter hervor.

»Wie Eure Herrlichkeit wünschen.«

Ludovico streckte die Hand aus und griff nach dem Heft.

Doch ehe er es öffnen konnte, ergriff Leonardo abermals das Wort.

»Ihr habt mich als Herr von Mailand um dieses Notizbuch gebeten, Eure Herrlichkeit, und nicht als mein Auftraggeber. Ihr habt eine wichtige Unterscheidung gemacht, und so will ich es auch halten, ehe Ihr Euch der Lektüre widmet.«

Sanft und fürsorglich wie eine Mutter, die die Decke ihres Neugeborenen in den Armen einer altjüngferlichen Tante zurechtzupft, berührte Leonardo das Notizbuch in Ludovicos Händen.

»Als Herr von Mailand habt Ihr mich aufgenommen. Als Auftraggeber habt Ihr mir Euer Vertrauen geschenkt, nachdem ihr mein Vorstellungsschreiben gelesen habt. Ihr habt mir Vertrauen geschenkt, nachdem Ihr Dinge gelesen habt, die ich Euch geschrieben habe. Jetzt misstraut ihr mir, ehe Ihr Dinge gelesen habt, die ich für mich geschrieben habe.«

Leonardo stützte die Hände aufs Bett und erhob sich.

»Als Bürger vertraue ich darauf, dass Eure Herrlichkeit es versteht, Gerechtigkeit walten zu lassen und die Verdienste und Verfehlungen eines jeden gerecht zu bemessen. Als Künstler vertraue ich darauf, dass Ihr Euch klar darüber seid, dass ich ein freier Mann bin und mich einem Auftraggeber nicht nur dann verbunden fühle, wenn er meine Fähigkeiten anerkennt, sondern auch, wenn er mein Werk recht zu würdigen weiß.«

Behutsam nahm er den Deckel des Notizbuches in Ludovicos Händen zwischen die Finger und öffnete es.

Etwas Seltsames war darin.

Briefe.

Keine Kreditbriefe, sondern richtige Briefe. Mit Datum darüber und Unterschrift darunter und voller Skizzen, wie es für Leonardos Briefe typisch war.

Aber …

»Aber die sind ja von rechts nach links geschrieben.«

»So schreibe ich immer.«

»Dann sind dies Eure Briefe? Es sind die Vorschriften Eurer Briefe?«

»Ich werde es Euch erklären, während Ihr lest, Eure Herrlichkeit. Hier ist ein Spiegel. Wenn Ihr ein Licht braucht, lasse ich es Euch eilends bringen.«

»Seit wann sind sie oben?«

»Seit fast zwei Stunden.«

Caterina musste abermals schlucken, womit der zweite

Liter Speichel an diesem Morgen erreicht war. Den Herrn von Mailand im Haus zu haben, war schon ungewöhnlich genug. Aber festzustellen, dass der Herr von Mailand wegen ihres Sohnes gekommen war und diesen bei seinem Aufbruch womöglich mitnehmen könnte und dass die vier bewaffneten Wachleute in ihrer Küche vielleicht zu diesem Behufe hier waren, konnte nicht sonderlich zu ihrer Beruhigung beitragen.

Endlich öffnete sich die Tür.

Zuerst trat Ludovico il Moro aus dem Zimmer, mit furchterregender Miene. Er war offenkundig enttäuscht, aber vor allem verärgert.

Leonardo folgte ihm. Offenkundig besorgt und zerknirscht, jedoch eher besorgt, denn zerknirscht.

Bedächtig stieg Ludovico die Treppe hinab. Er wartete, bis Leonardo ihn eingeholt hatte, ehe er zu sprechen anhob.

»Ihr habt mich enttäuscht, Leonardo. Wieder einmal. Ist Euch das klar?«

»Das ist mir bewusst, Eure Herrlichkeit.«

»Gut. Dann lasst uns gehen. Ich wünsche diese Sache schnellstmöglich abzuschließen.«

Er gab den Wachen ein Zeichen und setzte sich in Bewegung. Die Wachen nahmen Leonardo in die Mitte.

»Eure Herrlichkeit, was ist los?«

»Madonna Caterina, Euer Sohn muss mit mir kommen.«

»Ihr verhaftet ihn also.«

Ludovico wandte sich um. Zum ersten Mal an diesem Tag lächelte er.

»Nicht im Traum, Madonna Caterina. Euer Sohn dient mir als Zeuge. Er ist mir in einer Rechtssache unerlässlich. Spätestens heute Abend ist er wieder zurück.«

Zwölf plus eins

(der Hausherr ist überaus abergläubisch)

Die Sala degli Scarlioni wirkte nie sonderlich einladend oder anheimelnd, und das nicht von ungefähr. Sie war düster, dunkel, kalt und bedrohlich, damit der, der eingelassen wurde, um einen Gefallen zu erbitten oder um Gerechtigkeit zu ersuchen, nicht in Plauderstimmung geriet, und der, der einbestellt wurde, um dem Geheimen Rat unter dem Vorsitz Ludovico il Moros Rechenschaft abzulegen, ausreichend eingeschüchtert war, um sich zu einem hübschen Geständnis drängen zu lassen, welches den Gerichten zu Zeiten der Renaissance stets der liebste Beweis war. Es war also niemals angenehm, diesen Saal zu betreten, ganz gleich, aus welchem Grund.

Dass besagter Grund nie bekannt war, machte die Situation für den Betroffenen nicht leichter. Und so standen verschiedene Personen aus unterschiedlichem Anlass vor dem Rat.

Accerrito Portinari, der Leiter der Mailänder Niederlassung der Medici-Bank, der die Inhaber einiger von ihm als Fälschungen erachteter Kreditbriefe als Bittsteller vor den Rat gebracht hatte.

Clemente Vulzio, Candido Bertone, Riccetto Nannipieri

und Ademaro Costante, die Inhaber zuvor genannter Briefe, von Accerrito als Beschuldigte vor den Rat gebracht und ihrerseits gerechtigkeitsdürstende Ankläger, da Portinari sich weigerte, ihnen den in ihren eigens vorgezeigten Kreditbriefen ausgewiesenen Betrag zu zahlen, der sich auf insgesamt fünftausend Dukaten belief, was kein Fliegenschiss war.

Pater Diodato da Siena, in Begleitung seines Mitbruders Eligio da Varramista. Auf Anraten Bergonzio Bottas war eigentlich Letzterer einberufen worden, da er sich als ehemaliger Bankier, der auf dem Weg nach Mailand zum Glauben gefunden hatte und somit einer der wenigen war, die nach Mailand übergesiedelt waren, um der Hochfinanz den Rücken zu kehren, mit Wechseln und Kreditbriefen bestens auskannte. Pater Diodato begleitete ihn lediglich, denn einen seiner Mitbrüder ganz allein in die weite Welt ziehen und sprechen zu lassen, ohne dass er danebenstand, hielt er für keine gute Idee.

Und schließlich die Räte. Sieben, statt wie sonst sechs, denn unter ihnen saß Leonardo da Vinci. In diesem Saal schien er von allen am ehesten fehl am Platz zu sein.

»Ihr behauptet also, Messer Accerrito, die von diesen Herren vorgezeigten Briefe seien gefälscht, und Ihr habt Eure Begründungen vorgebracht.«

Ludovico wandte sich nach links.

»Ihr hingegen, meine Herren, behauptet, diese Briefe seien echt und wurden an den oben angeführten Daten eigenhändig von Bencio Serristori ausgestellt. Bekräftigt Ihr Eure Erklärungen?«

»Ich bekräftige sie«, sagte Vulzio, ein kleines rothaariges Männchen mit pockennarbigem Gesicht.

»Ich bekräftige sie«, wiederholte Bertone, ein hochgewachsener, athletischer Bursche mit starkem Sieneser Akzent.

»Guter Gott, Gott ist mein Zeuge, ich bekräftige sie«, fiel Nannipieri, ein untersetzter, von den zahllosen am Webstuhl verbrachten Stunden gebeugter Kerl, in den Chor ein.

»Ich bekräftige sie«, wiederholte als letzter Ademaro Costante, ein klapperdürrer Vierzigjähriger, der seinen Proteinbedarf offenbar vor allem aus den Fingernägeln seiner rechten Hand deckte, an denen zu knabbern er seit seinem Eintreten nicht einen Augenblick lang abgelassen hatte.

»Bruder Eligio, wie lautet Eure Meinung?«

Abgesehen von einem Büschel mausbraunen Haars, das auf seiner Stirn spross und gen unendlich tendierte, war Bruder Eligio ein glatzköpfiges Männlein. Nachdem er ein paarmal genickt hatte, als wollte er sich seiner eigenen Meinung versichern, ließ er sein spinnwebdünnes Stimmchen hören.

»Die Briefe sind auf feinstem Florentiner Papier verfasst, demselben, welches ich zu verwenden pflegte, als ich bei der Banco Medici im Wechselgeschäft tätig war«, hob er an, während alle im Saal die Ohren spitzten. »Der Brief ist nach dem Usus der Bank erstellt, mit Datierung, Betrag, Quantifizierung des zweckgebundenen Wechsels sowie Ausweisung des betreffenden Bankiers. Ich habe keinen Grund zur Annahme, dass es sich um Fälschungen handelt.«

»Warum sind wir dann hier? Warum gebt Ihr uns nicht endlich unser Geld? Wer glaubt eigentlich, dass diese Briefe gefälscht sind, und weshalb?«

»Ihr habt recht. Messer Riccetto«, sagte Ludovico in versöhnlichem Ton. »Galeazzo, würdet Ihr das bitte erklären?«

»Vor einigen Tagen wurde hier im Hof des Kastells die Leiche eines gewaltsam getöteten Mannes gefunden. Er hieß Rambaldo Chiti und war ein in Mailand gebürtiger Maler und Künstler.«

»Friede seiner Seele«, knurrte Nannipieri. »Und was hat das mit uns zu tun?«

»Im Hause des vorgenannten Rambaldo Chiti haben ich selbst und der Gerichtsvogt Material zur Herstellung von Falschmünzen gefunden, zusammen mit einem zweifelsohne gefälschten Kreditbrief, der die Unterschrift Bencio Serristoris trug.«

»Ich bitte um Verzeihung, Exzellenz«, schaltete sich Bruder Eligio ein, »aus rein persönlicher Neugier würde ich gern wissen, weshalb Ihr Euch da so sicher seid. Es ist nicht leicht, die Fälschung eines Kreditbriefes nachzuweisen. Das weiß ich aus Erfahrung. In meinem weltlichen Leben kam ich so manches Mal nicht umhin, trotz Zweifeln an der Echtheit eines Briefes Münzen aus reinstem Gold auf den Tisch zu zählen.«

»Angeblich ist der Brief in Florenz von Bencio Serristori ausgestellt worden, doch trug er das Datum des vierundzwanzigsten Juni.«

»Ah, verstehe«, sagte Bruder Eligio erleichtert, »Ja, ja, in diesem Fall ist jeder Zweifel nichtig. Niemand arbeitet am Johannistag. Somit stammt diese Fälschung gewiss nicht aus Florenz. Aber, verzeiht …«

»Bitte, Bruder Eligio.«

»Dieser Rambaldo Chiti, von dem Ihr sagtet, er sei ermordet worden, war also ein Fälscher?«

»Wir nehmen es an. Messer Leonardo?«

Die Hände auf den Knien, saß Leonardo da und nickte langsam.

»Rambaldo Chiti hat einige Jahre in meiner Werkstatt gearbeitet, weshalb ich sowohl sein übergroßes Talent im Zeichnen und Malen, als auch sein betrügerisches und boshaftes Wesen bezeugen durfte. Er hat einen Freund und Kunden von mir mit Falschgeld bezahlt, nachdem er von mir den Betrag in echten Münzen erhalten hat. Der gefälschte Brief ist in einem Geheimversteck gefunden worden, wo er auch die Schmelzrinne und das Werkzeug zum Prägen falscher Dukaten aufbewahrte. Daran kann kein Zweifel bestehen.«

»Danke, Messer Leonardo.«

»Na schön«, sagte Vulzio herausfordernd. »Na schön, Eure Herrlichkeit. Chiti war ein Fälscher. Doch das hat nichts mit dem Brief in meinem Besitz zu tun, der auf den sechzehnten Juni datiert ist. Ich kann Euch versichern, dass Bencio Serristori an jenem Tag noch am Leben und zum Schreiben in der Lage war.«

»Richtig, Messer Clemente. Am sechzehnten Juni war Bencio Serristori noch am Leben. Diese Tatsache ist von gewisser Bedeutung, da Messer Bencio Anfang Juli gestorben ist.«

»Welchen Grund gibt es also, an der Echtheit unserer Briefe zu zweifeln?«

»Ihr garantiert also, dass Eure Briefe echt und authentisch sind?«

»Ich garantiere für den meinen, selbstredend, denn ich war bei seiner Abfassung zugegen«, schnaubte Vulzio. »Was die anderen betrifft, kann ich nichts dazu sagen, doch ich sehe keinen Grund, an ihnen zu zweifeln.«

»Ist es so? Sind eure Briefe authentisch? Gut, meine Herren, unsere schöne Stadt gründet auf ihrem Kreditsystem, und wenn die Briefe echt sind, kann ich Messer Accerrito persönlich dazu veranlassen, sie mit klingender Münze auszuzahlen. Sollte Messer Portinari nicht zur Auszahlung bereit sein, werde ich ihn nicht nur in den Kerker werfen lassen, sondern sie selbst auszahlen. Messer Portinari, beabsichtigt Ihr, diese Briefe auszuzahlen?«

»Nicht einen Heller.«

»Gut, meine Herren, damit liegt die Sache nun in meiner Hand, wenn Ihr einverstanden seid. Messer Accerrito, seid so gut und kommt her.«

Accerrito Portinari trat dem Moro gegenüber, der sich daranmachte, auf einem strahlend weißen Blatt Papier einen kurzen Text abzufassen. Nachdem Ludovico mit dem Schreiben fertig war, hielt er Portinari das Blatt hin und sagte feierlich:

»Hiermit erkläre ich, Eure Schulden bei diesen am heutigen Tage hier anwesenden Herren zu den genannten Bedingungen auf mich zu nehmen.«

Accerrito betrachtete das Blatt und spürte, wie ihm das Blut in die Wangen schoss und wieder daraus wich.

»Aber Eure Herrlichkeit kann nicht …«

»Ihr solltet besser unterschreiben, Messer Accerrito, zu Eurem eigenen Besten.«

Die vier blickten einander mit funkelnden Augen an, während Accerrito Portinari schweigend und mit bebender Feder unterschrieb. Kaum war die Unterschrift gesetzt, rief Ludovico nach dem Kastellan und übergab ihm das Papier. Bernardino da Corte nahm das Schriftstück mit einer Verbeugung entgegen, öffnete die Tür und verschwand.

»Bestens, Eure Herrlichkeit, und wann sehen wir unseren Bimbes?«

»Bimbes, Messer Riccetto?«

»Die Moneten, das Geld. Ihr habt soeben gesagt, Ihr zahlt uns aus, und Ihr seid ein Ehrenmann.«

»Beizeiten, Messer Riccetto, beizeiten«, sagte Ludovico ruhig. »Seht, wie mir Accerrito Portinari gestrigen Tags haarklein erklärte und wie Bruder Eligio soeben bekräftigte, ist es einer Bank zuweilen angeraten, besser einen gefälschten Brief auszuzahlen, als Geld und das Leben eines Kuriers aufs Spiel zu setzen, um die Echtheit eines Dokuments zu prüfen.«

Ludovico breitete die Arme aus.

»Doch was die Banken nicht leisten können, gedenke ich zu tun, ja, muss es sogar. Ich kann nicht mit Geld des Herzogtums und somit der Steuerzahler gefälschte Briefe begleichen. Daher habe ich, wie Ihr gesehen habt, Messer Bernardino mit einem von Accerrito Portinari gegengezeichneten Schriftstück losgeschickt.«

»Das Papier, mit dem Ihr Euch verpflichtet, seine Schulden zu begleichen«, sagte Clemente Vulzio.

»Nein, Messer Clemente. So steht es nicht darin.«

Clemente Vulzio wandte sich Portinari zu, der den Blick senkte und dann auf Ludovico richtete.

»Was ich tatsächlich geschrieben habe, ist ein Antrag auf Kontobucheinsicht. Die Unterschrift war notwendig für die Erlaubnis, im Auftrag des Herrschers des Herzogtums Mailand, Ludovico Maria Sforza, und mit der Zustimmung und Einwilligung des Vertreters der Banco Medici in Mailand Einsicht in Bencio Serristoris Kontobücher bei der Banco Medici in Florenz zu nehmen.«

Ludovico zeigte auf die Tür, durch die der Kastellan verschwunden war.

»In diesem Augenblick wird Messer Bernardino die Notiz bereits gelesen und einen Kurier instruiert haben, mit der unterzeichneten Erlaubnis nach Florenz aufzubrechen. In höchstens einer Woche wird der Kurier zurück sein. Bis dahin seid Ihr meine Gäste.«

Ludovico gab Galeazzo Sanseverino ein Zeichen.

Dieser wiederum gab dem Wachhauptmann ein Zeichen.

Die Wachen, die Ludovicos Stuhl flankiert hatten, traten vor, kreisten die Bittsteller ein und verwandelten sie in Angeklagte.

»Wie er zuvor bereits sagte, kannte Messer Leonardo Rambaldo Chiti gut, und daran kann nicht der geringste Zweifel bestehen.« Ludovicos Tonfall hatte sich leicht verändert, nachdem seine Männer Aufstellung genommen hatten. »Doch da ist noch jemand, der ihn kannte und Gelegenheit hatte, sich mit seinen vielfältigen Talenten vertraut zu machen. Nicht wahr, Pater Diodato?«

Pater Diodato blickte Ludovico gelassen an.

»Ich?«

»Ihr, Pater Diodato, Ihr.«

»Da müsst Ihr Euch irren«, sagte Pater Diodato seelenruhig. »Ich bin diesem Herrn, von dem Ihr vorhin spracht, nie begegnet.«

»Ach wirklich? Seid Ihr der gleichen Meinung, Messer Leonardo?«

»Wie sollte ich, Eure Herrlichkeit«, sagte Leonardo leise. »Es gibt handfeste oder vielmehr unübersehbare Beweise, dass Pater Diodato Rambaldo Chiti kannte, obschon er in meiner Gegenwart das Gegenteil behauptete.«

»Ach, tatsächlich? Und worin sollen die bestehen?«

»In den Wänden Eures Refektoriums, durchlauchtigster Pater. In den von Rambaldo Chiti ausgemalten Nischen. Ich kenne seinen Duktus.« Während er sprach, hatte Leonardo sich erhoben. Nicht, um seine Statur zu zeigen, wie Ludovico es zu tun pflegte, sondern um die Spannung zu mildern.

»Ich hatte Dutzende Schüler in meiner Werkstatt und könnte eines jeden Linienführung, den Druck seines Pinsels, seine Vorlieben für gewisse Kompositionen und das Verhältnis zwischen Spannung und Mattigkeit in ihren Fingern benennen. Insbesondere der Begabten, wie Rambaldo Chiti einer war. Deshalb frage ich mich, wieso Ihr behauptet, ihn nicht zu kennen, wo er doch für Euch arbeitete.«

»Darauf stützt Ihr Euch, Eure Herrlichkeit? Auf das künstlerische Urteil eines Malers, der behauptet, riesige Rösser erschaffen zu können, von denen noch immer keine Spur zu sehen ist?«

Wenn man jemandem, der einen in einer Sachfrage angreift, persönliche Beleidigungen an den Kopf wirft, liegt das normalerweise daran, dass man keine Argumente hat. Nur wenige Jahrhunderte später sollte Arthur Schopenhauer diese Beobachtung in eine philosophische Theorie ummünzen, doch Ludovico il Moro wusste sie längst zu deuten.

»Das könnte ich tun, Pater Diodato. Was mich betrifft, gibt es an Leonardos Urteil in malerischen Dingen nichts zu rütteln. Doch ich will Euch meine Meinung nicht aufzwingen. Bruder Eligio. Ich nehme an, Ihr habt das Haushaltsbuch des Klosters bei Euch?«

»Ja, Eure Herrlichkeit, ich habe es mitgebracht, wie verlangt.«

Ludovico streckte die Hand aus, und Bruder Eligio reichte ihm die große Kladde. Ludovico legte sie auf seine Knie, schlug sie behutsam auf und begann, mit dem Finger die Seiten entlangzufahren.

Das demonstrative Aufschlagen eines Registers ruft in sämtlichen Schulen, ganz gleich welcher Art, ein gewisses Unbehagen bei den Schülern hervor. Nun war Pater Diodato gewiss kein Pennäler, doch es war nicht zu übersehen, dass der Laienbruder ob Ludovicos Geste erbleichte und sich mit seinen über der weißen Kutte gefalteten Händen an den Ledergürtel klammerte.

»Bitte, Pater Diodato. Könntet Ihr erklären, weshalb ihr am zwanzigsten Juli des laufenden Jahres Bruder Eligio beauftragt habt, Rambaldo Chiti die Summe von fünfzehn Dukaten für die Ausmalung der Nischen Eures Refektoriums zu zahlen?«

»Ich erinnerte mich nicht an seinen Namen«, sagte Pater Diodato, vergeblich um einen gelassenen Tonfall bemüht. »Ich begegne vielen Menschen, müsst Ihr wissen.«

»Ich weiß, ich weiß. Ihr kennt viele Leute.« Während er redete, blätterte Ludovico ruhig durch das Register. »Überdies ist Euer Kloster bekannt für seine Pigmente, und Ihr selbst seid ein Mann von erlesenem Geschmack. Ein Mann wie Ihr ist zwangsläufig mit vielen bekannt. Kanntet Ihr beispielsweise einen gewissen Giovanni Barraccio?«

»Nein … nicht, dass ich wüsste …«

»Wirklich? Für einen gebildeten Mann lässt Euer Gedächtnis wahrhaft zu wünschen übrig, Pater Diodato.« Ludovico legte einen Finger in die Kladde, auf die Rückseite des Blattes, das er soeben aufgeschlagen hatte. »Hier steht, dass Ihr am Tage des ersten August Anweisung gegeben habt, tausend Dukaten an einen gewissen ›Gio. Barraccio Wollhändler‹ zu zahlen. Ihr habt Wollstoff im Wert von tausend Dukaten erworben und wollt Euch nicht mehr daran erinnern, Pater Diodato?«

Der Geistliche antwortete nicht. Mit gesenktem Blick, die zitternden Hände um den Gürtel gekrampft, saß Pater Diodato da, und es war offensichtlich, dass er nicht antworten würde.

Ludovico blickte vom Haushaltsbuch auf und sah Bruder Eligio an.

»Bruder Eligio, wollt Ihr mich aufklären?«

Bruder Eligio war nicht dumm. Nachdem er vergeblich den Blick des Priors gesucht hatte, sprach er mit noch matterem Stimmchen als zuvor.

»Eure Herrlichkeit, es wurde keine Wolle gekauft. Messer Giovanni Barraccio kam mit einem Kreditbrief im Wert von tausend Gulden zu uns. Er kannte sich mit selbigem Zahlmittel nicht aus und hatte erfahren, dass der Bankier, der den Brief ausgestellt hatte, tot war. Er glaubte, durch seinen Tod verlöre der Brief seine Gültigkeit. Ich erklärte meinem Prior, dass dem nicht so sei und wir ein gutes Geschäft tätigen könnten, wenn wir Barraccio den Brief zum Münzwert und nicht zum Wechselkurs abkauften, tausend Dukaten für tausend Gulden, und den Inhaber des Briefes durch Messer Accerritos Bank umschreiben ließen. Also zahlte ich Barraccio tausend Dukaten und erhielt den Brief, den ich meinem Prior übergab, welcher sagte, er werde sich persönlich darum kümmern.«

»Messer Accerrito …«

»Niemals! Niemals habe ich einen Brief von Giovanni Barraccio verändert und ihn an Pater Diodato vom Jesuatenkloster des Heiligen Hieronymus überschrieben.«

»Seid Ihr Euch sicher?«

»Ich bin mir sicher und lasse Euch gern Einblick in die Kontobücher nehmen!«

»Ich glaube Euch, Messer Accerrito. Ihr werdet mir die Bücher bringen, damit wir die Ermittlungen gründlich durchführen und die Geschehnisse nach Folgerichtigkeit überprüfen können, aber ich glaube Euch. Ich glaube Euch, weil ich gänzlich davon überzeugt bin, dass besagter Brief weder zurückgezogen noch eingelöst wurde, sondern in den Händen von Pater Diodato da Siena verblieb, der ihn dann an Rambaldo Chiti weitergab, damit er ihn als Vorlage für seine gefälschten Kreditbriefe verwendete. Gefälschte Briefe, die an Euch gingen, meine Herren, die Ihr hier vor mir versammelt seid, damit Ihr sie bei Messer Portinaris Bank einlöst.« Langsam und feierlich erhob sich Ludovico von seinem Stuhl. »Ich wiederhole noch einmal mein früheres Angebot, meine Herren. In diesem Augenblick ist einer meiner Boten auf dem Weg nach Florenz, um die Kontobücher Bencio Serristoris zu holen. In höchstens einer Woche wird er mit besagtem Buch wieder zurück sein, welches Messer Accerrito Portinari erkennen und in Augenschein nehmen wird. Wer als Erster gesteht, darf diesen Saal verlassen, sobald er eine umfängliche Erklärung abgegeben hat. Die anderen trifft die vorgesehene Strafe für die

Verbreitung von Falschgeld: Ihnen werden die Hände am Handgelenk abgehackt.«

Die Luft im Raum war zum Zerschneiden. Unendlich lange Sekunden vergingen, ehe Riccetto Nannipieri die Hand hob.

»Eure Herrlichkeit …«

»Ich höre, Messer Riccetto.«

»Der Kreditbrief, den ich zur Bank gebracht habe, wurde mir am Fünfzehnten des vergangenen Septembers von Pater Diodato da Siena ausgehändigt.«

»Wie viel habt Ihr dafür bezahlt?«

»Dreißig Dukaten, Eure Herrlichkeit.«

»Das erscheint mir ein angemessener Preis. Hat Pater Diodato noch etwas gesagt, als er Euch den Brief gab?«

»Er sagte, ich sollte ihn am letzten Tag des Oktobers verwenden, wenn Eure Herrlichkeit fort sein würde.«

»Und wieso habt Ihr ihn dann heute einlösen wollen?«

»Weil er ein Tölpel ist!«, brach es aus Pater Diodato hervor.

»Nachdem Rambaldo Chiti tot war und die Ermittlungen zu seinem Ende aufgenommen worden waren, fürchtete ich, jemand könnte gefälschte Briefe entdecken. Ich selbst habe Chitis Behausung durchwühlt, um herauszufinden, wo er arbeitete, doch ich habe nichts gefunden.« Pater Diodato zitterte vor Wut, und eine Ader, dick wie eine Weinranke, schwoll an seinem Hals an.

»Doch dann habe ich gehört, wie Leonardo bei der Contessa erzählte, es sei ein Brief gefunden und als Fälschung erkannt worden, und da bekam ich eine Heidenangst. Die

Sache war aufgeflogen, alles war aufgeflogen. Unmöglich, sie zu Ende zu bringen, das war zu gefährlich.« Pater Diodato bebte. »Doch dieser Tölpel, alle diese Tölpel hier, wollten daran verdienen. Sie gedachten trotzdem vorstellig zu werden und sich dann mit ihrem schmutzigen Geld in die Toskana zu flüchten. Tölpel seid Ihr! Elende Tölpel!«

Pater Diodato holte tief Luft.

»Als Leonardo dann zu mir ins Kloster kam, habe ich bemerkt, wie er die Fresken musterte. Und als er mich schließlich fragte, ob ich Rambaldo Chiti kenne, ging mir ein Licht auf. Da habe ich gewusst, dass er begriffen hatte.«

Die Köpfe sämtlicher Anwesender wandten sich zu Leonardo. Der breitete die Arme aus und begann in entschuldigendem Ton zu sprechen.

»Jeder Ast einer Pflanze ist mit dem Stamm verbunden. Ich hatte zwei Äste, Pater Diodato. Einer war Giovanni Barraccio, der im Haus der Contessa Cecilia Bergamini ein und aus ging. Der andere war Rambaldo Chiti, der die gefälschten Briefe gefertigt hatte. Beide waren tot, eines gewaltsamen Todes gestorben. Wo war die Astgabel, die Verbindungsstelle? Der gemeinsame Bekannte? Ihr, Pater Diodato, der Ihr im Palazzo Carmagnola verkehrtet und zu dem die Contessa den armen Giovanni Barraccio schickte, als dieser in seiner Unerfahrenheit glaubte, Probleme mit einem beträchtlichen Kredit zu haben. Und Ihr, Prior der Armen Brüder Jesu von San Girolamo, dessen Kloster von Rambaldo Chiti ausgemalt worden war. Als Messer Accerrito mir von der Ermordung Giovanni Barraccios erzählte, wurde mir klar, warum Ihr die Bekanntschaft mit Chiti geleugnet habt. Und nachdem ich über seine Worte nachgedacht hatte, war mir klar, was vor sich ging.«

»Also, Messer Leonardo ...«

Unsicher wie nur selten in seinem Leben verschaffte sich Galeazzo Sanseverino Gehör.

»Hauptmann, zu Euren Diensten.«

»Ich bin mir nicht ganz sicher, ob ich recht verstanden habe, was vor sich geht. Warum sollte Pater Diodato diese Briefe um so geringes Geld verkauft haben?«

»Ah, das ist sehr einfach. Womöglich war das der von Chiti für seine Arbeit festgelegte Preis. Wie ich Pater Diodato kenne, war das der Maßstab, richtig? Er wollte sich gewiss nicht daran bereichern.«

»Und was hätte er dann davon gehabt? Welcher Fälscher will nicht an seiner Arbeit verdienen?«

»Aber wir reden hier doch nicht von Fälschern, Hauptmann. Wir reden von *Verschwörern.*«

»Verschwörern?«

»Messer Accerrito, Ihr erklärtet mir einmal, eine Bank gleiche einem Jongleur. Ihr verleiht Geld zu fünfzehn Prozent Zinsen und leiht Geld zu zwölf Prozent. Richtig?«

»Richtig.«

»Wie hoch ist Euer Umsatz? Rund dreihunderttausend Dukaten, habe ich recht?«

»Ihr habt recht.«

»Und wie hoch ist Euer Kapital? Wie viel verfügbares Geld habt ihr im Depot? Fünfzigtausend Dukaten, habe ich recht?«

Accerrito Portinari wischte sich die schweißglänzende Stirn.

»Nicht ganz. Zurzeit rund dreißigtausend Dukaten. Fast.«

»Und was würde passieren, wenn sämtliche Depotinhaber,

also sämtliche Leute, die Euch Geld geliehen haben, um es mit Zinsen zu vermehren, am selben Tag in die Bank kämen und ihr Kapital zurückverlangten?«

Leonardos Stimme war sanft, beinahe verschämt.

»Ich könnte es ihnen nicht geben. Ich hätte es gar nicht.«

»Und Ihr würdet bankrott gehen«, sagte Leonardo fast fragend.

»Ja, aber nicht nur ich. Wie ich Euch bereits erklärt habe, Leonardo, ist meine Bank die bedeutendste Mailands. Abgesehen von Seiner Herrlichkeit Ludovico haben Kaufleute, Wollkämmer, Metallurgen, Weber und Weinbauern ihre Konten bei mir. Sie könnten das von ihnen benötigte Material nicht kaufen und ihre Arbeiter nicht entlohnen. Das wäre eine Katastrophe. Das wäre …«

»Verratet mir doch, wie man sämtliche Kontoinhaber dazu bringen kann, zur Bank zur rennen und ihr Geld abzuheben?«

»Das würde passieren, wenn das Gerücht die Runde machte, dass ich keine Kreditbriefe bediene. Oder noch schlimmer, wenn das Gerücht umginge, dass meine Zahlungen auf sich warten lassen, denn dann wüssten alle, dass ich nicht so viel Geld im Depot habe.«

»Und was würde das bedeuten?«

»Die Krise, Leonardo, die Krise. Wenn das Geld nicht mehr zirkuliert, bricht alles zusammen. Es würde so gut wie sicher zu einem Aufstand kommen.«

»Haben wir das richtig verstanden, Pater Diodato? War das Eure Absicht?«

Inzwischen zitterte Pater Diodato nicht mehr. Er war ruhig, fast ergeben.

»Ihr habt es doch gehört. Ohne Geld würde alles zusammenbrechen. Ohne diesen Wert ginge alles vor die Hunde. Denn dies ist kein Wert! Ein Wert ist ewig und unveränderlich, das Geld aber ist wankelmütig, unstet; es bläht sich auf und fällt in sich zusammen wie ein Segel, und wer unter Segeln in See sticht, weiß nicht, wohin die Reise geht und wo er landen wird. Um zur See zu fahren, vom Fleck zu kommen und richtig zu navigieren, muss man in die Sterne schauen, die ewig sind. Und um den richtigen Weg im Leben zu finden, muss man die Augen zum Ewigen wenden, zu Ihm und nur zu Ihm.«

Pater Diodato musterte Leonardo, als wäre der allein für die Ereignisse verantwortlich.

»Wir sind zu der Überzeugung gelangt, der Mensch sei das Maß aller Dinge. Doch um sie zu messen und ihren Wert zu erkennen, muss man sie mit etwas vergleichen können. Es braucht einen wahrhaftigen Wert, neben den man sie stellen kann, um ihren Wert zu erkennen, und der einzige Wert, neben den man sie stellen kann, ist Gott!«

Pater Diodatos leise Stimme hatte den zornigen Ton eines Menschen angenommen, der eine Ungerechtigkeit anprangert. Leonardo hob skeptisch die Braue.

»Pater Diodato, Ihr sagt, um den Wert von etwas zu begreifen, ist eine Bezugsgröße vonnöten, ein Maß, an welches man das, was wir bewerten, anlegen kann. Doch wie kann sich der Mensch beim Messen endlicher Dinge auf Gott beziehen, der seiner Natur gemäß unendlich ist? Würden wir von einer Länge sprechen, wären unendlich viele Daumen nicht weniger als unendlich viele Handbreit, und unendlich viele Handbreit wären nicht weniger als unendlich viele Ellen. Würden wir von Geld sprechen, wären unendlich viele Lire nicht weniger als unendlich viele Dukaten. Der menschliche Verstand kann nur einen Wert ermitteln, wenn eine Sache im Vergleich mit ihrem Maßstab weniger oder mehr ist. Doch angesichts der unendlichen Ausdehnung Gottes kann ein Mensch sich nicht mit ihm messen, sondern nur klein beigeben. Hinsichtlich des Geldes indes kann der Mensch vergleichen, denn wir alle bewerten es auf die gleiche Weise.«

Leonardo hob den Ärmel seines Gewandes und nahm ihn sacht zwischen Daumen und Zeigefinger seiner Linken.

»Welche Farbe hat mein Rock, Pater? Er ist rosa, richtig? Warum können wir sicher sein, dass er rosa ist? Weil wir alle ihn in derselben Farbe sehen, und wenn wir einen Gegenstand dieser Farbe sehen, erkennen wir sie wieder. Es ist noch nie vorgekommen, dass einer ein rosa Gewand als rosa, ein rosa Blatt jedoch als grün sieht. Genauso ist es mit dem Geld. Geld wird von allen Menschen der Welt verstanden. Wir sind uns alle einig, dass der Wert eines Dukaten ein Dukaten ist. Dies ist ein Wert, ebenso wie das Maß einer Handbreit.«

Pater Diodato reckte wütend das Kinn.

»Das ist ein falscher Wert! Wie wäre es sonst möglich, durch eine böse Tat wie Morden oder Stehlen zu Geld zu kommen? Geld belohnt einen für jedwede Tat, ganz gleich ob gut oder böse. Geld muss ein Mittel sein, kein Zweck, und man darf nicht auf Geld aus sein, wenn man begreifen will, welchen Weg man einschlagen soll! Doch offenbarte man sein wahres Wesen, seine trügerische Natur, würden die Menschen vielleicht begreifen! Und anfangen, sich dem einzig wahren Wert zuzuwenden, dem Wort Gottes!«

Leonardo musterte Pater Diodato, wie nur Leonardo etwas mustern konnte. Die Augen, den Hals, die Hände, den Rock, mit flinken Pupillen, die fast unmerklich hin und her schossen. Nach ein paar Sekunden wurde sein Blick ernst.

»Es gäbe Tod und Zerstörung. Habt Ihr das bedacht?«

»Auch Gott hat Sodom und Gomorra zerstört, damit seine Botschaft erhört wird.«

»Und seid Ihr Gott? Wenn ich Euch so betrachte, Pater Diodato, sehe ich zwei Beine, zwei Arme und einen Kopf. Ihr seid ein Mensch wie ich. Und Ihr habt gehandelt wie ein Mensch.«

»Ich habe gehandelt wie ein Mensch, aber geleitet von Gottes Wort.«

»Ihr habt als Mensch gehandelt, sonst nichts, und ich werde es euch beweisen.«

Leonardo deutete mit der offenen Hand auf seinen Florentiner Mitbürger.

»Nun habt Ihr Eure Schlacht gewonnen, Messer Accerrito. Die Briefe sind ohne den Schatten eines Zweifels als Fälschungen erklärt worden, durch ein Geständnis. Weshalb seid Ihr so niedergeschlagen?«

Sämtliche Anwesende, die den Wortwechsel zwischen Leonardo und Pater Diodato wie gebannt verfolgt hatten, drehten sich zu dem Bankier um, der mit aschfahlem Gesicht, schweißbeglänzter Stirn und zwei weißlichen Speichelflecken in den Mundwinkeln dastand. Accerrito Portinari war ein Mann, der einen heftigen Schlag erlitten hatte. Ein Sieger sah anders aus.

»Weil ich …« Accerrito blickte den Moro an, der stumm und ernst dasaß. »Eure Herrlichkeit, ich …«

»Unter Euren Kreditnehmern, unter den Personen, denen Ihr Geld geliehen habt, sind die Kaufleute und die bedeutendsten Persönlichkeiten Mailands. Zählt Pater Diodato auch dazu?«

»Ja, Messer Leonardo. Ja gewiss, gewiss zählt er dazu.«

»Wie viel Geld habt Ihr ihm geliehen?«

»Zehntausend Dukaten. Zehntausend Dukaten, die …«

Die für immer verloren sind, wenn Ihr Pater Diodato zum Tode verurteilt, vervollständigte Accerrito den Satz mit einem flehentlich auf den Herrn von Mailand gerichteten Blick.

Ludovico schüttelte den Kopf, um das Schicksal Pater Diodatos und das eng damit verknüpfte der soeben genannten zehntausend Dukaten zu besiegeln.

»Ich kann mich des Gedankens nicht erwehren, dass Ihr mit dem durch Euch herbeigeführten Bankrott Accerrito Portinaris auch Eure Schulden null und nichtig gemacht hättet, Pater Diodato.« Ludovicos feste, klare Stimme schien den ganzen Saal erzittern zu lassen. »Zehntausend jener Dukaten, die Ihr angeblich so sehr verachtet, die Ihr Euch aber ohne jeden Skrupel geliehen habt. Ihr beruft Euch auf Gott als Vergleichsgröße, Pater Diodato, doch lasst Euch gesagt sein, dass Ihr selbst im Vergleich zum Menschen winzig seid.«

Dann schlug er, ohne den Blick abzuwenden, einen anderen Ton an.

»Messer Leonardo, Ihr verdient meinen Respekt und meine Entschuldigung.«

Leonardo hob den Kopf und sah Ludovico an. Sein Blick war müde, aber erleichtert.

»Eure Herrlichkeit, ich freue mich, dass ich Euren Bitten

nachkommen konnte. Mit Eurer Erlaubnis würde ich mich nun gern zurückziehen und nach Hause gehen.«

»Wie Ihr wünscht, Messer Leonardo.«

»Verzeiht ...«

Riccetto Nannipieri hatte inmitten der anderen den Finger gehoben und versuchte auf sich aufmerksam zu machen.

»Messer Riccetto, habt Ihr ein Anliegen?«

»Nun ja, da ich derjenige bin, der gestanden hat, na ja ... Ihr habt versprochen, sobald ich eine umfängliche Erklärung abgeliefert hätte, würdet Ihr mich laufen lassen. Und da Messer Leonardo nun geht, Eure Herrlichkeit, könnte ich da vielleicht auch ...«

Ludovico schlug sich energisch mit der Hand gegen die Stirn.

»Gewiss, gewiss doch, wie gedankenlos von mir. Hauptmann, bringt Messer Riccetto unverzüglich zum Henker. Er soll ihm die Hände abhacken und ihn schnurstracks aus meinem Kastell werfen.«

»Aber ... aber ... Eure Herrlichkeit hattet versprochen ...«

»Euch laufen zu lassen, sobald Ihr gestanden habt. Ich habe nie gesagt, dass Ihr unversehrt nach Hause kommt.«

Zwölf plus anderthalb

(siehe oben)

Die Gruppe Männer, die durch die Contrada von San Nazzario zog, war allemal wunderlich.

Vier Knappen mit Schwert und Kettenhemd führten zwei weitere Männer zwischen sich, die seelenruhig miteinander plauderten; einer war groß, athletisch und dunkel gekleidet, der andere mittelgroß und blond, mit gepflegtem Bart und in makellosem rosa Rock.

»Und wie seid Ihr auf die Person gekommen?«, fragte Galeazzo Sanseverino und blickte sich um.

Zum Glück war die Straße so gut wie menschenleer.

Nachdem sie das Kastell heimlich über die rückwärtige Holzbrücke verlassen hatten, waren die beiden durch die Contrada dei Cusani bis zur Kreuzung mit der Contrada Rovello gegangen und dann in die schmale Gasse mit dem Namen Contrada di San Nazzario alla Pietrasanta eingebogen. Um zu ihrem Ziel zu gelangen, wäre es bequemer gewesen, die sehr viel breitere und – wie ihr Name verriet – hellere Contrada Solata zu nehmen, doch wären sie auch besser zu sehen gewesen, was sowohl Leonardo als auch Galeazzo tunlichst vermeiden wollten.

»Nun, Hauptmann, mir ist mehrmals aufgefallen, dass

bestimmte Gespräche in dem Haus, zu dem wir gerade unterwegs sind, tags darauf oder gar am selben Tag noch eine handfeste Wirkung zeitigten.«

»Verstehe. Sobald Ihr also etwas im Zusammenhang mit Rambaldo Chitis Tod zur Sprache brachtet …«

»… geschah sogleich etwas anderes, das in besagte Angelegenheit verwickelte Personen betraf. Dies passierte jedes Mal, wenn man im Hause der Contessa Bergamini darüber sprach.«

»Nicht in Eurem Hause, Contessa Bergamini. Ich hätte mich nicht zu Euch begeben können, um Euch mitzuteilen, was ich Euch mitteilen möchte. Oder besser, um Euch zu fragen, was ich Euch fragen will.«

»Jeder Eurer Wünsche ist eine Einladung für mich, Eure Herrlichkeit«, sagte Cecilia Gallerani mit gesenkter Stirn, den offenen Blick jedoch auf den Moro gerichtet. Einen Blick, der einst zärtlich und nun forschend war.

»Sagt so etwas nicht. Nun, Contessa …«

»Früher nanntet Ihr mich beim Namen, Eure Herrlichkeit.«

»Nun, Cecilia, früher war ich nicht verheiratet. Jetzt bin ich es, und meine Frau, die Mutter meines Sohnes Ercole Massimiliano, ist überaus eifersüchtig.«

»Das durfte ich bereits feststellen«, erwiderte Cecilia und richtete den Blick in Richtung des äußeren Hofs, wobei nicht klar war, ob sie zur Rocchetta hinübersah, wo sie während der ersten Ehemonate des Moro gelebt hatte, oder den nagelneuen Vorsatzrahmen des Ostfensters betrachtete. »Ich glaube, Ihr schuldet ihr den gebührenden Respekt. Immerhin sprechen wir von der zukünftigen Herzogin von Mailand.«

»Den gleichen Respekt schuldet Ihr Eurem Ehemann, Seiner Exzellenz dem Conte Bergamini. Wo befindet er sich zurzeit?«

»Auf dem Land, in San Giovanni in Croce, Eure Herrlichkeit.«

»Es wäre keine schlechte Idee, sich für die kommenden Monate wieder mit ihm zu vereinen, meint Ihr nicht?«

»Wollt Ihr damit sagen, dass ich mich zu ihm begeben soll, oder soll ich ihn nach Hause rufen?«

»Ersteres, Contessa. Ich bin mir sicher, dass ein bisschen Landluft Euch und dem kleinen Cesare guttun wird. Aber, Contessa, da ist noch etwas anderes, das ich mit Euch besprechen muss. Dies ist der zweite Grund, weshalb ich Euch bat, im Palast mit Euch sprechen zu dürfen.«

»Betrifft es meinen Gatten?«

»Es betrifft Euer Haus, Contessa.«

»Seht, es geschah zweimal, nachdem ich in diesem Haus die unseligen Ereignisse des Waffenplatzes und des Todes von Chiti erwähnt hatte. Das erste Mal hatte ich erzählt, dass der arme Teufel ermordet worden und nicht einem göttlichen Blitz oder einer Krankheit erlegen war. Das zweite Mal war, als ich der Contessa anvertraut hatte, dass ich den Namen des Toten kannte und ihn mit dem von ihm selbst gefälschten Kreditbrief in Verbindung brachte. Falls Ihr Euch erinnert, war ich an selbigem Tag mit Botta im Palazzo, um die Namen einiger Menschen zu nennen, die meines Wissens mit dem armen Bencio Serristori in geschäftlicher Beziehung standen.«

»Ich erinnere mich. Botta sagte mir, dass Ihr auch den Namen dieses Giovanni Barraccio nanntet.«

»Ihr habt ein gutes Gedächtnis, Hauptmann. Nun, eines gab mir zu denken: Nachdem ich Giovanni Barraccio erwähnt und die Contessa mir erzählt hatte, dass sie Barraccio an Pater Diodato verwiesen hatte, wurde der arme Barraccio noch in selbiger Nacht ermordet. Um ihn am Reden zu hindern. Er war der einzige direkte Zeuge der Übergabe des Briefes, der niemals eingelöst worden war. Pater Diodato hätte ganz einfach behaupten können, niemals von Barraccio aufgesucht worden zu sein.«

»Und Ihr sagt, Rambaldo Chiti ist durch dieselbe Hand gestorben?«

Trotz des flinken Schrittes schüttelte Leonardo bedächtig den Kopf.

»Nicht durch dieselbe Hand, aber durch denselben Kopf. Der Mörder sind zwei. Nicht Pater Diodato hat Rambaldo umgebracht.«

Leonardo stolperte über einen Stein und geriet kurz aus dem Gleichgewicht. Dann fing er sich wieder und fuhr fort.

»Zuerst habe ich gedacht, Chiti sei in das Korsett einer Rüstung gezwungen worden, das geschnürt wurde, bis ihm zusammen mit der Luft die Seele aus dem Leib fuhr. Doch dann ist mir klargeworden, dass es nicht leicht gewesen sein dürfte, einen Mann zu überreden, gegen seinen Willen eine Rüstung anzulegen. Nein, dazu gab es eine einfachere Methode. So einfach, wie an der Tür zu lauschen, wenn die Contessa eine vertrauliche Unterredung mit einem Mann hat, der so einiges weiß.«

Leonardo drehte sich zu Galeazzo um, ohne sein Schritttempo zu drosseln.

»Wenn dieser Mann zu einem amourösen Stelldichein bei Euch gewesen wäre und Ihr nicht wolltet, dass jemand ihn sähe, wäre es ein Leichtes gewesen, ihn dazu zu überreden, sich mit angewinkelten Beinen in eine Kleidertruhe zu kauern, den Deckel zu schließen und den Unglücklichen wie in einer Zange zusammenzudrücken.«

»Dazu braucht es gehörige Kraft, Messer Leonardo«, wandte Galeazzo ein. »Ich bin mir nicht sicher, ob eine Frau dazu in der Lage wäre, zumal, wenn der Mann so stark und gesund ist wie Chiti.«

»O doch, das schafft sie. Sie muss nur über eine Truhe mit einem Mechanismus verfügen, der ihre Kraft mittels Hebel und Rolle multipliziert, sodass jeder mit geringem Einsatz getätigte Hebelschwung eine Bewegung um einen Zoll nach sich zieht, eine enorm druckvolle Bewegung.«

»Und solch eine mechanische Truhe gibt es, Messer Leonardo? Seid Ihr sicher, dass besagte Person in ihrem Besitz ist?«

»Ich bin mir sicher, Hauptmann Galeazzo. Ich selbst habe sie erfunden und gebaut. Und sie befindet sich in dem Haus, das wir gleich betreten werden.«

Galeazzo und Leonardo blieben vor der Tür stehen. Es war der Dienstboteneingang des Palazzo Carmagnola, der Wohnstatt der Contessa Cecilia Gallerani Bergamini. Leonardo ließ seinem Begleiter den Vortritt.

»Hauptmann, ich glaube, es ist an Euch, anzuklopfen.«

Was Galeazzo entschieden tat. Nach wenigen Sekunden öffnete ein liebreizendes Mädchen die Tür, erblickte Galeazzo und Leonardo und vor allem die vier Knappen, und erbleichte.

»Die Contessa ist nicht im Haus, meine Herren …«

»Das macht nichts, Fräulein Tersilla. Wir wollten zu Euch.«

Vierzehn

Cecilia Gallerani stand in der Mitte des Hofes, ohne sich zu rühren.

Der Hof war ringsum mit Fresken der wichtigsten Ereignisse der jüngsten Mailänder Geschichte geschmückt, vom Frieden von Ferrara bis zur Hochzeit Francesco Sforzas.

Neben ihr stand Leonardo, der soeben erklärt hatte, wie und auf welche Weise auch sie beide soeben aktiv an der Geschichte der Stadt mitgewirkt hatten, wenn auch womöglich niemand ihre Gespräche und Überlegungen in Fresken festhalten würde. Für den Malenden besteht die Geschichte bekanntlich aus Schlachten und Eroberungen, doch Maler vergessen ebenso wie Generäle, dass es die Historiker sind, die Schlachten gewinnen, wie jemand rund vierhundertfünfzig Jahre später unweit des Ortes, wo unsere beiden sich befanden, anmerken sollte.

»Ich wusste, dass Tersilla und Pater Diodato Gefühle füreinander hegen, doch hätte ich niemals für möglich gehalten, dass er sie zu so etwas anstiften könnte.«

»Ihr wusstet es also?«

»Ich wusste es und sah darüber hinweg.«

Cecilia hatte die Hände vor dem Schoß gefaltet. Sie war kaum zwanzig Jahre alt, doch angesichts ihres Gebarens und ihrer Worte schien es, als hätte die Contessa Cecilia Gallerani Bergamini bereits mehr als ein Leben gelebt.

»Vor einigen Jahren wurde Tersillas Familie von Botta in den Ruin getrieben. Wenn man viel Land besitzt und das Land nicht so viel abwirft, wie es sollte, sind die Abgaben hart. Es kam eine Überschwemmung, machte die gesamten Ernte zunichte, die Sämereien verfaulten. Aber Botta und das Herzogtum bestanden auf den Steuern und wurden schließlich von Tersillas Mitgift ausbezahlt. Ich habe sie in meinem Haus aufgenommen, weil ich mich in vielerlei Hinsicht in ihr und dem Schicksal vorzeitig verdorbener Ware wiedererkannte.«

Cecilia blickte sich um, als würde sie das, was sie besaß, nicht verdienen, ja, nicht einmal wollen.

»Ich habe den Moro geliebt und bin von ihm geliebt worden, als ich sechzehn war, Messer Leonardo, nach einem Eheversprechen, das dann wegen fehlender Mitgift gebrochen wurde. Um ein Haar wäre ich als Nonne geendet. Für eine Frau ist das Leben schon in der Jugend nicht leicht, aber im Alter werden wir dann unsichtbar oder lästig.«

Leonardo nickte schwer, den Blick auf den Laubengang gerichtet.

»Doch der Moro war für Euch nicht das, was Pater Diodato für Tersilla war. Er hat sie dazu getrieben, einen Menschen zu töten. Und er selbst hat den armen Barraccio umgebracht, der dem Jesuaten, der ihm vermeintlich aus der Klemme half, blind vertraute.«

»Und wie war der Moro mit Euch, Leonardo? Wie kam es dazu, dass Ihr Euch sein Vertrauen zurückerobern konntet?«

Leonardo betrachtete noch immer die auf die Mauern ringsum gemalten Mailänder Geschichten.

»Ich mag Freskenmalerei nicht«, sagte er nach ein paar Sekunden. »Sie erlaubt keinerlei Korrektur, keine Berichtigung von Fehlern. Denn wir alle begehen Fehler. Ich wäre niemals in der Lage, ein Fresko zu malen. Man hat mich darum ersucht, doch ich weiß nicht, ob ich ja sagen soll oder nicht.«

»Also macht Ihr auch Fehler.«

»Ständig, Contessa. Ständig. Doch ich verstecke sie vor allen außer vor mir selbst. Nur der Moro hat versehentlich einen meiner Fehler aufgedeckt.«

»Was für einen, Leonardo?«, fragte die Gallerani leicht ungläubig.

»Den seiner Ansicht nach Schlimmsten. Das Reiterstandbild.«

»Das Pferd?«

»Das Pferd, Contessa. Ich habe mich bei der Bronzemenge verrechnet, die es zum Gießen braucht. So, wie ich es konzipiert habe, könnte sich das Pferd nicht auf den Beinen halten. Und der Moro ist, wie gesagt, dahinter gekommen, als er meine Aufzeichnungen las. Und ausgerechnet jetzt, da das Tonmodell fertig ist …«, seufzte Leonardo, »… muss ich von vorn anfangen.«

»Eines müsst Ihr mir erklären«, sagte Cecilia im Tonfall eines Menschen, der die Kunst, das Thema zu wechseln, meisterlich beherrscht. »Ihr müsst mir verzeihen, aber Tersilla ist seit zwei Jahren in meinem Haus, und es ist mir unbegreiflich, wie sie Eure Aufmerksamkeit erregen konnte. Aus welchem Grund ist Euer Verdacht auf sie gefallen?«

»Tatsächlich galt mein erster Gedanke einer Frau, Contessa. Seht, Messer Galeazzo trieb die Frage um, *warum* Chitis Leiche mitten auf dem Waffenplatz abgeladen wurde. Was mich umtrieb, war die Frage nach dem *Wie.* Wie konnte man einen derartigen Gegenstand mitten auf dem Kastellhof zurücklassen, ohne dass es irgendjemand bemerkte? Dies war nur möglich, dachte ich, wenn der Leichnam mit einem Karren transportiert worden war.«

»Aber Ludovicos Wachen lassen nicht einfach jeden Karren ins Kastell einfahren …«, hob Cecilia an. Dann brach sie ab. Und verstand.

»Ganz genau. Nicht jeden. Nur manche. Euren zum Beispiel. Bei einem Karren wie dem Eurigen, gelenkt von einer holden Maid, die Euch im Dunkeln sogar ein wenig ähnelt, schaut man möglicherweise nicht so genau hin. Die Contessa Bergamini kann das Kastell besuchen, wann immer es ihr beliebt, und Seine Herrlichkeit wird sie stets empfangen. Trifft sie ein, tut man allerdings besser so, als würde man sie nicht sehen, meint Ihr nicht?«

Cecilia nickte bedächtig, während die beiden ihren Spaziergang durch den Hof fortsetzten.

»Da wurde mir klar, dass dergleichen nicht jeder beliebigen Frau möglich war, aber einer bestimmten schon.« Leonardo tippte sich mit dem linken Zeigefinger in die rechte Handfläche. »Tersilla, die Euren Karren benutzen durfte. Tersilla, welche die von mir erdachte Truhe mit dem leicht zu handhabenden Mechanismus besaß, der die eingesetzte Kraft sowohl beim Öffnen als auch beim Schließen vervielfacht. Die Bilder in meinem Kopf waren schlüssig. Mein Gedankenkonstrukt trug wie ein Bogen aus Quadern, die sich gegenseitig stützen und nicht in sich zusammenfallen. Also habe ich mich nach dem Warum gefragt, konnte ich doch davon ausgehen, dass ich auf das Wie bereits gestoßen war.«

Leonardo blieb stehen.

»Dieses Warum war mir nicht klar, bis mir Pater Diodatos Absicht aufging – oder desjenigen, der hinter ihm steht: eine Finanz- und Währungskrise heraufzubeschwören. Oder überhaupt eine Krise heraufzubeschwören und Mailand gegen sich selbst aufzubringen. Alles, was Schrecken verbreitet, leistet einer Krise Vorschub, der göttliche Zorn, eine mögliche Seuche oder, schlimmer noch, eine unbekannte Krankheit.« Leonardo breitete die Arme aus. »Deshalb wurde Rambaldo Chiti im Kastell abgelegt. Ein Leichnam mit unbekannter Todesursache, gegeben Magister Ambrogios Geeier in medizinischen Fragen, würde unwillkürlich Angst schüren. Und als Rambaldo erst einmal tot war …«

»Verzeiht, Leonardo, aber das muss ich Euch fragen. Wieso ihn umbringen?«

»Um die Verschwörer zu schützen, war das unerlässlich, Cecilia. Einen Tag vor seiner Ermordung hatte Rambaldo Chiti um Audienz beim Moro gebeten. Womöglich hoffte er, mit einem Geständnis sein Leben zu retten: ein begnadeter Fälscher, aber in alltäglichen Dingen weltfern und töricht. Wäre es ihm gelungen, mit dem Moro zu sprechen, wäre nicht nur die Verschwörung aufgeflogen, sondern die Verschwörer wären geschnappt, gefoltert und hingerichtet worden.«

Leonardo hob leicht die Arme.

»Irgendwie war Pater Diodato dahintergekommen. Vermutlich durch Pater Francesco Sansone, den General der

Franziskaner. Jesuaten und Franziskaner stehen in engem Austausch. Sie sind beide arme Jünger Christi, und ihre Gemeinschaften sind von den gleichen hehren Prinzipien beseelt, zumindest in ihren Reden.«

»Schön, schön. Das sind wirklich hübsche Reden«, sagte Caterina und stellte den gebratenen Kapaun auf den Tisch, der so groß war wie ein Christenmensch, ob Franziskaner oder Laienbruder. »Ich bin hocherfreut, dass Seine Herrlichkeit Ludovico dir gedankt, gehuldigt, verziehen und was auch sonst noch Gutes getan hat. Aber wann gedenkt er, in seine Tasche zu greifen?«

»Er hat doch schon angefangen, Caterina«, sagte Salaì, hielt der Frau den Teller hin und fing sich einen kräftigen Hieb mit der Kelle auf die Knöchel ein. »Aua!«

»Erst die Älteren, Giacometto. Leonardo, soll ich dir ein Stückchen abschneiden?«

»Seid Ihr Alchemistin, Mutter? Habt Ihr diesen Kapaun erschaffen, indem Ihr mit dem Stein der Weisen einen Kürbis berührt habt, oder ist er ein echtes Tier, dem man den Hals umdrehen musste?«

»Himmel, Leonardo, wie verbohrt du bist. Was sagtest du, Giacometto? Wer hat schon angefangen?«

»Die Mönche der Bruderschaft der Unbefleckten Empfängnis, Caterina. Sie haben heute Morgen gezahlt. Tausendzweihundert Lire für den Meister und vierhundert für Meister Ambrogio.«

»Was hat denn Meister Ambrogio damit zu tun? Was soll dieser aufgeblasene Popanz von einem Astronomen, der einen Furz für den Südwind hält und nur in die Sterne starrt, schon geleistet haben?«

»Nicht Magister Ambrogio Varese da Rosate, Caterina«, sagte Leonardo. »Meister Ambrogio de Predis, der mir hilfreich zur Seite stand und in meinem Werk für die Bruderschaft die Engel malte.«

»Ach so. Denn laut Magister Ambrogio Varese hätte es den armen Chiti im Schlaf dahingerafft. Wärst du nicht gewesen, mein Sohn, der nicht nur die Krankheit, sondern auch den Kranken erkannt hat ...«

»Nur aus diesem Grund ist die Verschwörung vermutlich aufgeflogen, Caterina.« Zanino da Ferrara lud sich ein ordentliches Stück Braten auf und fing an, es mit dem Messer zu traktieren. »In Mailand leben dreihunderttausend Christenmenschen. Der gute Pater Diodato muss geglaubt haben, dass niemand den Lebenden in dem Toten wiedererkennt, wenn man ihn nur weit weg von seinem Viertel auffände. Er hat die Rechnung ohne unseren Meister gemacht, der das richtige Händchen und den richtigen Blick hatte.«

»Nicht nur das. Auch ordentlich Schwein«, sagte Leonardo biederernst.

Es folgte eine Minute herzlichen Gelächters, das sich Bahn bricht, wenn Geist und Leib ihre Sorgen abwerfen.

»Selbst in den schrecklichsten Momenten wisst Ihr zu scherzen, Meister«, sagte Zanino. »Das ist noch etwas, worum ich Euch beneide.«

»Das war kein Scherz. Du hast selbst gesagt, Zanino, in Mailand leben dreihunderttausend Menschen. Ich hätte niemals damit gerechnet, Rambaldo Chiti noch einmal wiederzusehen.«

»Und habt Ihr ihn sogleich erkannt, Meister?«

»Nein, nicht sogleich. Häufig ist der Lebende in der

Totenstarre nicht leicht zu erkennen. Doch es hat nicht lang gedauert.«

»Aber Ihr habt es dem Moro nicht sofort gesagt.«

»Nein, das habe ich nicht.«

Leonardo wandte sich an Salaì, der sich endlich den Teller füllte und so tat, als ginge ihn die Unterhaltung nichts an.

Chiti war nicht der Einzige, der im Jahr zuvor Falschgeld benutzt hatte, das wussten sie beide. Doch Chiti war ein erwachsener Mann und der Anstifter gewesen. Salaì war fast noch ein Kind gewesen und seit damals erheblich gewachsen. Auch weil er ordentlich bestraft worden und zur Einsicht gelangt war.

Leonardo schwieg einen Moment, dann schüttelte er den Kopf.

Zanino missverstand sein Schweigen.

»Dann gedenkt Ihr im Dienste des Moro in Mailand zu bleiben, Meister?«

»Du bist der Zweite, der mich heute danach fragt, Zanino.«

»Nun denn, Meister.« Zanino wischte sich den Mund mit einer Serviette ab. »Dann habt Ihr über die Antwort ja bereits nachgedacht.«

»Ja, Zanino. Ich werde dir antworten, wie ich bereits heute früh zu antworten geruhte: Wenn du allein bist, wirst du ganz dein sein.«

»Seid Ihr allein, Eure Herrlichkeit?«

Ludovico il Moro stand reglos am Fenster seines Zimmers in der Rocchetta. Bei dem leichten, aber entschlossenen Klopfen Galeazzo Sanseverinos blickte er unmerklich auf, jedoch nur mit den Augen und nicht mit dem Blick.

»Oh, Galeazzo. Kommt, mein lieber Freund. Wie geht es?«

»Das wüsste ich nicht zu sagen, Eure Herrlichkeit. Ich habe versucht, bei der erlauchten Herzogin von Bari vorbeizuschauen, doch alles, was mir entgegenkam, waren ein Schrei und ein Silberkrug.«

»Ich verstehe. Schließt ruhig die Tür, Galeazzo.«

Behutsam kam Sanseverino der Aufforderung nach.

»Das wird bald wieder vergehen, Ludovico, glaub mir«, sagte Galeazzo, wie immer zum du übergehend. »Nur die Art und Weise hat sie verletzt. Sie ist bald darüber hinweg.«

»Meinst du? Ich weiß nicht, mein Freund, ich weiß nicht. Vertrauen vermehrt sich langsam, doch verlieren kann man es in einem einzigen Spiel. Den Respekt meiner Frau könnte ich vielleicht wiedererlangen, doch das Vertrauen niemals.«

Ludovico schien durch Sanseverino hindurchzusehen und die Sache nicht sonderlich wichtig zu nehmen.

»Du fragtest vorhin, ob ich allein sei, und ich habe dir nicht geantwortet. Ja, mein Freund, ich bin allein. Messer Leonardo sagte mir einmal: ›Wenn du allein bist, wirst du ganz dein sein.‹ Aber auch wenn ich allein bin, Galeazzo, bin ich nicht mein.« Ludovico deutete mit dem Kinn auf die Stadt, die unter dem Fenster lag.« Auch wenn ich allein bin, bleibe ich hier und sehe alle. Ich sehe am Weitesten von allen und bin zugleich ein leichtes Ziel.«

Ludovico wanderte durch das Zimmer und steuerte auf die Mitte des Raumes zu.

»In solchen Momenten fühle ich mich wie ein zum Tode Verurteilter, der an vier Pferde gebunden wird, ein Pferd für jedes Glied, und jedes der Pferde zieht in eine andere

Richtung. Der arme Teufel kann nicht allen folgen und wird zerfetzt.« Ludovico breitete den rechten Arm aus und deutete auf sein linkes Bein. »Einerseits sind da meine Pflichten als Ehemann und Vater, andererseits meine Leidenschaften als Mann.« Er breitete den linken Arm aus und streckte das rechte Bein. »Einerseits sind da die Staatsraison und Mailands Wohlergehen, auf der anderen die Bündnisse, die ich geschlossen habe, mit Venedig, Florenz, Ferrara. Besonders mit Ferrara. Wir müssen einander vertrauen, und dennoch trachtet jeder danach, seine eigene Macht auszuweiten, und jeder von uns ist sich dessen bewusst.«

Ludovico ließ die Gliedmaßen sinken und fuhr fort, im Zimmer umherzuwandern.

»Und ich, lieber Galeazzo, kann niemandem trauen. Ich kann mich niemandem anvertrauen, weder draußen noch hier drinnen, wie du gesehen hast. Das ist die Wirklichkeit, Galeazzo. Es war ein Fehler, sich Trotti anzuvertrauen, es war ein Fehler, dem Zwerg zu trauen, es war ein Fehler, mich anderen anzuvertrauen.«

»Das gilt nicht für alle, Ludovico. Einem Menschen innerhalb dieser Mauern kannst du noch trauen, und das weißt du.«

Ludovico blieb stehen und sah den Schwiegersohn fest an.

»Ja, Galeazzo, du hast recht. Einen gibt es. Und ich glaube, in diesem Moment brauche ich seinen Rat mehr als alles andere.« Ludovico legte dem Schwiegersohn die Hand auf die Schulter. Der reckte den Rücken noch ein wenig, obwohl er bereits wie eine Marmorsäule dastand. »Ich danke dir. Kommst du auch?«

»Wohin?«

»In den Saal des Astrolabiums.«

»Des Astrolabiums?«

»Ich weiß, ich weiß, für gewöhnlich lasse ich Magister Ambrogio rufen, doch jetzt will ich keine Zeit verplempern. Ich muss wissen, was die Sterne sagen, und zwar sofort.« Entschlossenen Schrittes öffnete Ludovico die Tür. »Da gehe ich am besten selbst hin. Und, begleitet Ihr mich?«

»Nein, Eure Herrlichkeit. Es ist wohl besser, Ihr geht allein.«

»Wenn du allein bist, wirst du ganz dein sein. Das sagte ich einst.« Leonardo schüttelte den Kopf. »Doch um allein sein zu können, wie ich es meine, muss man unter Menschen sein. Von sämtlichen Kerkern, die ich mir vorstellen kann, ist wohl die Wüste der schlimmste.«

»Ich verstehe Euch nicht, Leonardo.«

Leonardo blickte Cecilia an, schaute wieder zu Boden und fuhr fort.

»Es stimmt, ich habe Angebote erhalten. Von verschiedenen Herren an verschiedenen Orten. Doch augenblicklich ist Mailand für mich der beste Ort, um zu arbeiten, weil es der beste Ort zum Leben ist.«

Leonardo war jetzt stehengeblieben und hatte sich auf das Mäuerchen zwischen den Säulen gesetzt, das den Hof säumte. Cecilia blieb neben ihm stehen, blickte ebenfalls geradeaus und hörte zu.

»Ich glaube, ohne falsche Bescheidenheit sagen zu können, ein verständiger und fähiger Mann zu sein. Und ich glaube, dass diese Gaben mir vererbt wurden und in mir gewachsen sind. Vererbt, da ich die Frucht einer freien Liebe wie die zwischen meinen Eltern bin, frei von Zwängen und Staatsraison. Und gewachsen, weil ich nie um meine Sicherheit oder mein Überleben fürchten musste. Beschützt von meiner Mutter und im Knabenalter auch von meinem Vater, hatte ich alles, was ich brauchte. Ich habe weder Hunger gelitten wie die Armen noch Einsamkeit wie die Adeligen. Ich habe in aller Ruhe groß werden dürfen, frei, aber nicht allein.«

Leonardo verstummte einen Moment, als fragte er sich, ob er zu viel redete. Doch als Cecilia nichts sagte, fuhr er fort.

»Um sich gut zu entwickeln, braucht es Freiheit und Ruhe. Mit einem Wort, Vertrauen. Doch auch Regeln und deren Einhaltung, denn andernfalls bezwingt der Starke den Schwachen oder der Schlaue überlistet den Dummen, und von der Freiheit bleibt nicht viel.«

Cecilia sah Leonardo verstohlen an und lächelte.

»Und gedenkt Ihr Euch noch weiter zu entwickeln? Ihr seid über vierzig Jahre alt, Messer Leonardo.«

»Es gibt so viele Dinge, die ich nicht weiß und nicht kann, Contessa, dass ich nicht nur gedenke, es zu tun, sondern es tun muss. Und Mailand ist für mich der ideale Ort dafür. Hier seid Ihr mit Eurem Salon und den schönen Menschen, die mit Euch reden. Da sind die Menschen, die hier arbeiten und jeden Tag auf neue Probleme stoßen, und jedes einzelne dieser Probleme ist für mich eine Quelle für zehn verschiedene Lösungen.«

»Und da ist Ludovico il Moro, der Euch bedrängt.«

»Der mich anregt. Der mich zwingt, meine Arbeiten fertigzustellen. Wäre der Moro nicht, würde ich keine einzige beenden. Ich bin nun einmal nicht Bramante, der mit drei Projekten beginnt, sechs fertigstellt und für zehn bezahlt werden will.«

Leonardo lächelte ebenfalls und wurde dann wieder ernst.

»In meinem Beruf braucht es beides. Freiheit und Anregung im rechten Maß, je nachdem, wie groß das Feuer ist. Bläst man auf eine Kerze, erlischt sie, doch belüftet man eine Feuerstätte, facht das die Flammen an, und der Wind, der in einen Brand fährt, treibt ihn weiter und lässt ihn wachsen. Deshalb ist Mailand augenblicklich der beste Ort für mich und Ludovico der beste Auftraggeber.«

»Leonardo, verzeiht …«

»Ich höre, Contessa.«

»Da wir von Auftraggebern reden. Das Wort hat mich hellhörig gemacht. Auch zuvor habt ihr gesagt ›Pater Diodato oder derjenige, der hinter ihm steht.‹ Weshalb? Wen habt Ihr in Verdacht?«

Leonardo schüttelte den Kopf.

»Ihr hattet Pater Diodato in Eurem Salon, Contessa. Einmal habe ich mit ihm diskutiert. Hattet Ihr den Eindruck, er sei Feingeist genug, um etwas Derartiges auszuhecken?«

Cecilia hob eine Braue. Nicht unbedingt, schien die Miene der Contessa Bergamini zu sagen. Leonardo breitete die Arme aus.

»Das ist eines der Dinge, die mich in der Tat überrascht haben. Auch hier handelt es sich nur um eine Gedankenspielerei, doch ich fürchte, Pater Diodato ist lediglich ein Holzkopf, den jemand anders trefflich zu benutzen wusste.«

Leonardo seufzte. »Wer dieser andere ist, weiß ich nicht und werde es auch nie erfahren. Genauso wenig, wie ich weiß, welches Schicksal Eurer Tersilla beschieden ist. Oder wisst Ihr vielleicht mehr?«

Cecilia wrang die Hände, als Leonardo den Namen erwähnte. Doch dann schüttelte die Contessa Gallerani Bergamini den Kopf.

»Nein, ich weiß auch nichts. Ich kann nur hoffen.«

Drei Briefe zum Schluss

An Ercole d'Este, Herzog von Ferrara, ferre

Illustrissimo Domino meo et observandissimo,
hodie zur Laudesstunde ward Pater Diodato da Siena aus dem Kerker von Porta Giova aufs offene Land geführet, wo ihm das Haupt vom Leib geschlagen ward. Friede seiner Seele.

Es heißt, doch dies ist Palastgemunkel, die Dirne Tersilla ward rasiert und als Nonne in ein Kloster vor die Tore der Stadt geschickt. Es heißt zudem, sie ward von Ludovico auf ausdrückliche Bitten der Contessa Cecilia Gallerani Bergamini, welche vor zwei Tagen von Mediolanum nach San Giovanni in Croce zu ihrem Gemahl Conte di Carminate aufbrach, vom Tode verschonet.

Die irdene Statue des Pferdes von Messer Leonardos Händen ist zum Abschluss gekommen, und gestrigen Tags sah ich sie in all ihrer Majestät im Corte de l'Arengo, von wo sie auf den Platz vor dem Castello verbracht wird. Schier unvorstellbar ist, Illustrissimo Domino meo, die Schönheit und die

Verwunderung, die das Werk erwecket. Es scheint, als rührte es sich und schritte voran wie ein Pferd in Fleisch und Blut, und fast jeder, der seiner ansichtig wird, flieht vom Hofe, aus Angst, zerstampfet und zerquetscht zu werden.

Jenes Pferd wird irden bleiben. Leonardo wird keinen Guss vornehmen, ist er sich doch eines Fehlers in seinen Berechnungen gewahr geworden, weshalb er Grund zur Annahme hat, dass die hunderttausend Pfund Bronze, die er für ausreichend befunden hatte, nicht tragen und dem Tier die Gelenke brechen würden. Doch der Fehler ward lehrreich. Er trug reiche Frucht, alldieweil das Klügeln ob Schmelzung und Erkaltung der Bronze Leonardo hinter das Geheimnis der Herstellung jener Gegenstände führte, die man bei den Franzosen Kanonen nennt.

Bis zum gestrigen Tage war es gebräuchlich, die Kanone derart zu gießen, dass die Form mit der Mündung nach unten und dem Bodenstück nach oben zeige, da auf diese Weise der Guss leichter zu bewerkstelligen ist und die heiße und flüssige Bronze zuerst in die Mündung strömet, die filigraner und schwieriger zu füllen ist. Doch gießet man die Bronze in umgekehrter Weise in die Form, also mit dem Bodenstück zuunterst und der Mündung zuoberst, erkaltet die Bronze, die nach unten fließet, als Erstes und ist reicher an Kupfer denn an Zinn, worob das Bodenstück stark bleibet und nicht beim ersten Schuss zergeht oder wie eine Blüte auseinanderplatzt, wie bei unseren Bombarden geschehen.

Seine Herrlichkeit Ludovico hat also verfügt, die dem Pferde zugedachte Bronze der Fabrikation von Kanonen zuzuführen, und Leonardo lehrt nun unseren Meister Nannino, wie dies zu bewerkstelligen sei. So werden wir Kanonen haben, die sich im Kriegsfalle bewähren werden.

Denn der Krieg wird hart, Illustrissimo Signore. Ludovico hat seiner Allerchristlichsten Majestät das Darlehen bestätigt und dem Herrn von Belgiojoso über die Alpen den Befehl gesandt, die Herstellung der Sprengkörper zu überwachen, um sie dann hierherschaffen zu lassen. Zum neuen Jahr wird Seine Allerchristlichste Majestät gen Genua ziehen und dort sich nach Neapel einschiffen. Ludovico erklärt es als seine feste Absicht, keinerlei Armee von Mailand loszuschicken.

Giacomo Trotti legte die Feder nieder. So würde es kommen. König Karl würde nach Neapel reisen, und das Bündnis zwischen Mailand, Ferrara, Venedig und Florenz würde die übrige Halbinsel schützen, sofern nicht eine neuerliche Erschütterung die Bündnisse abermals durcheinanderbrächte. Und so würde König Karl seine sämtlichen Kräfte bei der Eroberung des aragonischen Königreichs verschleudern, derweil Mailand und Ferrara ungestört blieben, erstere Stadt unter der Herrschaft Ludovico il Moros, und zweitere, seine eigene Heimat, in den starken und fähigen Händen seines unbestrittenen Herrn, des Herzogs Ercole von Ferrara,

dessen Gunst ich mich stets empfehle.
Mediolanum, XXX octubris 1493
Servus Jacomo Trotti

Signore mio Illustrissimo,
ich bringe Euch und Eurer Allerchristlichsten Majestät meine Grüße dar. Der verschiedentlichen Vorfälle zum Trotze hat der Herzog Lodovico dem Darlehen von dreißigtausend Dukaten, die wir für unseren Krieg brauchen, zugestimmt. Der Herr von Belgioioso hat genaue Anweisungen, wie er darauf zu achten habe, dass sie cum iudicio verwendet werden.

Kürzlich gab es in Mailand einen unerhörten Vorfall, nämlich die Ermordung eines Mannes im Hofe von Porta Giovia, deren Pater Diodato da Siena schuldig befunden wurde, den ich Euch im vergangenen Jahr zusammen mit Seiner Eminenz, dem Kardinal Giuliano della Rovere, vorgestellt habe. Es heißt, dass er einem Klüngel vorgestanden habe, der Kreditbriefe fälschte, und dass die Menge des unrechtmäßigen Geldes, die daraus erwachsen wäre, die Bank selbst in eine Krise gestürzt hätte. In den Gassen heißt es, Messer Leonardo habe an der Erforschung der Begebenheit mitgewirkt und sie aufgeklärt.

An diesem Punkt rückt Lodovicos Ernennung zum Herzog nahe. Die Gesundheit des kleinen Herzogs Gian Galeazzo schwindet, und allenthalben heißt es, sein Ableben sei absehbar.

Euer ergebenster Diener,
Perrone de Basche

In Lyon war es Anfang November und die Kälte feucht und schwer. Neben dem Schreibtisch knisterte das Feuer, das einzig Erfreuliche im Zimmer.

Der Herzog von Orléans faltete den Brief zusammen, faltete ihn noch einmal und warf ihn in die Flammen.

Dann ließ er sich in seinen Armstuhl sinken und seufzte.

Es war eine Möglichkeit, wenngleich vage.

Er erinnerte sich gut an den Jesuaten. Giuliano della Rovere hatte ihm den Pater im vorigen Jahr vorgestellt, und sie hatten sich lange unterhalten. Sie hatten darüber gesprochen, wie sich der Moro die Stadt mit Geld, das nicht ihm gehörte, untertänig machte, und wie wenig zuträglich seine Herrschaft den christlichen Werten war.

An jenem Punkt hatte der Herzog von Orléans angemerkt, dass es, ginge die Banco Medici bankrott, einen gewaltigen Umsturz in der Stadt geben würde. Wie soll denn eine Bank bankrott gehen?, hatte der Jesuat lachend gefragt. Man müsse nur die Kunden überreden, ihr Geld alle am selben Tag abzuheben, hatte der Herzog ebenfalls lachend entgegnet.

Doch das war nicht wirklich zum Lachen gewesen.

Der Kerl hatte es tatsächlich versucht.

Der Herzog von Orléans dachte darüber nach, was alles hätte geschehen können.

Die bankrotte Bank, die uneinklagbaren Kredite, das fehlende Geld. Die Krise. Wie hundertfünfzig Jahre zuvor in Florenz, als sich die Florentiner Bankiers in der gleichen Lage befunden hatten. Sie waren bankrott gegangen und hatten die Stadt in einen abgrundtiefen Strudel gerissen.

In Florenz hatten die Medici die Bardi ersetzt. In Mailand würden die von den Steuern gebeutelten und von der Krise erschütterten Menschen nach dem einzig möglichen Thronanwärter rufen. Nach ihm, dem Herzog von Orléans.

Der sich in unmittelbarer Nähe aufhielte, in Aufklärungsmission für den Feldzug Karls VIII., einen Feldzug, der bei der ersten Nachricht von einer Krise beginnen würde, derweil sich Ludovico außerhalb der Stadt befand, an der Spitze des Hochzeitszuges, der die junge Braut zum Kaiser geleitete.

Der Herzog fuhr aus seinem Tagtraum auf.

So war es nicht gekommen. So würde es nicht kommen. Nun denn, Amen.

Was ihn betraf, so war der Einzug in Mailand lediglich eine Frage der Zeit: Eines Tages würde er in jene Stadt einziehen, die Einzug in sein Herz gehalten hatte, nicht als Feldherr, sondern als Herzog und Herrscher.

Und an jenem Tag wünschte er sich jemanden wie Leonardo da Vinci an seine Seite.

Mein durchlauchtigster Herr, den einzig mein ich nennen kann,

es gibt keine größere Pein für den Menschen, als sich an eine Arbeit zu machen, sie fast zu vollenden und dann zerschellen zu sehen, zerstört, unwiederbringlich. So würde es dem Pferd geschehen, meinem Pferd, würde ich es schmelzen und in den von mir erdachten Proportionen in die Form gießen. Man nehme die Beine der Maus, dünn und schmächtig im Vergleich zu ihrem Körper. Im Verhältnis sind sie sehr viel dünner als die Beine des Kaninchens oder der Katze, die sehr viel stärkere Stützen sind, wie auch die des Pferdes oder des Hundes. Man nehme alsdann den Elefanten, dessen Beine riesig und überaus kräftig sind, Säulen fast im Verhältnis zum Architrav des Körpers, und nicht, wie bei der Maus, Zweiglein unter einer Zwiebel.

Das Gewicht des Tieres wächst mit dem Kubus der Höhe. Man nehme einen Kubus mit der Seitenlänge zehn; seine Seitenfläche beträgt zehn mal zehn, also hundert, und sein Volumen und also sein Gewicht ist zehn mal zehn, abermals mal zehn genommen, also tausend.

Auf diese Weise ist offenkundig, dass, wenn die Höhe des Tiers einen Schritt und sein Gewicht ein Pfund beträgt, es bei zwei Schritt Höhe den Kubus mal zwei wiegt, also zwei mal zwei mal zwei, also acht Pfund. Und das Gewicht, das die Beine eines Tieres halten müssen, welches zweimal so groß ist als sein in sämtlichen Proportionen gleicher Gefährte, ist nicht das Zweifache, sondern das Achtfache.

Behält man die Proportionen bei, ist die Querschnittsfläche des Beines viermal so groß, doch das Gewicht, das es tragen soll, beträgt das Achtfache.

Deshalb hat die Natur der Maus dünne Beine gegeben, der Katze und dem Kaninchen kräftigere und dem Elefanten säulenartig dicke. Ein Tier so groß wie ein Elefant und mit der Form und den Proportionen einer Maus würde zu Boden brechen. Und ebenso würde es meinem Pferd widerfahren.

Um ein kleines Exemplar von einem Schritt Höhe zu tragen, muss die Bronze einen Finger dick sein; doch macht man ein zehn Schritt großes Pferd, kann die Bronze nicht zehn Finger dick, sondern muss sehr viel mächtiger sein, sonst drückt das darauf lastende Gewicht der Bronze es zusammen wie es beim Elefanten in Gestalt einer Maus geschieht.

Jenes Pferd, das ich aus Ton schuf, kann nicht als Kern genommen werden, um das Bronzepferd darüber zu gießen. Und dies sei nun mein erster Fehler.

Ich überschlug hunderttausend Pfund Bronze, um das Pferd in einfacher Proportion ausreichend zu überdecken, und wie ich sagte, reichen sie nicht aus. Es bräuchte sehr viel mehr, doch fehlt mir der Mut, die Rechnung anzustellen.

Und dies sei mein zweiter Fehler.

Aus den Bronzepfunden, die Ludovico zusammenbrachte, werden nun Bombarden gemacht, und Du wirst Zanino da

Ferrara darin unterweisen, wie Du es bei den Güssen für Dein Pferd gelernt hast.

Nie hielt ich in solchen Blättern zwei Fehler auf demselben Blatte fest. Doch dies ist der Zweck dieser meiner Briefe, die ich an Dich selbst richte, Leonardo di ser Piero da Vinci, damit Du zwei Dinge erinnerst.

Das Erste sei, dass kein Ding oder Lebewesen ohne Fehl ist, und dass man umso tiefer fällt, je größer man wird. Nur, wer nichts tut, kann nicht irren.

Das Zweite sei, dass ohne Fehl und ohne die Erkenntnis seines Fehlens der Mensch aus seinen Erfahrungen niemals lernen kann. So wie das Kind zu krabbeln lernt, sich dann auf die Füße stellt und nur, indem es mit dem Hintern auf die Erde schlägt, die Kunst erlernt, auf seinen zwei Beinen zu stehen, so wird es auch Dir ergehen: dass Du jedes Mal, wenn Du irrst, Dich hinterfragst und den Fehler gleich berichtigst und Dich fortan daran erinnerst.

Du berichtigst ihn sogleich, damit es Dir nicht ergeht wie Rambaldo, der die Schwere seines Tuns erst begriff, als es zu spät war, obschon er glaubte, er könnte noch Abhilfe schaffen, indem er beichtet und um Vergebung bittet. Und Du wirst Dich immer daran erinnern, da jeder Mensch von Natur aus dazu neigt, stets die gleichen Fehler zu machen.

Achte jeden Menschen nach der Art, wie er mit seinen Fehlern verfährt. Da wir klein und hilflos geboren werden, ist ein zweijähriges Kind schwächer und unvollkommener als ein Hund oder ein Pferd oder gar ein Elefant des gleichen Alters. Doch wenn wir heranwachsen, unterwerfen und beherrschen wir jedes Tier der Welt, und darob ist es im Wachsen und Lernen und nicht in der Geburt, dass man die Größe des Menschen sieht.

Einzig im Beobachten der Natur und der anderen Menschen lernt der Mensch. Doch ohne sein eigenes Schaffen mit dem zu vergleichen, was man glaubt und erwartet und geschehen sieht, kann der Mensch in seinem Verstand und Urteil nicht gesund heranwachsen. Und die einzige Art, den Fehler zu erkennen, ist, sich mit der Natur selbst zu messen, denn anders als der Mensch lügt diese nie.

Ich grüße Dich und finde Dich wieder,
Dein und immer Dein
Leonardo

Anmerkung des Autors

Ein Buch voller Fehler

Es wäre anmaßend, als Historiker ein fehlerfreies Buch über Leonardo da Vinci schreiben zu wollen. Die Annahme, es als Romanschriftsteller mit Chemie-Diplom tun zu können, wäre absurd. Deshalb habe ich keinerlei Zweifel, dass dieses Buch sowohl in historischer als auch in künstlerischer Hinsicht vor Fehlern wimmelt und diese früher oder später ans Tageslicht kommen. Manches indessen, das seltsam oder unglaubwürdig erscheinen mag, ist historisch belegt.

So stimmt es, dass eine der Widrigkeiten im Mailänder Leben jener Zeit der Verkehr war, verursacht durch ausschließlich von Damen gelenkte Karren; auch stimmt die Geschichte der beiden vermeintlichen Falschmünzer de Pesser und Crancz, die, nachdem sie als Alchimisten enttarnt waren, wieder freigelassen wurden.

Es ist wahrscheinlich, dass Leonardo in der nämlichen Zeit mit seiner Mutter zusammenlebte: Da ist zunächst eine Notiz, mit der er auf einem 1493 datierten Zettel vermerkt, *Caterina kam am sechzehnten Tage im Juli 1493*, und schließlich ein Stück Papier aus dem Jahr 1494 bezüglich der Ausgaben *für das Begräbnis von Caterina*, die sich auf hundertdreiundzwanzig Sold, beziehungsweise sechs kaiserliche Lire oder, wenn euch das lieber ist, rund einen Dukaten beliefen – eine in jener Zeit recht erkleckliche Summe, die sich für die Beerdigung einer Hausangestellten nur schwer rechtfertigen ließe. Ebenso aufschlussreich ist, dass bei der Notiz zu Caterinas Eintreffen die Formel *a stare meco (um bei mir sich aufzuhalten)* fehlt, mit der Leonardo die Ankunft seiner Schüler, von Salaì bis Giulio Tedesco, zu kommentieren pflegte. Mehrere Gelehrte, darunter Luca Beltrami, sind sich in dieser Interpretation einig.

Falsch, wenn auch nur geringfügig, ist die Verwendung der Bezeichnung »Do« für die erste Tonstufe; die Silbe wurde nachweislich erst zu Beginn des sechzehnten Jahrhunderts gebräuchlich.

Unverdient ist der Titel Herzog für Philippe de Commynes; doch wie bereits erwähnt, gibt es so unendlich viele Herzöge, dass die Sache mit mir durchgegangen ist.

Wahrscheinlich hingegen ist, dass Salaì eine Mischung aus Lieblingsschüler und Adoptivsohn war: Er soll Leonardo praktisch überallhin gefolgt sein, und obwohl es auch hier Dispute und Meinungsverschiedenheiten gibt, scheint niemand an der Beziehung der beiden zu zweifeln.

Möglich, aber unwahrscheinlich ist, dass Leonardo die Zahlung für die *Felsengrottenmadonna* in der beschriebenen Zeit erhalten hat: Die Anmerkung »Ihr schuldet mir Geld für dieses Gemälde« hat er über rund zwanzig Jahre hinweg immer wieder vorbringen müssen. Auch die Sache mit dem Sforza-Pferd, das Leonardo sowohl aus technischen als auch aus wirtschaftlichen Gründen am Ende nie verwirklicht hat, zog sich ewig hin.

Wer genauer erfahren möchte, welch enorme Anstrengungen und Schwierigkeiten der Guss des Pferdes mit sich brachte, sollte unbedingt *Leonardo e il monumento equestre a Francesco Sforza* von Andrea Bernardoni (Giunti) lesen. Darüber hinaus möchte ich weitere Bücher erwähnen, die jemandem gefallen könnten, der sich, und sei es nur zum Vergnügen, eingehender und auf wesentlich seriösere Weise als anhand meines Romans mit dem Thema »Leonardo, Mann der Renaissance« beschäftigen will.

Um das Genie da Vinci restlos zu erfassen, würde ein Leben nicht ausreichen. Ein guter Einstieg ist jedoch das schöne Buch *Leonardo da Vinci* von Walter Isaacson (deutsch im Propyläen Verlag). Nicht übel, wenn auch vielleicht ein wenig zu gefühlig, ist der Roman *Leonardo da Vinci* von Dmitri Mereschkowski (deutsch im Unionsverlag), übrigens die erste romanhafte Darstellung, in der die Vermutung auftaucht, dass Leonardo in seiner Mailänder Zeit mit seiner Mutter zusammenlebte (nebenbei bemerkt, gibt es unzählige, mitunter überflüssige fiktionale Werke, in denen Leonardo als Haupt- oder Nebenfigur auftaucht; mein Lieblings-Phantasie-Leonardo ist der aus dem Animationsfilm *Mr. Peabody & Sherman*, zusammen mit dem trotteligen, eigenbrötlerischen Genie aus *Non ci resta che piangere*, das sich schwertut, den Mechanismus einer Klospülung zu kapieren).

Man kann nicht von Leonardo sprechen, ohne das Florenz der Medici zu erwähnen, in dem er unter anderem in Verrocchios Werkstatt seine Ausbildung erhielt, oder die Bedeutung des Geldes. Die Florentiner Gesellschaft ist vermutlich eine der ersten, für die Geld nicht nur als Accessoire diente, sondern einen abstrakten Richtwert darstellte, auf dem unser bis heute gültiges Finanzwesen fußt.

Für alle, die ein wissenschaftliches Interesse an der Geschichte des Florentiner Bankwesens haben, ist Raymond De Roovers Buch *Rise and Decline of the Medici Bank* wohl noch immer das akademische Standardwerk. Ein trockenes, nicht leicht zu lesendes Buch, das neben Kenntnissen in Wirtschafts- und Finanzdingen viel Zeit und Geduld erfordert; wie viele andere besitze ich diese Kenntnisse nicht, und manche Sachverhalte sind mir erst nach der leichteren und kurzweiligeren Lektüre von *Das Geld der Medici* von Tim Parks (deutsch beim Kunstmann Verlag) und *1345. La bancarotta di Firenze* von Lorenzo Tanzini (Salerno) klargeworden. Auch in Eric Weiners schönem Buch *Geography of Genius* (Simon & Schuster) ist dieser Punkt sehr spannend erklärt.

Die andere Hauptfigur dieses Buches ist Ludovico il Moro und mit ihm die Stadt Mailand. War Florenz die Wiege der Renaissance, so war Mailand die Stadt ihrer vollen, sowohl künstlerischen als auch wissenschaftlichen und gesellschaftlichen Entfaltung.

Der Hof Ludovico il Moros war ihr Dreh- und Angelpunkt, und es lohnt sich, mehr darüber zu erfahren.

Eine womöglich leicht angestaubte, aber überaus unterhaltsame Lektüre sind die vier Bände *La corte di Lodovico il Moro* (Hoepli). Wer anhand der Briefwechsel zwischen Botschaftern und Regierenden einen tieferen Einblick in das höfische Leben gewinnen will, findet in den beiden Büchern von Guido Lopez, *Leonardo e Ludovico il Moro.*

La roba e la libertà und *Festa di nozze per Ludovico il Moro*, beide erschienen bei Mursia, ebenso kurzweiliges wie penibel recherchiertes Lesefutter. Gleichermaßen unterhaltsam, womöglich aber schwer aufzutreiben, ist *Beatrice d'Este* von Silvia Alberti de Mazzeri (meine Ausgabe ist von Fabbri), eine romanhafte und dennoch fundierte Schilderung des ebenso kurzen wie intensiven Lebens der Beatrice d'Este.

Sich einer Figur wie Leonardo anzunähern und sich anzumaßen, ihm in den Kopf zu schauen, erfordert eine gehörige Portion Unverfrorenheit. Von selbst hätte ich das niemals gewagt, doch jetzt bin ich froh, es getan zu haben. Deshalb danke ich dem Giunti Verlag, der bei diesem Projekt an mich gedacht hat, und Giulia Ichino, Freundin und Lektorin, die dieses Buch Schritt für Schritt begleitet und mich jedes Mal, wenn meine Unwissenheit es erforderte (also sehr oft), mit echten Fachleuten in Kontakt brachte. Die Fülle an Dingen, die ich in diesen anderthalb Jahren der Auseinandersetzung mit dem Renaissance-Menschen par excellence gelernt habe, hat meine Erwartungen weit übertroffen; eigentlich hatte ich gedacht, so einiges über Leonardo zu wissen, musste aber feststellen, dass ich lediglich an der Oberfläche gekratzt hatte.

All das hätte ich mir niemals allein aneignen können. Mein erster Dank gilt Dario Dondi, der mich in die Welt der Handschriften Leonardos eingeführt hat und immer ganz genau wusste, wonach ich suche. Außerdem danke ich in absolut willkürlicher Reihenfolge Edoardo Rossetti für seine unvergleichlichen historischen und urbanistischen Kenntnisse über das Mailand der Sforza, Gabriele

Baldassari, der mir mit Gewissenhaftigkeit und *sense of humor* beim Schreiben der Ferrareser Mundart des fünfzehnten (fast sechzehnten) Jahrhunderts geholfen hat, Luca Scarlini für seine Informationen zur Kleider- und Waffenmode jener Zeit und Maristella Botticini, die mir bei finanzgeschichtlichen Zusammenhängen, von denen ich keinen Schimmer hatte, auf die Sprünge geholfen hat – nicht, dass ich jetzt den Durchblick hätte, aber ich kann immerhin darüber erzählen …

Womit dem Leser zum Abschluss davon abgeraten sei, dieses Buch wie ein Geschichtsbuch zu lesen. Dies ist ein Roman, und obwohl zahlreiche darin geschilderte historische Begebenheiten belegt sind, sind es deren Zusammenhänge nicht unbedingt. Es stimmt, dass Leonardo das Reiterstandbild für Francesco Sforza niemals vollendete, und ebenso trifft zu, dass Leonardo die Skaleninvarianz bei Tierproportionen widerlegen konnte; dass die beiden Dinge miteinander zusammenhängen, ist jedoch, so fürchte ich, pure Phantasie. Schreibt man aber ein Buch mit dem Genie da Vinci als Hauptfigur, wäre es nicht nur falsch, sondern ihm gegenüber geradezu respektlos, die nicht zu gebrauchen.

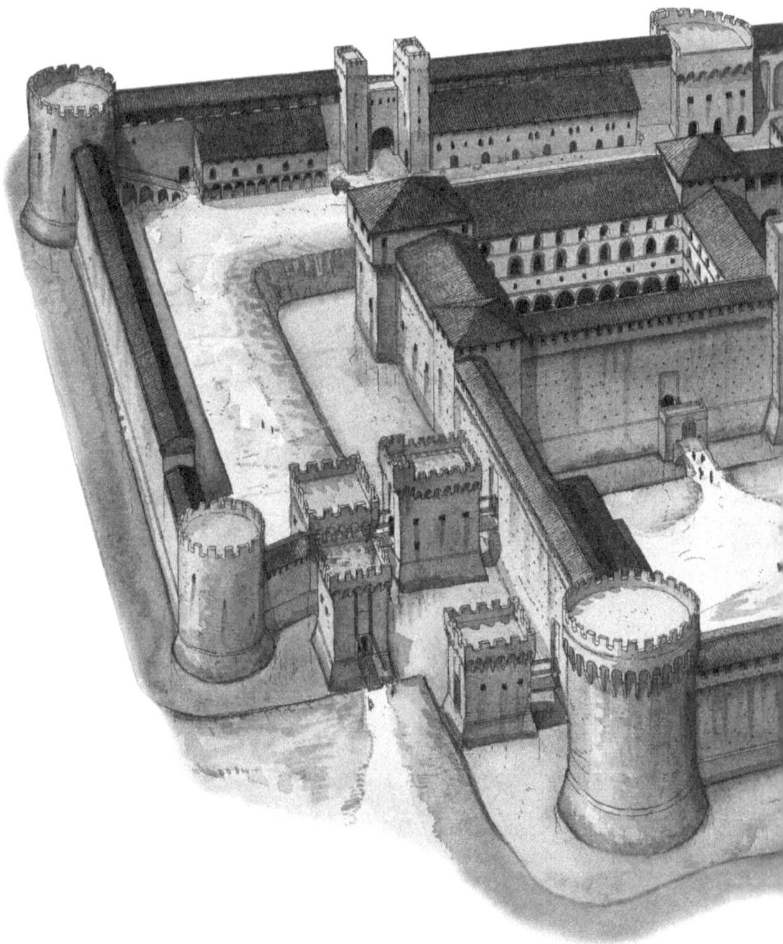

Das Castell der S

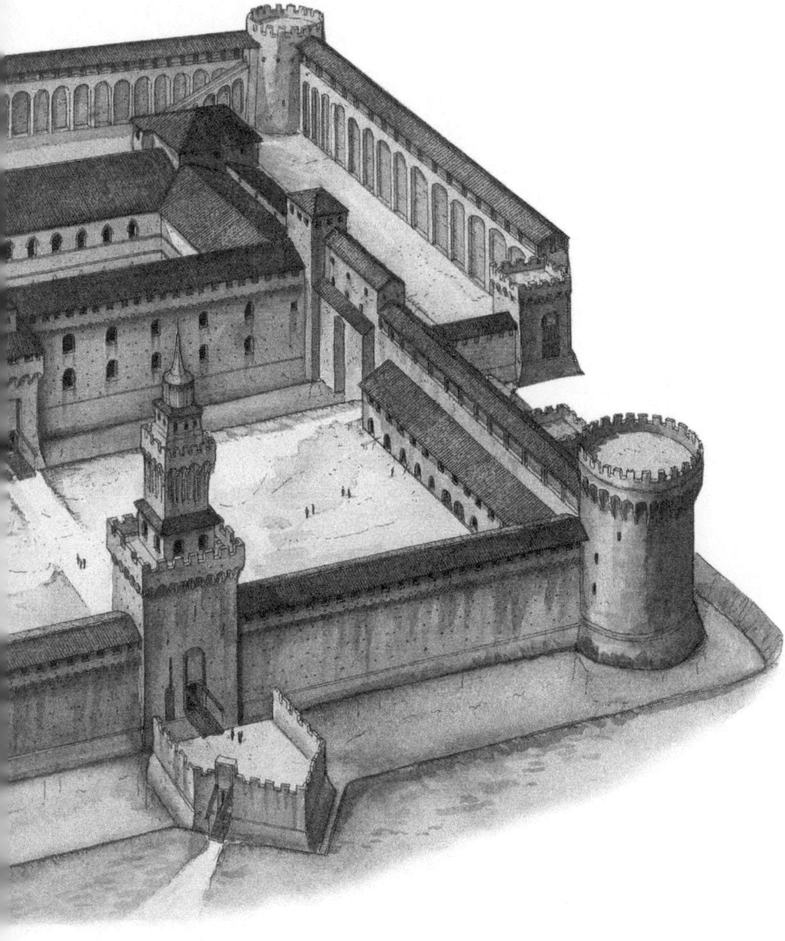

eiten Leonardos

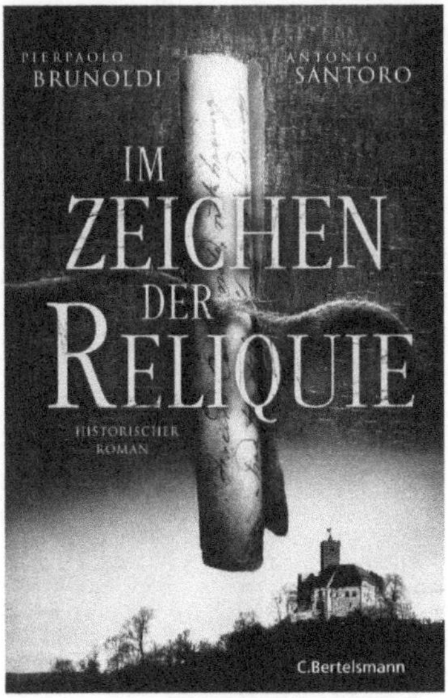

384 Seiten

ISBN 978-3-570-10375-3

»Die beiden Autoren wissen, wie Spannung und Atmosphäre funktioniert. Ein Buch, das man anfängt und nicht mehr weglegt.« *WDR 4 »Bücher«*

Bonaventura, ein wissbegieriger Mönch, gerät immer wieder ins Visier der Inquisition, da er die rigiden Vorschriften des Papstes mutig hinterfragt und sich für die neuesten wissenschaftlichen Errungenschaften der Medizin und Alchemie interessiert. Von einem Sterbenden erfährt Bonaventura, dass sein Mentor Franz von Assisi an einen geheimen Ort entführt wurde. Zusammen mit dem Mädchen Fleur macht sich Bonaventura auf eine abenteuerliche Reise durch Frankreich und Italien. Dabei müssen sie nicht nur viele Gefahren überwinden, sondern gleichzeitig auch eine einzigartige Reliquie ausfindig machen, von der das Schicksal der gesamten Christenheit abhängen soll …